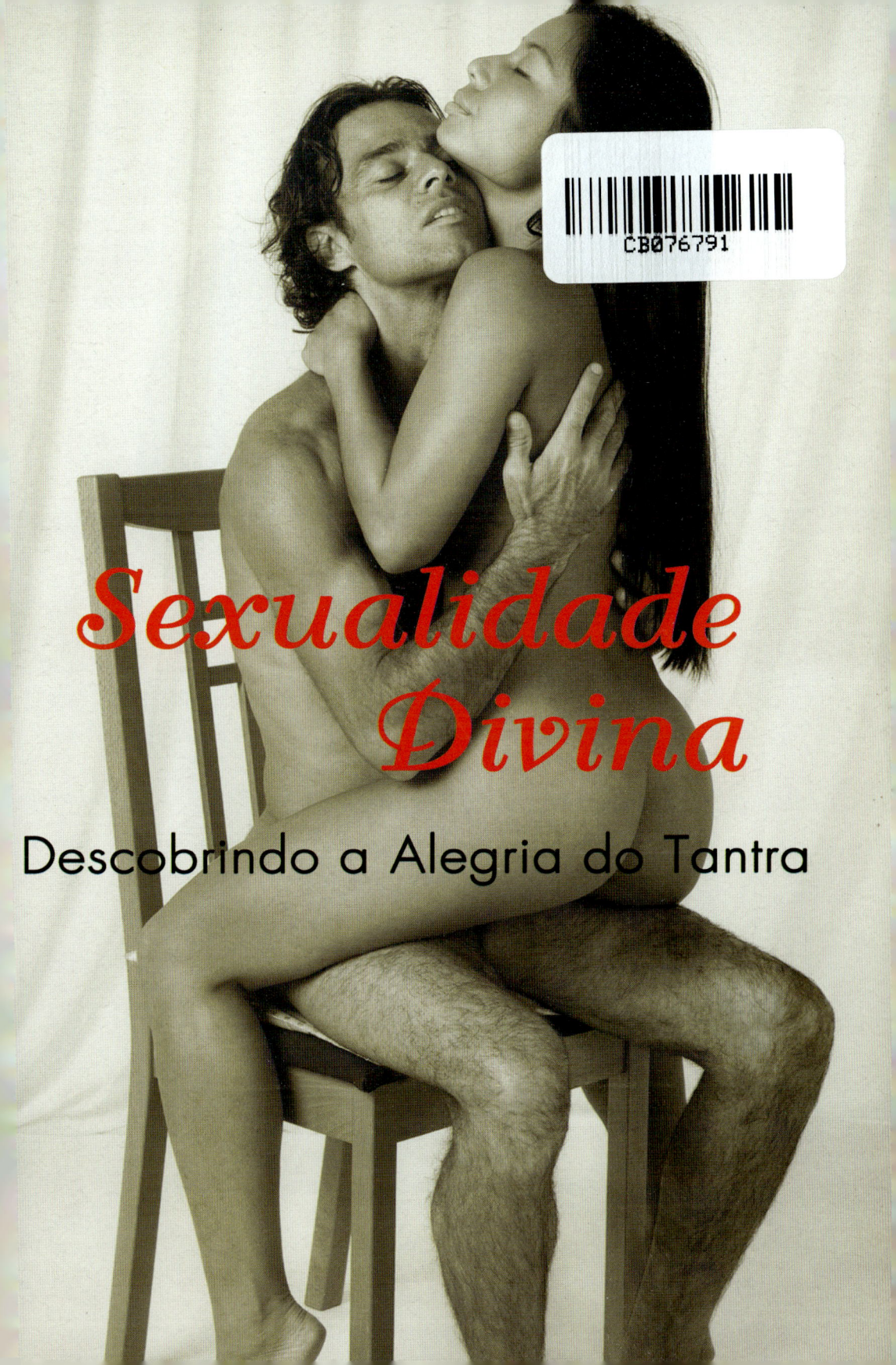

Sexualidade Divina

Descobrindo a Alegria do Tantra

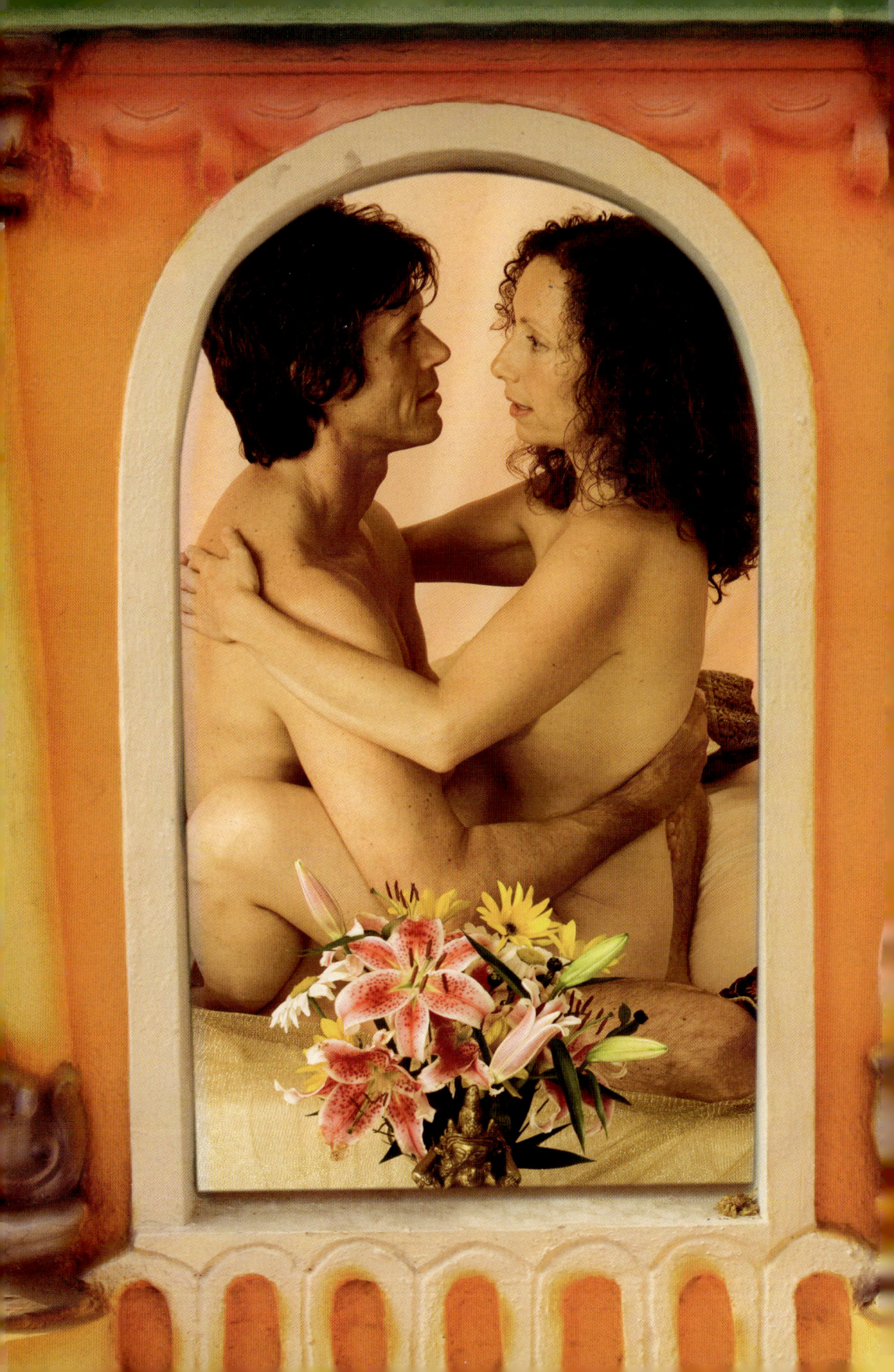

Mahasatvaa Ma Ananda Sarita

Sexualidade Divina

Descobrindo a Alegria do Tantra

Tradução:
Giovanna Louise Libralon

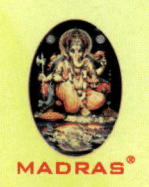

MADRAS®

Publicado originalmente em inglês sob o título *Divine Sexuality – The Joly of Tantra*, pela Findhorn Press.
© 2011, Findhorn Press
Diretos de edição e tradução para o Brasil.
Tradução autorizada do inglês.
© 2012, Madras Editora Ltda.

Editor:
Wagner Veneziani Costa

Produção e Capa:
Equipe Técnica Madras

Tradução:
Giovanna Louise Libralon

Revisão da Tradução:
Marina Nobre

Revisão:
Arlete Genari
Neuza Rosa

Dados Internacionais de Catalogação na Publicação (CIP)
(Câmara Brasileira do Livro, SP, Brasil)

Sarita, Mahasatvaa Ma Ananda
Sexualidade divina: descobrindo a alegria do
Tantra/Mahasatvaa Ma Ananda Sarita; tradução
Giovanna Louise Libralon. – São Paulo: Madras, 2012.
Título original: Divine sexuality: the joy of Tantra.
ISBN 978-85-370-0810-2

1. Meditação – Tantrismo 2. Tantras. Vigyan
Bhairav – Crítica e interpretação 3. Vida
espiritual I. Título.

12-11551   CDD-299.93

Índices para catálogo sistemático:
1. Meditação: Tantrismo: Religião 299.93

É proibida a reprodução total ou parcial desta obra, de qualquer forma ou por qualquer meio eletrônico, mecânico, inclusive por meio de processos xerográficos, incluindo ainda o uso da internet, sem a permissão expressa da Madras Editora, na pessoa de seu editor (Lei nº 9.610, de 19.2.98).

Todos os direitos desta edição, em língua portuguesa, reservados pela

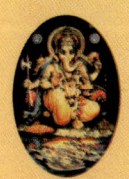

MADRAS EDITORA LTDA.
Rua Paulo Gonçalves, 88 – Santana
CEP: 02403-020 – São Paulo/SP
Caixa Postal: 12183 – CEP: 02013-970
Tel.: (11) 2281-5555 – Fax: (11) 2959-3090
www.madras.com.br

Dedicatória

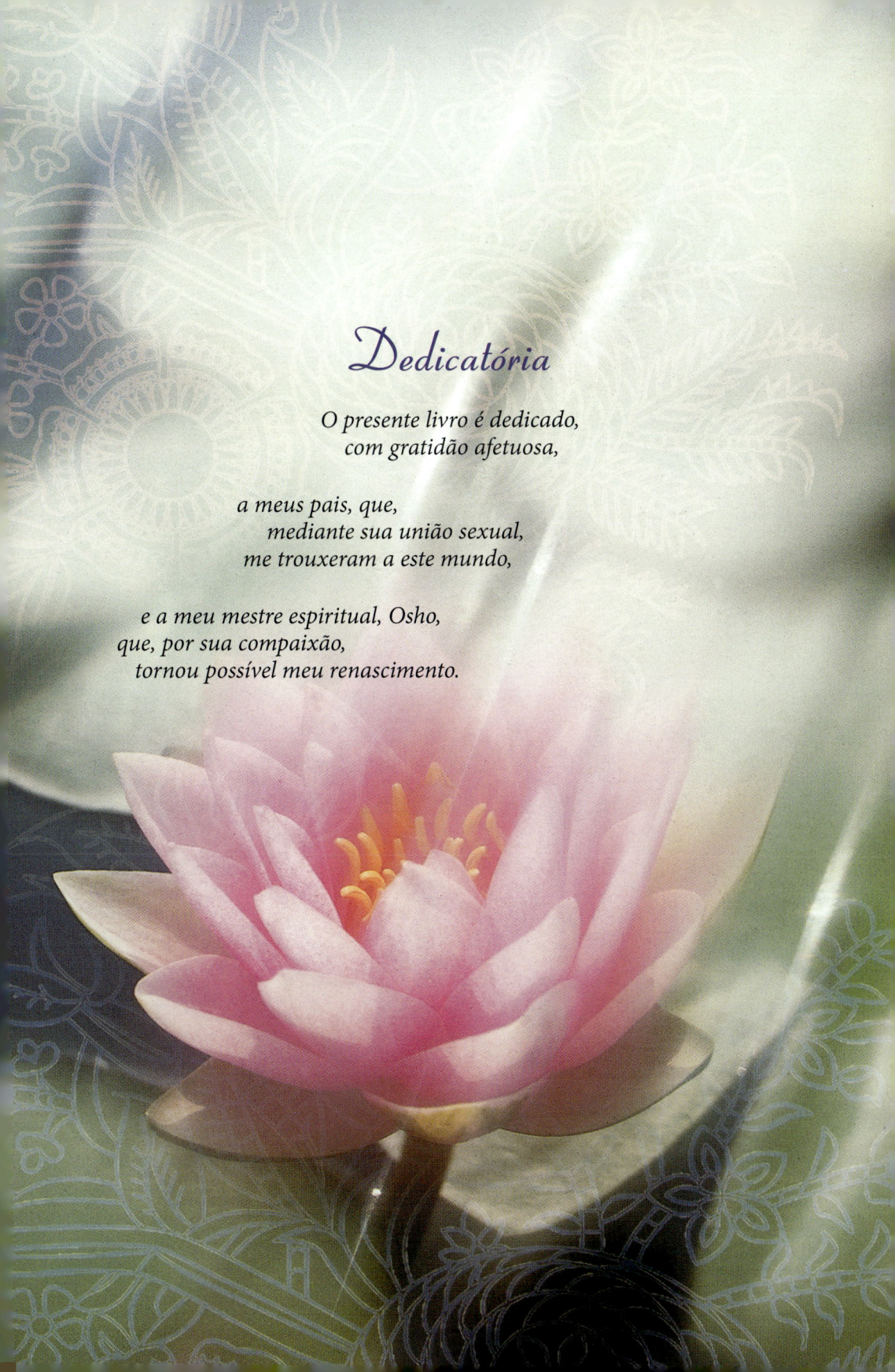

*O presente livro é dedicado,
com gratidão afetuosa,*

*a meus pais, que,
mediante sua união sexual,
me trouxeram a este mundo,*

*e a meu mestre espiritual, Osho,
que, por sua compaixão,
tornou possível meu renascimento.*

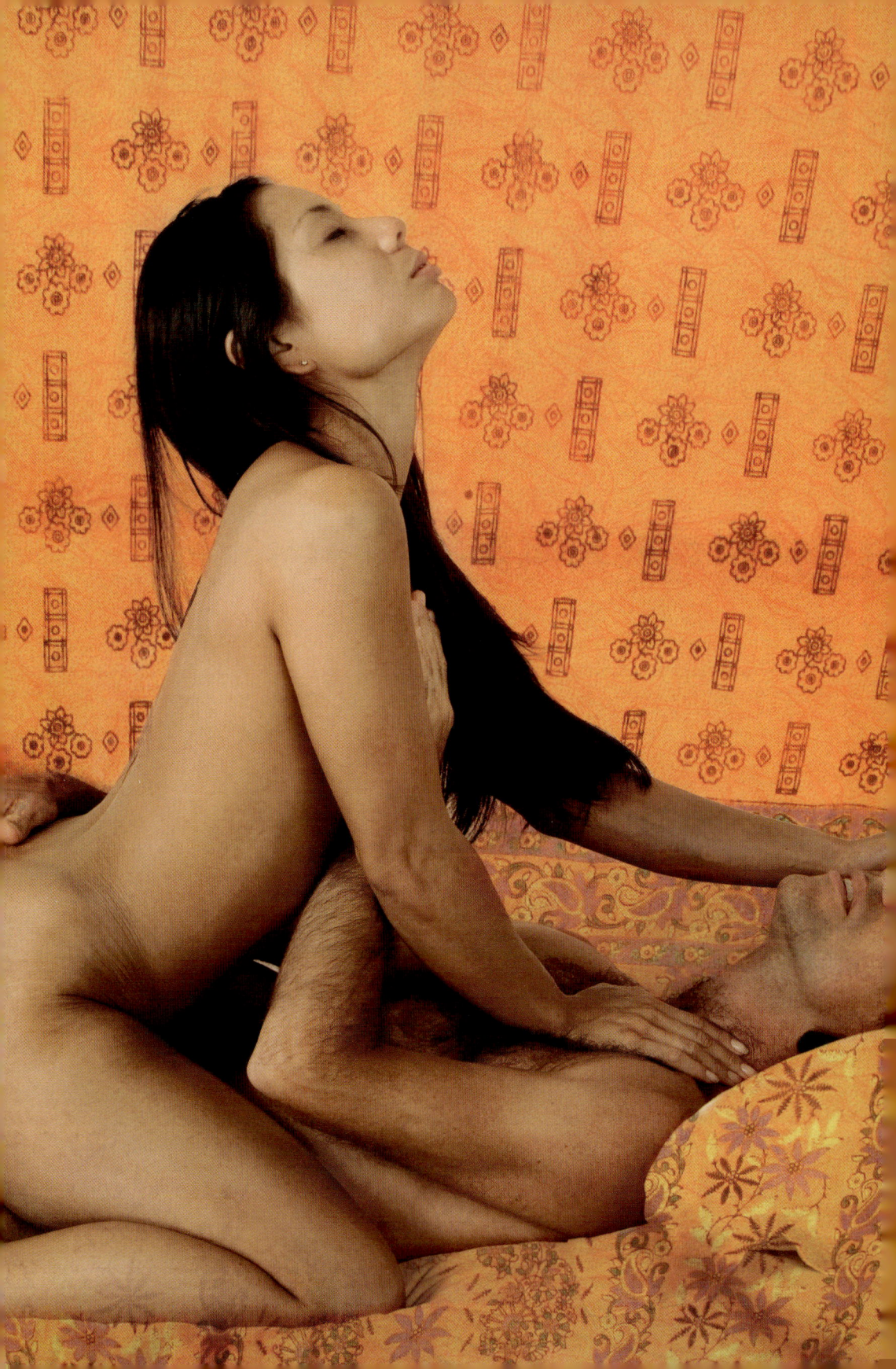

Índice

Introdução 9

Parte 1:
O Corpo
Capítulo 1: Seu Corpo é Sagrado 16
Capítulo 2: *Yoni* e *Lingam* 24
Capítulo 3: Comunicação entre Pelve e Cabeça.. 39

Parte 2:
O Sexo
Capítulo 4: Dar Prazer a Si Mesmo 48
Capítulo 5: Orgasmo 59
Capítulo 6: A Dinâmica Física do Ato Sexual 76
Capítulo 7: Concepção, Controle de Natalidade
e Sexo Seguro 85

Parte 3:
Ciclos Energéticos
Capítulo 8: O Sistema de Chacras 98
Capítulo 9: A Linguagem do Toque 107
Capítulo 10: O Ciclo Sexual Feminino................ 116
Capítulo 11: O Ciclo Sexual Masculino 121

Parte 4:
Amor Criativo
Capítulo 12: Criatividade durante
a Relação Sexual 128
Capítulo 13: O Ato Sexual em *Yin*
e o Ato Sexual em *Yang* 138
Capítulo 14: A Plenitude Sexual em Parceria..... 151
Capítulo 15: As Preliminares e
as Carícias Posteriores.. 157

Parte 5:
As Idades do Amor

Capítulo 16: A Sensualidade da Criança............. 168
Capítulo 17: O Despertar Sexual
na Adolescência 176
Capítulo 18: As Primeiras
Experiências Sexuais 179
Capítulo 19: A Sexualidade no Início
da Vida Adulta.. 183
Capítulo 20: A Sexualidade na Meia-Idade 188
Capítulo 21: A Sensualidade para os Idosos....... 196

Parte 6:
Satisfação e Realização

Capítulo 22: Os Sentidos na Atividade Sexual ... 204
Capítulo 23: A Comunicação entre
os Parceiros... 212
Capítulo 24: Um Mundo de Sensualidade
e Harmonia 220
Capítulo 25: O Casamento entre Amor
e Meditação... 225
Capítulo 26: Do Sexo à Supraconsciência........... 232
Capítulo 27: A Sabedoria dos Antigos 238

Menu de Exercícios.. 243
Fontes de Referência.. 248
Índice Remissivo 251

Introdução

Eu tinha 4 anos de idade e morava na Califórnia quando meu irmão mais velho me mostrou uma grande nuvem no formato de cogumelo e explicou que uma formação daquelas poderia ser resultante de uma bomba atômica e levar morte e destruição a todos os seres vivos. Precisei de alguns minutos para compreender a magnitude daquela possibilidade. O horror dela fez com que todas as fibras do meu ser estremecessem.

Decidi, ali mesmo, naquele instante, que, antes de a morte chegar, eu encontraria a essência da vida. Vasculhei, em profundidade, os arquivos da existência a fim de descobrir qual era o aspecto mais importante da vida e deparei-me com o amor. Minha percepção vaga do amor era a imagem de um homem e uma mulher em perfeita harmonia. Eu pedia com fervor que minha vida fosse prolongada o suficiente para que conseguisse encontrar e viver o amor. Estava convencida de que não havia tempo a perder e, daquele momento em diante, esperei, impacientemente, o dia em que poderia seguir aquele chamado.

Aos 17 anos, tendo viajado de carona pela metade do mundo em busca da essência da vida, vi-me em Mumbai, Índia, sentada em meio a uma reunião com cerca de 30 pessoas. Estávamos esperando que um homem chamado Bhagwan, tido por guru sexual, aparecesse para dar uma palestra sobre Tantra.

Antes dessa noite, minha limitada experiência sexual tinha sido desalentadora e dolorosa, tanto em termos psicológicos quanto emocionais. A confusão lancinante em torno do sexo e de tudo que se relaciona a ele era bastante acentuada. Eu tinha sofrido abuso sexual quando criança e, aos 15 anos, envolvi-me em um relacionamento abusivo. Nunca experimentara o orgasmo com um homem e já começava a odiar meu corpo. Por sorte, o destino havia me conduzido àquela sala, onde teve início minha jornada à essência do amor como caminho espiritual. Um ano após meu auspicioso encontro com esse extraordinário mestre espiritual, fui curada de meu trauma e estava pronta para começar a descobrir o êxtase da sexualidade divina.

Minha primeira impressão de Bhagwan (que veio a ser, mais tarde, conhecido como Osho) foi de que ele, em vez de caminhar, flutuava pela sala sobre uma nuvem de silêncio. Fiquei encantada com a graciosidade de cada um de seus gestos. Seus olhos brilhantes acalentavam cada rosto de sua plateia com uma compaixão indescritível. Ele falava sobre uma antiga escritura do Tantra, o *Vigyan Bhairav Tantra*, que contém 112 métodos de meditação e, dizem, data de pelo menos 5 mil anos atrás. Essa bíblia do Tantra foi escrita na forma de um diálogo entre Lorde *Shiva* e sua consorte, *Parvati* (também conhecida como *Shakti*). O *sutra* (um ensinamento sucinto a respeito de determinado assunto) sobre o qual Osho palestrava dizia o seguinte: *"Durante a união sexual, mantenha o fogo do início, evitando, assim, as brasas no final"*. Sua explanação sobre esse tema durou uma hora e meia.

Ao longo de sua palestra, minha visão global sobre sexo, amor e relacionamentos passou por uma profunda e completa metamorfose. Eu sentia como se estivesse acordando de um sono que havia durado minha vida inteira. Aquilo que eu apenas sonhava ser uma vaga possibilidade entre um homem e uma mulher era apresentado, ali, de forma clara e inequívoca, como um direito de nascença de todo ser humano. Sua explicação oferecia diretrizes eficazes para realizar a descoberta da sexualidade como uma experiência divina. Sua voz aveludada ecoa em mim até hoje:

"Permaneçam no presente. Desfrutem o encontro de dois corpos, duas almas, e fundam-se um ao outro, dissolvam-se um no outro. Os órgãos sexuais também se fundem um no outro. Uma comunhão profunda e silenciosa acontece entre duas energias corporificadas e vocês podem ficar assim, juntos, por horas. Isso se transforma em êxtase, Shamadi, *consciência cósmica"*.

Osho incentivava seus discípulos a fazer experiências com a arte de combinar a receptividade sexual natural, a espontaneidade emocional e a meditação profunda. Ele sugeria a ideia radical de que o sexo e a supraconsciência são os dois polos de um mesmo sistema energético e que, se reprimirmos o sexo, não poderemos alcançar a espiritualidade. Sua doutrina oferece a sabedoria do antigo Tantra à humanidade atual.

O livro que você tem, agora, em suas mãos é resultado de 36 anos de experiência no caminho do Tantra, como discípula de Osho, e, desde que ele deixou o plano físico, como professora de Tantra. Iniciei esse caminho porque estava ávida por descobrir o amor extático e uma sabedoria duradoura em vida. Após 16 anos de intensa transformação pessoal, nos campos do sexo, do amor e da meditação, eu cavara um poço profundo até o âmago do meu ser. Uma fonte de amor e compaixão, sem princípio nem fim, começou a jorrar desse centro. Descobri que eu era um rio de felicidade que fluía para um oceano de amor. Essa transformação interior surtiu seus efeitos no curso de minha vida exterior. Aprendi e depois ensinei Terapia Holística em várias partes do mundo. Expandi, de maneira gradual, minha atividade de ensino até incluir o Tantra, em virtude do renascimento multidimensional e extático que experimentei em seu caminho.

Minha busca pela compreensão da vida, do amor e da espiritualidade conduziu-me, de forma natural, a muitos relacionamentos marcantes. Cada um deles me ajudou a aprender lições valiosas e uma delas é: "amantes vêm e vão, mas o amor permanece e continua a crescer". Minha dedicação ao amor como caminho espiritual contribuiu para que eu integrasse cada relação amorosa à totalidade do meu ser, levando-me a um sentimento de profunda gratidão para com cada um dos homens que abençoou minha vida. Comecei a ensinar Tantra em companhia de um belo francês que se chamava Geho. Depois de viver 26 anos na Índia, dei uma guinada radical em minha vida ao me mudar, com ele, para a Europa. Juntos, criamos uma escola de Tantra na Inglaterra e promovemos um treinamento em sete níveis para casais, bem como formamos diversos grupos para solteiros. Desenvolvemos também o Retiro de Meditação Tântrica, que oferece a oportunidade de vivenciar os 112 métodos do *Vigyan Bhairav Tantra*.

Após passarmos 12 anos em um casulo de amor sublime, transformamo-nos gradualmente em duas borboletas diferentes na expressão de nossa criatividade e seguimos caminhos separados. O processo do rompimento da crisálida de nosso relacionamento foi, naturalmente, muito doloroso, o que resultou em profundas lições espirituais. Continuei o trabalho que tínhamos desenvolvido juntos e ele decidiu seguir um novo estilo de vida. Cada vez que respiro, curvo-me diante de cada um dos aspectos do amor, que me transformaram em quem sou hoje, e os reverencio. Por todos os seus nomes e formas, é o amor que nos torna completos.

Em minha atuação como terapeuta holística e professora de Tantra, inúmeras situações levaram-me constantemente à conclusão de que as doenças que afligem corpo e a psique de muitas pessoas têm origem em um condicionamento sexual distorcido. Existe uma ausência primordial de amor e ternura física, uma carência de educação sexual holística, a condenação do eu e dos outros devido à disseminação de ideias errôneas sobre a atividade sexual masculina e feminina e a crença infeliz de que sexo e espírito são incompatíveis. A deturpação básica da condição sexual humana nos conduz por uma espiral descendente, na qual a vida perde a alegria natural e a satisfação do amor sexual parece exigir um enorme esforço. Condenamos nossa natureza animal ao passo que exaltamos nossas aspirações espirituais, criando uma esquizofrenia permanente no interior de nosso ser. Consideramo-nos seres civilizados porque perdemos a habilidade de sermos orgásticos em todos os aspectos da vida.

Muitas pessoas não se sentiriam confortáveis em admitir que lhes falta conhecimento sobre o execrado tema do sexo. Existe um receio de se buscar informações e fazer questionamentos sobre esse assunto tão importante. Podemos assistir a filmes pornográficos ou procurar, na internet, cenas de pessoas fazendo sexo na vida real, mas é raro que tais buscas desorientadas tragam respostas para nossas perguntas mais urgentes. É natural aprender pelo exemplo. A fim de termos uma base sólida para uma sexualidade saudável, precisamos de exemplos de pessoas que já tenham descoberto o êxtase genuíno e que estejam aptas a nos mostrar como tal êxtase pode ser alcançado. Em resumo, precisamos de iniciação e de transmissão de conhecimentos.

A palavra Tantra desperta, de imediato, um interesse tremendo, pois nos passa a sensação de que, de alguma forma, em algum momento de nosso passado ancestral, existiram pessoas que conheciam a arte de aprimorar o ato sexual até seu máximo potencial divino e eram capazes de transmitir tal conhecimento. Temos vislumbres dessa ciência perdida na arte, na arquitetura e em escrituras ainda não decifradas. Esse conhecimento parece fadado a permanecer oculto na obscuridade de um passado enigmático. Enquanto coletividade, estamos inclinados a crer que o sexo é uma força selvagem inerente a nosso instinto biológico e que precisa ser domada de maneira muito próxima ao que se faz com cavalos selvagens. Acreditamos que o sexo é algo que não precisa ser aprendido, que é uma força puramente instintiva. Muitas pessoas consideram-no um impulso quase demoníaco sobre o qual é necessário exercer um controle rigoroso para que ele não nos corrompa na licenciosidade. Algumas pessoas têm horror à palavra Tantra por julgarem que aqueles que o praticam estão apenas participando de orgias e entregando-se a um frenesi de bestialidade.

Na verdade, o Tantra é uma filosofia de vida que oferece, por meio de determinados métodos e meditação, uma transformação alquímica de cada aspecto de nosso ser. Polaridades, características que se opõem, são aceitas e exploradas com dignidade. O masculino e o feminino são reverenciados como opostos complementares que refletem o princípio da criação. Ao aliarmos meditação e amor à nossa experiência humana, descobrimos Deus na matéria, o espírito no sexo. O sofrimento causado pela crença de que somos ilhas em um mundo hostil desaparece e nos damos conta de que cada célula de nosso corpo é um reflexo do Cosmos inteiro. Tornamo-nos cocriadores e celebrantes na dança da vida.

Essa filosofia de vida encerra um corpo completo de ensinamentos para o aperfeiçoamento da experiência sexual, encarando o orgasmo em sua potência última como um trampolim para o despertar espiritual. *Mahamudra*, uma palavra que se usa no Tantra e denota a ideia de iluminação, significa "a grande manifestação que emerge do orgasmo máximo na relação com o Universo". É natural que uma abordagem tão integrada da vida também inclua ensinamentos sobre como as polaridades masculina e feminina podem alcançar uma união equilibrada, promovendo harmonia na sociedade. Os antigos mestres tântricos da Índia, China, Japão, Tibete, Mongólia e outros possuíam uma sabedoria atemporal que se estendeu para muito além de suas culturas, inspirando a psique coletiva de nossa sociedade contemporânea e fazendo fluir as águas curativas de seus poderosos *insights* a nosso mundo ressequido. A fragrância do Tantra chegou até nós apesar das tentativas de relegá-lo ao esquecimento, em-

Introdução

preendidas por poderes políticos e religiosos em vários momentos de nosso passado cultural. Quando as pessoas estão em um estado de êxtase sexual e espiritual, como ocorre no Tantra, é difícil controlá-las. Dominar exige a imposição de medo e culpa. Reprima o sexo e você terá uma sociedade muito fácil de manipular.

O presente livro liberta o leitor das amarras de crenças distorcidas a respeito do sexo e traz uma visão renovada e vivificante da sexualidade, do amor e da espiritualidade como as facetas complementares de um todo. Ele traz respostas a muitas das perguntas que atormentam a mente de inúmeras pessoas sobre como ter uma vida sexual mais satisfatória. Traz, ainda, um senso de dignidade a nossos anseios sexuais ao revelar que tais desejos são como um espelho do jogo divino da criação. Revela aspectos anatômicos, maneiras impressionantes de experimentar o êxtase e o orgasmo, além de incluir imagens que mostram o sexo como forma de arte. Ao fim do livro, você encontrará uma relação na qual, procurando sua área de interesse, encontrará meditações ou exercícios que o auxiliarão em seu bemestar com relação à sexualidade e outros assuntos ligados a ela.

Escrevi esta obra com o desejo de que ela ajude os casais contemporâneos a expandir seu potencial, permitindo que a sabedoria do Tantra traga alegria para além do tempo, aquela dimensão maravilhosa e eterna em que somos um com tudo o que existe.

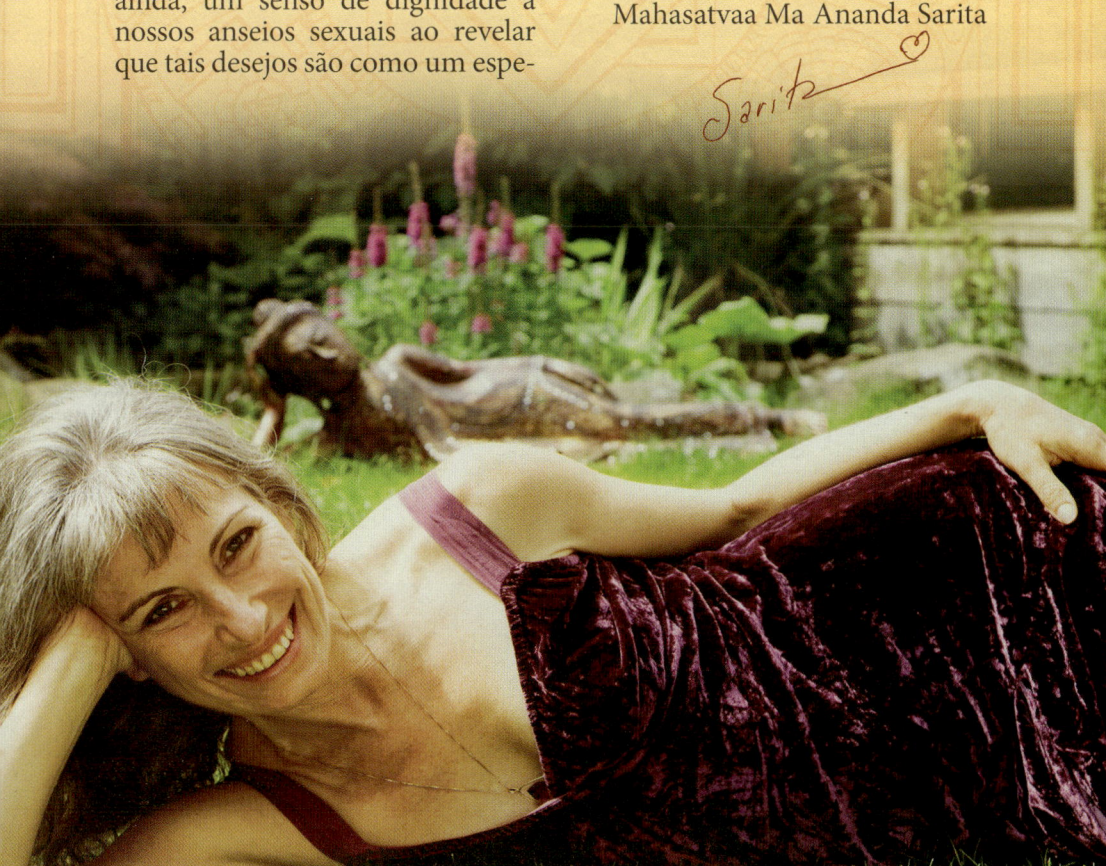

Com amor,
Mahasatvaa Ma Ananda Sarita

Parte 1 # O Corpo

O corpo é um microcosmo do macrocosmo, um universo de descoberta. Conhecer e conectar-se à rede inteligente de comunicação que constitui o complexo corpo/mente é um passo importante para a compreensão e o enriquecimento das relações sexuais. A aventura dessa descoberta começa com o amor e a valorização do próprio corpo. Ter a consciência de que seu corpo merece respeito auxilia o florescer do prazer sexual.

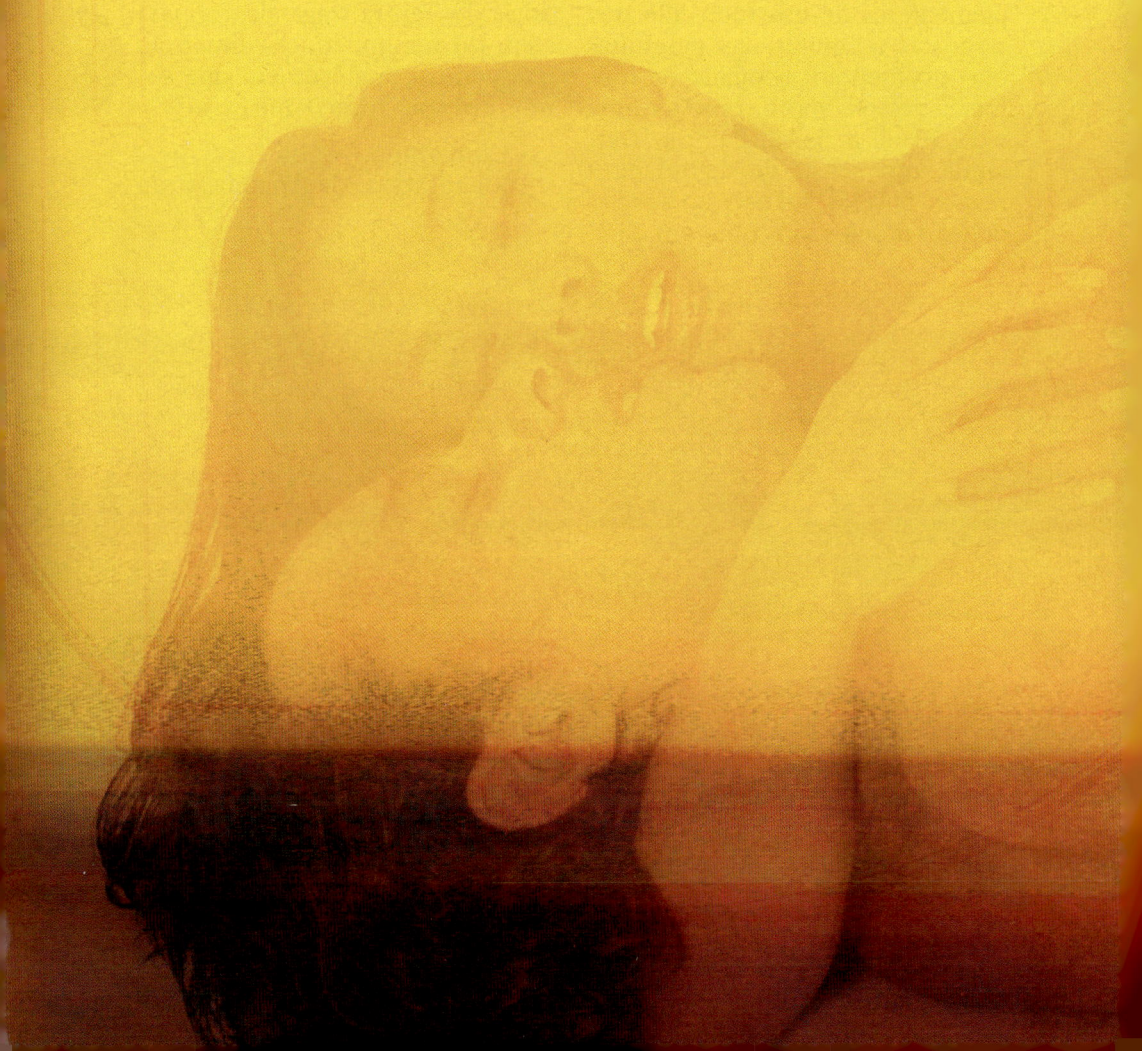

No Tantra, utilizamos nomes sânscritos para os órgãos genitais, uma vez que eles trazem consigo uma mensagem profunda que potencializa ainda mais o prazer. *Lingam* (o órgão genital masculino) significa "pilar de luz"; *Yoni* (o órgão genital feminino) significa "lugar sagrado". Ao transformar a sexualidade cotidiana em sexualidade divina, elevamos a experiência do sexo a seu aspecto purificado, uma porta que conduz à supraconsciência. Assim, o conhecimento da anatomia do *Lingam* e da *Yoni* amplia a compreensão, dando-lhe a possibilidade de abarcar todo seu potencial extático. A dinâmica da união dessas qualidades masculina e feminina traz profundas implicações para a saúde e felicidade humanas.

Capítulo 1

Seu Corpo é Sagrado

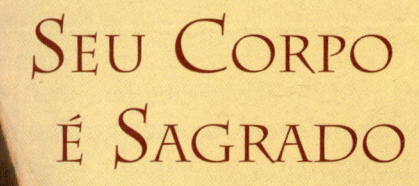

"Pomba minha, das escarpas das rochas, do esconderijo de desfiladeiros íngremes, vem, permita que eu olhe para ti, deixa-me ouvir-te a voz, tua voz, que é clara como as águas, e ver teu corpo, que é todo formosura."

Extraído da Bíblia, *O Cântico dos Cânticos*, a partir da tradução para o inglês de Marcia Falk.

Seu corpo é um milagre. Existem milhões de células no corpo humano e todas trabalham juntas, a cada instante, como os músicos de uma orquestra, em uma comunicação eloquente e harmoniosa. É por intermédio de nosso corpo que experimentamos todos os prazeres que a vida pode oferecer – todas as experiências sensoriais, inclusive o paladar, o olfato, a visão, a emoção, o orgasmo e o êxtase.

Na realidade, falar sobre o "corpo" é incorreto, uma vez que corpo e mente são um sistema de rede integrado. O que você pensa ou as emoções que sente afetam o corpo, e a maneira como você vivencia sua energia física tem reflexos sobre a mente. É comum pensarmos que o corpo não passa de um mecanismo, mas ele é, na verdade, uma extensão do cérebro e é dotado de uma espécie de inteligência altamente sofisticada. Quer você esteja acordado ou dormindo, o corpo continua funcionando da melhor forma possível sem que você tenha muita consciência disso.

Uma vez que o funcionamento do corpo é tão sutil e imperceptível, é provável que você pense muito pouco nele, a menos que sinta dor ou esteja doente. No entanto, sua felicidade e alegria de viver dependem de seu bem-estar físico. Saúde e felicidade caminham juntas – é muito difícil sentir prazer ou amor quando se está doente, sente dor ou, simplesmente, não se tem a sensação de estar em sua melhor condição. Candace Pert, uma cientista que fez descobertas revolucionárias a respeito da conexão corpo/mente, diz: "Acredito que a felicidade seja aquilo que sentimos quando nossos compostos bioquímicos responsáveis pelas emoções, os neuropeptídeos, e seus receptores estão em pleno funcionamento e circulam livremente pela rede psicossomática, integrando e coordenando nossos sistemas, órgãos e células em um fluxo suave e rítmico. (...) Creio

> "Amar a si mesma é uma energia muito mais poderosa do que a força de vontade – mais mulheres deveriam experimentá-la. Parei de comer bolos, batatas fritas e hambúrgueres porque cheguei à conclusão de que meu corpo merecia coisas muito melhores. Agora, só a ideia de colocar um bolinho de creme em meu sistema físico é simplesmente nojenta. Por que eu teria vontade de me entupir com toda aquela gordura?"
>
> *Jennifer Lopez, cantora e atriz*

que a felicidade seja nossa condição natural, que a alegria nos é inerente".

Seus pensamentos, emoções, aquilo que você ingere, o ambiente em que vive, tudo isso afeta o funcionamento de seu corpo. Todos esses elementos fazem parte da corrente de comunicação pela qual as informações recebidas são transmitidas para cada célula corporal. Como seres humanos conscientes, temos livre-arbítrio. Apenas parte de nós é regida pelo instinto. Grande porção de nosso complexo corpo/mente é condicionada por nosso ambiente físico e psicológico. Isso nos concede uma liberdade tremenda, que nos torna adaptáveis a quaisquer espécies de condições. Por outro lado, também acarreta uma enorme responsabilidade. Por meio do ambiente que escolhemos, programamos, de forma simultânea, o funcionamento de nosso corpo e de nossa mente.

Esse é o fundamento do *Feng Shui*, que cria mudanças positivas em todos os aspectos da vida ao conferir harmonia à arquitetura e à disposição dos móveis e objetos no interior dos mais diversos ambientes. Determinadas abordagens alimentares, inclusive a *Ayurveda*, a macrobiótica, a anopsologia ou alimentação instintiva, contribuem para promover a saúde, a estabilidade emocional e um senso de felicidade. A necessidade do toque afetuoso é algo que está sempre presente, mesmo quando nos tornamos adultos ou mesmo idosos. O toque, ou a falta dele, também é um fator ambiental decisivo.

O estímulo mental é outro aspecto importante. A mente é um "biocomputador" que se condiciona com facilidade a tudo aquilo a que é submetida. Por exemplo, se você assiste à violência na televisão, está incutindo em sua mente uma tendência à violência. No entanto, se você cultiva seu cérebro com boa música ou imagens ricas em beleza, está aprimorando sua capacidade psíquica. A resposta de sua mente será uma maior abertura à sensibilidade, à criatividade e ao amor.

Quanto mais acolhedores e afáveis forem os ambientes interno e externo em que você se inserir, maior será o estímulo para o florescimento pleno daquilo que você pode ser: vibrante, enlevado e sábio.

Amor-próprio

Seu potencial máximo é ativado quando você aprende a amar a si mesmo. O amor-próprio começa com o corpo e é a raiz de todas as outras formas de amor. Se você não ama a si mesmo, como poderá amar e ser amado pelas outras pessoas? Alguém que odeia o próprio corpo irradia essa energia para a aura e, portanto, parecerá repulsivo aos outros. Uma pessoa que ama o próprio corpo irradia uma alegria tal que passa a exercer uma atração magnética sobre quem a cerca.

Muitos são aqueles que reclamam que o amor verdadeiro não se fez presente em suas vidas ou seus relacionamentos. O que acontece é que essas pessoas não amam nem cuidam de seu complexo corpo/mente, mas, antes, utilizam-no como algo parecido a um depósito de lixo para emoções reprimidas, péssimos hábitos alimentares e estímulos mentais negativos ou violentos. Aprender a reverenciar o complexo corpo/mente e viver em um estado vibrante de consciência corporal conduz, de maneira bastante natural, a relacionamentos saudáveis com os outros e a uma sexualidade efetiva. A sexualidade plena nada mais é que uma torrente de prazer que se origina de sua energia vital como um todo. Cuide-se e ame a si mesmo em sua integralidade e sua expressão sexual será um reflexo disso.

Pouquíssimas pessoas são encorajadas a valorizar e cuidar do corpo em sua fase de crescimento. Amar o próprio corpo é algo que deve ser encarado como uma espécie de autoeducação. Os alimentos e líquidos que você ingere, a maneira como você se olha no espelho, o modo como toca seu corpo, os cuidados que dispensa a ele, a forma como pensa ou fala sobre si mesmo – tudo isso é responsabilidade sua, os outros não podem fazê-lo por você. Quando você ama e respeita a si mesmo, sem julgar sua aparência exterior, cria uma aura tão grande de amor e cuidado ao seu redor que ela beneficiará tanto você quanto os outros, que reagirão com uma atitude de ainda mais amor. Pesquisas sobre moda revelaram que as roupas que uma pessoa veste não são as responsáveis pela ideia que os outros fazem dela. É o modo como ela se sente com relação a si mesma que deixa uma impressão duradoura nas pessoas com quem se depara. Suas roupas são apenas um reflexo de como você se sente interiormente. É assim que se cria a própria realidade: aquilo que você pensa e vive em seu interior somado ao que você expressa continua ressoando ao seu redor e retorna a você, refletido pelos outros e, em última análise, pela existência inteira.

Um dos ensinamentos fascinantes do Tantra é que o corpo é o templo sagrado, a morada do divino. Podemos evoluir por meio de nosso corpo de modo a expandir nossa consciência e alcançar níveis mais elevados de bem-aventurança. O Tantra desenvolveu métodos e meditações que se valem das mais diversas experiências corpóreas, tais como a respiração, a dança, o canto, o ato de tomar chá, o toque, o ato sexual e o orgasmo. Qualquer experiência corporal tem o condão de nos projetar para um estado ampliado de existência, no qual corpo, mente e alma interagem e trabalham como um todo harmonioso. A criação de tal estado de harmonia sempre tem início com a valorização e o cuidado do próprio corpo.

O potencial máximo do corpo é dar origem a um campo em que podem surgir o amor, a bem-aventurança e o ponto culminante da consciência humana, que é uma unidade orgástica com a plenitude da vida, conhecida como *Mahamudra*.

> *Amar o próprio corpo é algo que deve ser encarado como uma espécie de autoeducação.*

Quão bela és tu, amada minha...

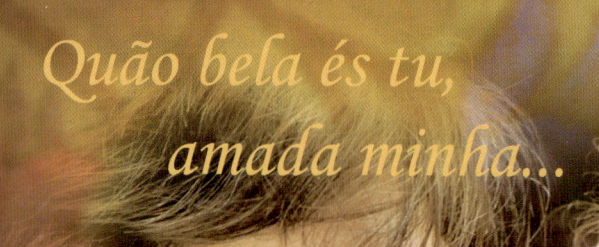

Teus olhos são como pombas
Por detrás de teu véu.

Teus cabelos,
Negros como as cabras
Que descem as encostas por cami-
nhos tortuosos.

Teus dentes são como
Um rebanho de ovelhas
Elevando-se do riacho
Aos pares, cada uma com sua
gêmea.

Teus lábios são como
Fios urdidos de seda escarlate.
Como o resplendor da romã

É tua fronte, por detrás do véu.
Teu pescoço é como uma torre
Adornada de escudos.
Teus seios são como faunos gêmeos
Nos campos floridos

Extraído de O Cântico dos Cânticos,
a partir da tradução para o inglês de
Marcia Falk.

Dicas para Intensificar o Amor pelo Corpo

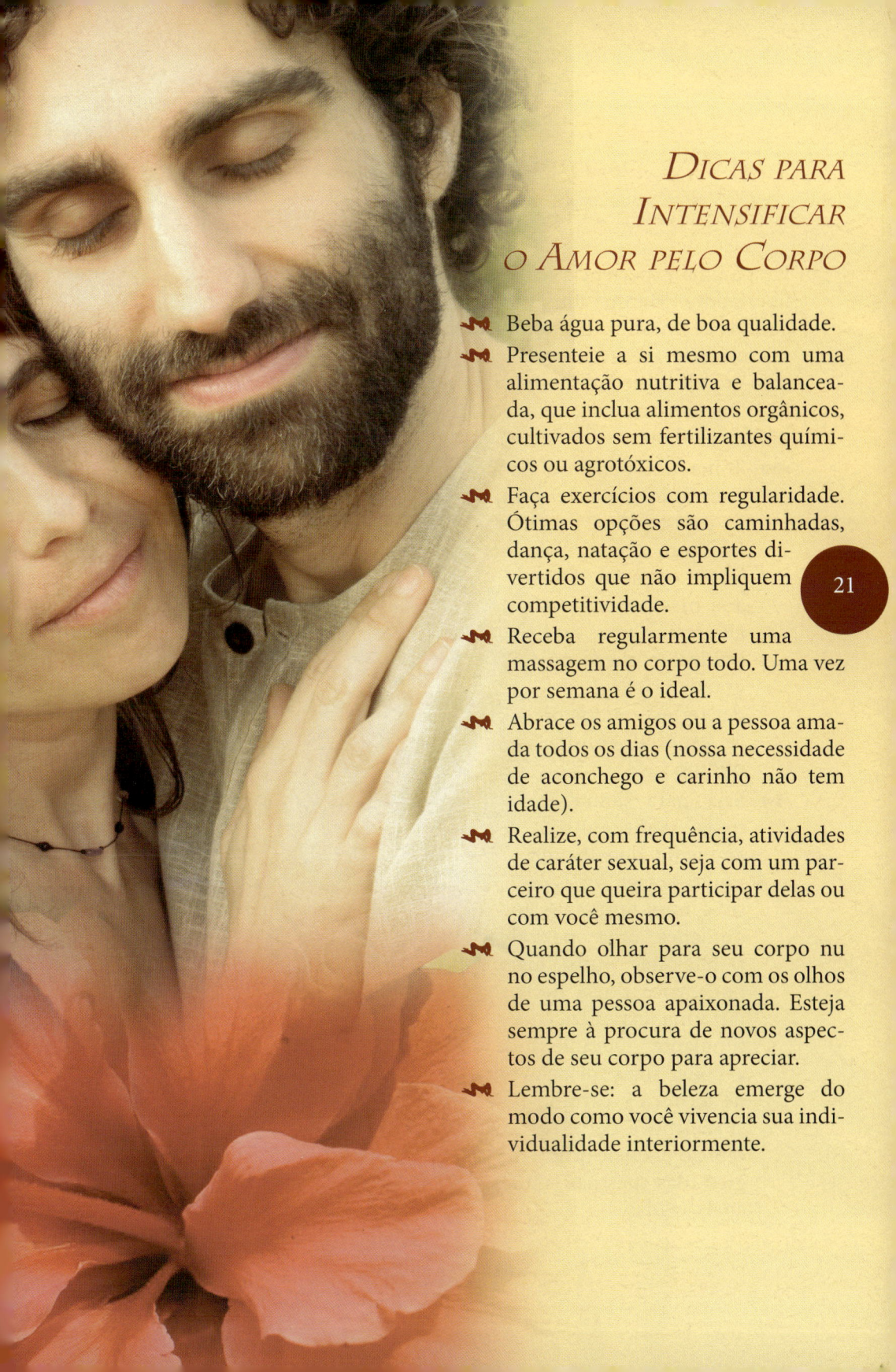

- Beba água pura, de boa qualidade.
- Presenteie a si mesmo com uma alimentação nutritiva e balanceada, que inclua alimentos orgânicos, cultivados sem fertilizantes químicos ou agrotóxicos.
- Faça exercícios com regularidade. Ótimas opções são caminhadas, dança, natação e esportes divertidos que não impliquem competitividade.
- Receba regularmente uma massagem no corpo todo. Uma vez por semana é o ideal.
- Abrace os amigos ou a pessoa amada todos os dias (nossa necessidade de aconchego e carinho não tem idade).
- Realize, com frequência, atividades de caráter sexual, seja com um parceiro que queira participar delas ou com você mesmo.
- Quando olhar para seu corpo nu no espelho, observe-o com os olhos de uma pessoa apaixonada. Esteja sempre à procura de novos aspectos de seu corpo para apreciar.
- Lembre-se: a beleza emerge do modo como você vivencia sua individualidade interiormente.

Um Encontro com Você Mesmo

Essa é uma experiência realmente libertadora. Marque um encontro com você mesmo. Ao longo do dia marcado, espere pelo encontro com grande ansiedade e expectativa: o encontro ardente com o qual sempre sonhou.

- Tome um delicioso banho com tudo a que tem direito e vista uma roupa que faça com que você se sinta muito especial. Diga a si mesmo, em voz alta, como você está incrível e que é um grande privilégio poder ter esse momento especial consigo mesmo.

- Saia para jantar e tomar vinho em um ambiente que lhe dê muito prazer. Vá assistir a uma apresentação de dança, uma ópera ou a qualquer outro lugar onde você possa desfrutar uma experiência estimulante. Durante toda a noite, sussurre palavras de ternura e carinho para si mesmo e deixe-se ficar repleto daquele brilho mágico das pessoas muito apaixonadas.

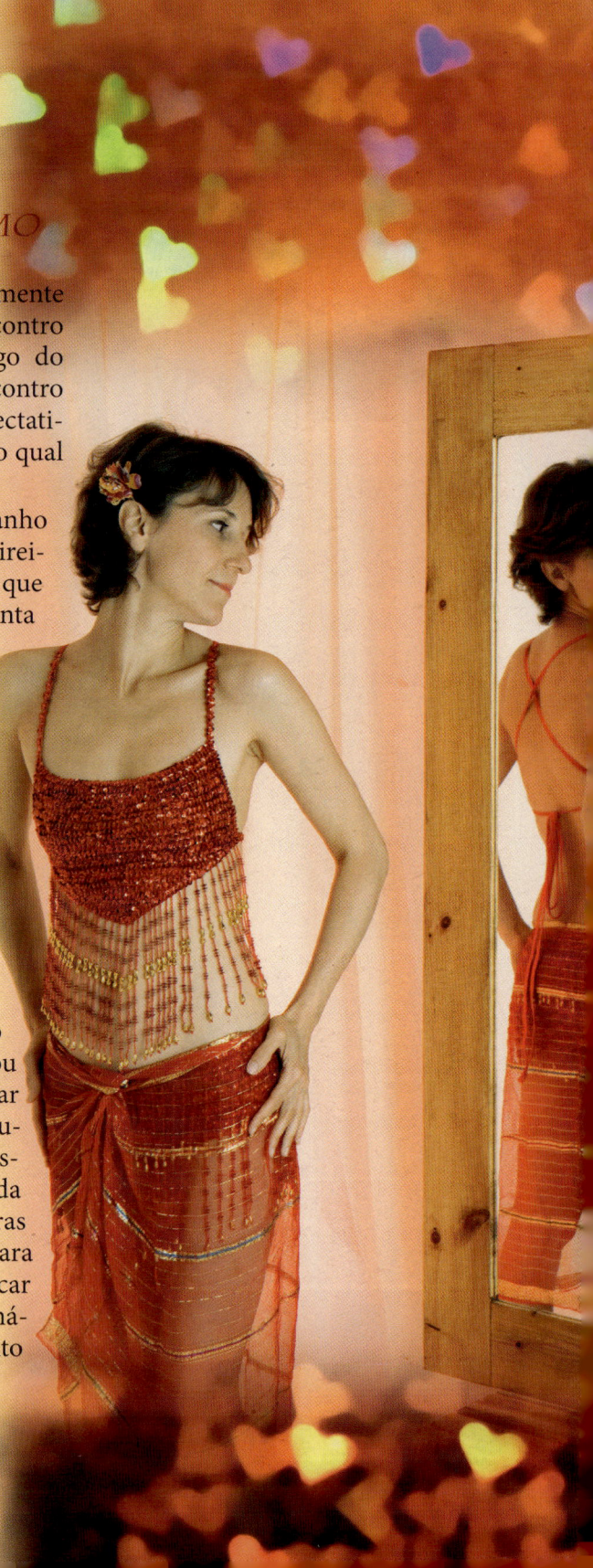

- Volte para casa, tome um *drink* e, talvez, dance uma música lenta e romântica, abraçando o próprio corpo.
- Então, vá para a cama e comece a se despir, devagar, maravilhando-se ao perceber como você é maravilhoso, como é belo e quão divinamente sensual.
- Faça amor consigo mesmo, sem qualquer restrição. Você é o melhor amante do mundo. Você é exatamente a pessoa por quem esperava há muito tempo.

Repita o **Encontro com Você Mesmo** algumas vezes. A experiência transformará sua vida porque, uma vez que esteja apaixonado por si mesmo, você se torna magneticamente atraente aos outros. Seu brilho interior de satisfação é irresistível.

Capítulo 2

Yoni e Lingam

> *"A energia universal, a substância do mundo, é representada pela* yoni *que envolve o* lingam *com firmeza. Somente quando o falo, o doador do sêmen, está envolvido pela* yoni, *é que Deus pode se manifestar e o universo, surgir."*
>
> **Karpatri**, escritura sânscrita, a partir da tradução para o inglês de Alain Danielou

A *Yoni*

Toda mulher é uma deusa porque cada *Yoni* é a guardiã do mistério infinito da existência. *Yoni* é a palavra sânscrita que descreve a totalidade do aparelho genital feminino. É mais amena que a palavra em português [e, também, em inglês], vagina, e infinitamente mais poética que os termos vulgares usados na linguagem cotidiana. A *Yoni* é um lugar sagrado.

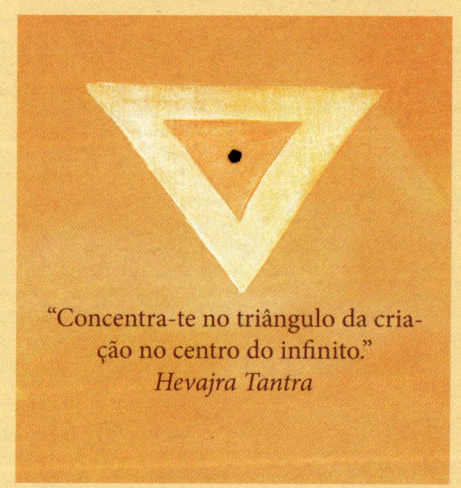

"Concentra-te no triângulo da criação no centro do infinito."
Hevajra Tantra

O Tantra é uma filosofia de vida que se originou na Índia em uma época em que as mulheres eram reverenciadas como a encarnação da grande deusa mãe. A *Yoni* é um símbolo do útero universal, a partir do qual toda a criação emerge e para o qual ela retorna, dissolvendo-se.

No Tantra, um estudante do sexo masculino deverá sentar-se de frente para sua consorte e contemplar a *Yoni* dela. Caso o discípulo não tenha uma *Yoni* física sobre a qual meditar, ele pode se concentrar na figura de um triângulo que tenha uma das pontas voltada para baixo e um ponto negro no centro. Esse ponto, conhecido como *Bindu*, representa, ao mesmo tempo, o vazio do qual surge a criação, a mãe divina e a própria *Yoni*. Essa contemplação desperta uma sabedoria interior a respeito da natureza do Cosmos, visto que a *Yoni* da mulher é um microcosmo do macrocosmo de onde toda a criação irrompe.

O Poder da Veneração da *Yoni*

Em incontáveis culturas ancestrais espalhadas por todo o mundo, as mulheres eram reverenciadas como doadoras de vida, aquelas que possibilitam o nascimento. O papel masculi-

> "Nos textos tântricos, a *Yoni* é o símbolo do princípio criativo. Ao mesmo tempo em que os mundos são devorados por ela, eles também nascem por seu intermédio. Ela é a mãe cósmica da qual emana toda a vida. Ainda assim, sua natureza vingativa destrói toda a esperança de se agarrar à vida, e sua escuridão permeia tudo. Essas duas faces que ela mostra sustentam o mundo inteiro. Conheça-a e você conhecerá tudo. Ignore-a e você sofrerá tormentos, sem nunca encontrar a paz. Ame-a e descubra o bálsamo para sua alma. Tente esmagá-la e estará perdido, vagando em um deserto de desespero. Venere-a e conhecerá a paz e a prosperidade em todos os ciclos da criação."

no na concepção nem sempre foi compreendido, o que levou à exclusão dos homens, deixando-os enciumados. Com o tempo, eles julgaram que poderiam dominar o feminino, as qualidades do cérebro direito, por meio da realização de avanços nas áreas do intelecto, da ciência e da tecnologia, regidas pelo cérebro esquerdo. No entanto, é necessário que se pague um alto preço pelos imensos avanços tecnológicos que tornam nossas vidas materialmente confortáveis. Nossa mãe Terra está morrendo por conta do esgotamento provocado pela tecnologia moderna que atua como um estuprador, devorando os recursos naturais e devolvendo apenas poluição. Pessoas sofrem sob o domínio de governos motivados pela ganância, que não trazem em si quaisquer qualidades femininas equilibradoras, como o amor e o provimento das necessidades humanas. Nos últimos 30 anos, destruímos a terça parte dos recursos naturais do planeta. Se continuarmos nesse ritmo, não resta dúvidas sobre o que o futuro nos reserva.

A reverência à *Yoni* e ao princípio feminino traz enormes implicações ao mundo. Como o princípio feminino é fundamentado em amor, aceitação e provimento das necessidades, a veneração da *Yoni* pode transformar a sociedade. O Tantra mantém essa reverência em equilíbrio, honrando os princípios masculino e feminino em igualdade. Um sexo não precisa dominar o outro. Ambos podem trabalhar juntos em cooperação, cocriação e interdependência, polos opostos, porém complementares, da existência humana.

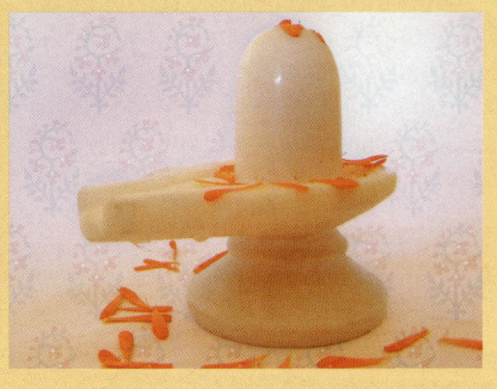

> "Observe uma flor e deixe-se arrebatar por suas cores, suas formas e contornos intrincados. A *Yoni* é mais deslumbrante do que todas as flores do mundo."

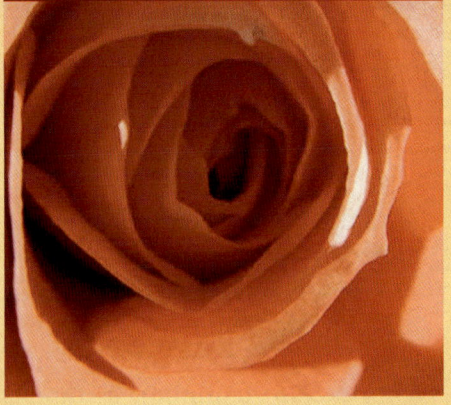

cando, assim, pequenos. Muitas delas odeiam suas *Yonis*, pensam que sua aparência é horrível e que cheiram mal. Grande número de mulheres não faz ideia de quando está ovulando ou do mecanismo da menstruação, da gravidez, do parto, deixando tudo isso, cegamente, nas mãos dos médicos (em sua maioria, homens). Inúmeras delas vivem em estado de angústia por desconhecerem o poder libertador de seu ser orgástico. São numerosas aquelas que odeiam os homens por sentir que foram enganadas por um sonho de amor que nunca se tornou realidade.

O culto da *Yoni* é uma das formas mais antigas de religiosidade. Ele ainda existe, até os dias de hoje, em diversas culturas do mundo, inclusive na Índia, no Japão, entre os povos aborígenes da Austrália e na América do Sul. Todos os nossos patriarcados modernos foram construídos sobre os fundamentos das religiões orientadas ao culto da deusa e da *Yoni*. Entretanto, a postura patriarcal conseguiu suprimir a veneração da *Yoni* e do feminino, e continua a fazê-lo. As mulheres ainda usam salto alto (que levanta os glúteos de forma provocativa, mas prejudica os pés e a região lombar da coluna), um sinal de sua submissão ao papel de objeto sexual – o equivalente moderno à antiga prática chinesa de amarrar os pés das mulheres, para impedir que crescessem, fi-

Reverenciando sua Yoni

Ao descobrir e reverenciar sua natureza divina feminina, representada fisicamente pela *Yoni*, você passa a derramar bênçãos sobre a humanidade. Por seu intermédio, a deusa desperta e renova-se o equilíbrio da criação.

- Se você acha que sua *Yoni* cheira mal, pense no que você ingere e evite se alimentar de "besteiras". A máxima "você é aquilo que come" aplica-se, de forma direta, à sua *Yoni*. Se você comer alho, sua *Yoni* exalará o cheiro dele por três dias. Se você ingerir frutas, verduras e legumes frescos, sua *Yoni* terá uma fragrância deliciosa.
- Lave sua *Yoni* com água, por dentro e por fora, com a ajuda de seus dedos, fazendo movimentos delicados. Você deve lavá-la internamente (sem sabonete) todos os dias durante os períodos de ovulação e menstruação e depois de cada relação sexual.
- Aprenda a linguagem do orgasmo feminino (veja capítulos 4 e 5). Nunca é tarde demais para começar.

Grandes Lábios: estruturas externas, semelhantes a lábios, do aparelho genital feminino. Contêm glândulas odoríferas e sudoríparas. Intumescem-se durante a excitação sexual.

Pequenos Lábios: estruturas internas, semelhantes a lábios, do aparelho genital feminino. São, em geral, ocultados pelos grandes lábios. Intumescem-se durante a excitação sexual e produzem odor e secreção.

Cabeça ou Glande Clitoridiana: ponto focal de grande sensibilidade para a excitação e o orgasmo. Contém mais de 3 mil terminações nervosas destinadas ao prazer. É, em regra, ocultada pelo capuz clitoridiano e pode ficar intumescida durante a excitação, emergindo de seu esconderijo.

Os corpos cavernosos venosos eréteis formam dois braços que se separam a partir da cabeça ou glande clitoridiana. Durante a excitação sexual, eles ficam intumescidos e hipersensíveis.

Hímen: uma película dérmica que cobre a abertura vaginal e pode ser rompida pela penetração ou exercícios físicos. (Essa estrutura não se faz presente em todas as garotas e mulheres.)

- Monte de Vênus
- Capuz Clitoridiano
- Cabeça ou Glande Clitoridiana
- Grandes Lábios
- Abertura do Canal da Uretra
- Pequenos Lábios
- Abertura Vaginal
- Hímen
- Períneo
- Ânus

as uterinas ou Tubos de
pio [antes conhecidas como
pas de Falópio]: possibilitam
o óvulo transite dos ovários
o útero. A fertilização, em
, ocorre aqui.

ios: estruturas onde os óvulos
 armazenados. A cada mês,
vulo amadurece e é liberado
as tubas uterinas.

 do Útero: a abertura do útero.

nja Uretral ou Ponto G (veja
a 63

dulas de Bartholin: localizadas
ada um dos lados da abertura
al. Produzem um odor afrodi-
e fluidos de lubrificação.

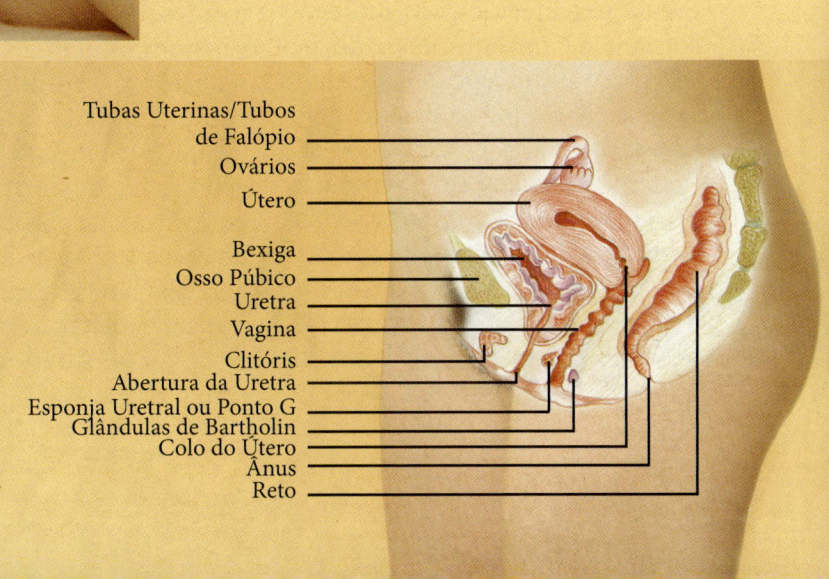

- Tubas Uterinas/Tubos de Falópio
- Ovários
- Útero
- Bexiga
- Osso Púbico
- Uretra
- Vagina
- Clitóris
- Abertura da Uretra
- Esponja Uretral ou Ponto G
- Glândulas de Bartholin
- Colo do Útero
- Ânus
- Reto

Em nossa sociedade, algumas mulheres passaram a copiar os homens em uma tentativa de alcançar uma posição de igualdade. Contudo, isso acaba por subtrair o poder da mulher. O aparelho genital de uma mulher revela, com clareza, que ela é o oposto e, ao mesmo tempo, o complemento do homem. Isso não significa que ela seja menos que um homem. Quando a mulher descobre e aceita sua própria natureza, ela toma consciência de seu poder e beleza únicos. Essa jornada de aceitação e resgate de poder começa com a própria *Yoni*.

A Anatomia da *Yoni*

Quanto à anatomia, a cabeça ou glande do clitóris é semelhante à do pênis, ao passo que o corpo clitoridiano, que se compõe de dois bulbos cavernosos, um em cada lado da vulva, é, em certa medida, algo como um pênis voltado para dentro (ou um pênis em uma espécie de vulva voltada para fora). Freud acreditava que as mulheres sofriam de ressentimento do pênis, mas tal concepção é um tanto leviana. No feto, os órgãos genitais masculinos e femininos são exatamente iguais até a sétima semana de gestação, quando, então, mudanças hormonais fazem com que eles se desenvolvam para fora do corpo (no homem) ou permaneçam internos e ali evoluam (na mulher). Devido ao fato de grande parte da *Yoni* ficar interna, as pessoas imaginam que o papel dela é menos importante do que o do pênis masculino. Na verdade, durante a excitação sexual, os genitais femininos igualam-se, em tamanho, aos genitais masculinos e apresentam formato semelhante. A vagina atua como a "tomada" bioelétrica para o "plugue" do homem, produzindo uma corrente bioelétrica de grande potencial revigorante quando se encontram.

Canalizando a *Yoni* e o *Lingam*

Este é um exercício para que o casal desperte, abra e desvele os vários aspectos dos órgãos genitais masculinos e femininos. Ele estabelece grande intimidade e é uma excelente preparação para o ato sexual. Pratique-o muitas vezes, por suas qualidades curativas e para entrar em contato com a noção de que o centro sexual é a materialização de algo sagrado.

Sentem-se de frente um para o outro, em uma posição confortável, com os genitais à mostra e de maneira a permitir contato livre com eles. Cada um de vocês colocará as mãos sobre os próprios genitais e, de forma intercalada, permitirá que eles falem por meio de vocês, na primeira pessoa. Cada parceiro fará isso três vezes e falará por cerca de cinco minutos.

Vocês dirão algo parecido com o que segue:

Parceira: "Eu sou a primeira camada da *Yoni* de (nome)... Sou como uma fruta deliciosa e suculenta que está sempre madura..." (e assim por diante)

Parceiro: "Eu sou a primeira camada do *Lingam* de (nome)... Sou como uma antena que capta as ondas das *Yonis* daquelas mulheres que estão ovulando..." (e assim continua)

Parceira: "Eu sou a segunda camada da *Yoni* de (nome)... Tenho anseios secretos que eu, agora, gostaria de compartilhar..." (e assim prossegue)

Parceiro: "Eu sou a segunda camada do *Lingam* de (nome)... Na realidade, sou bastante vulnerável, porque preciso saber que sou amado e respeitado para que eu possa desempenhar meu papel..." (e assim por diante)

Parceira: "Eu sou a terceira camada da *Yoni* de (nome)... Sou a deusa do espaço infinito. Sou incomensurável e sem limites..." (e assim continua)

Parceiro: "Eu sou a terceira camada do *Lingam* de (nome)... Eu sou o lugar onde Deus se oculta. Na verdade, sou aquele que cria a vida sobre a terra..." (e assim prossegue)

Os exemplos acima dão uma ideia do tipo de manifestações que podem emergir quando se realiza este exercício. Vocês não precisam usar exatamente essas palavras. Apenas permitam que seus próprios genitais falem na forma de fluxo de consciência, sem tentar modificar ou censurar o que vocês sentem impulso de dizer.

"Parecia um tanto arriscado deixar as palavras surgirem do nada; elas seriam reais, ou apenas minha imaginação? Era algo como caminhar para fora da encosta do penhasco, confiando que uma mão invisível colocaria uma pedra sobre a qual eu pudesse apoiar os pés. E de quem seria a mão invisível que ofereceria tais pedras, aquelas palavras que brotavam do vazio? Comecei a sentir a *Yoni* de Kamla como uma presença sagrada que se comunicava comigo de alguma forma misteriosa. E passei a ter uma sensação cada vez mais forte de que meu próprio *Lingam* não era tanto uma expressão de minha energia sexual, mas um portal para que uma energia sexual sagrada fluísse através de mim."

Andrew, participante de um grupo de Tantra

- Transformem-se, com sua imaginação, em seus genitais. Vocês não estão falando sobre seus genitais – seus genitais estão falando por intermédio de vocês. E pode ser uma grande surpresa descobrir o quanto eles têm a dizer.
- Não cronometrem o tempo exato que cada um de vocês deve falar – sejam espontâneos. Cinco minutos costuma ser o tempo suficiente para que cada camada fale.
- As três camadas exploradas representam o consciente, o subconsciente e a natureza original.
- Vocês podem perceber que expressarão ideias muito diferentes a cada vez que praticarem o exercício. Apenas tenham confiança e permitam que o processo continue. Por vezes, lembranças ou traumas podem vir à tona, para que sejam liberados. Caso uma emoção se manifeste em qualquer das camadas, permitam-se sentir e expressar a dor e as lágrimas a fim de limpar e restaurar aquela camada.

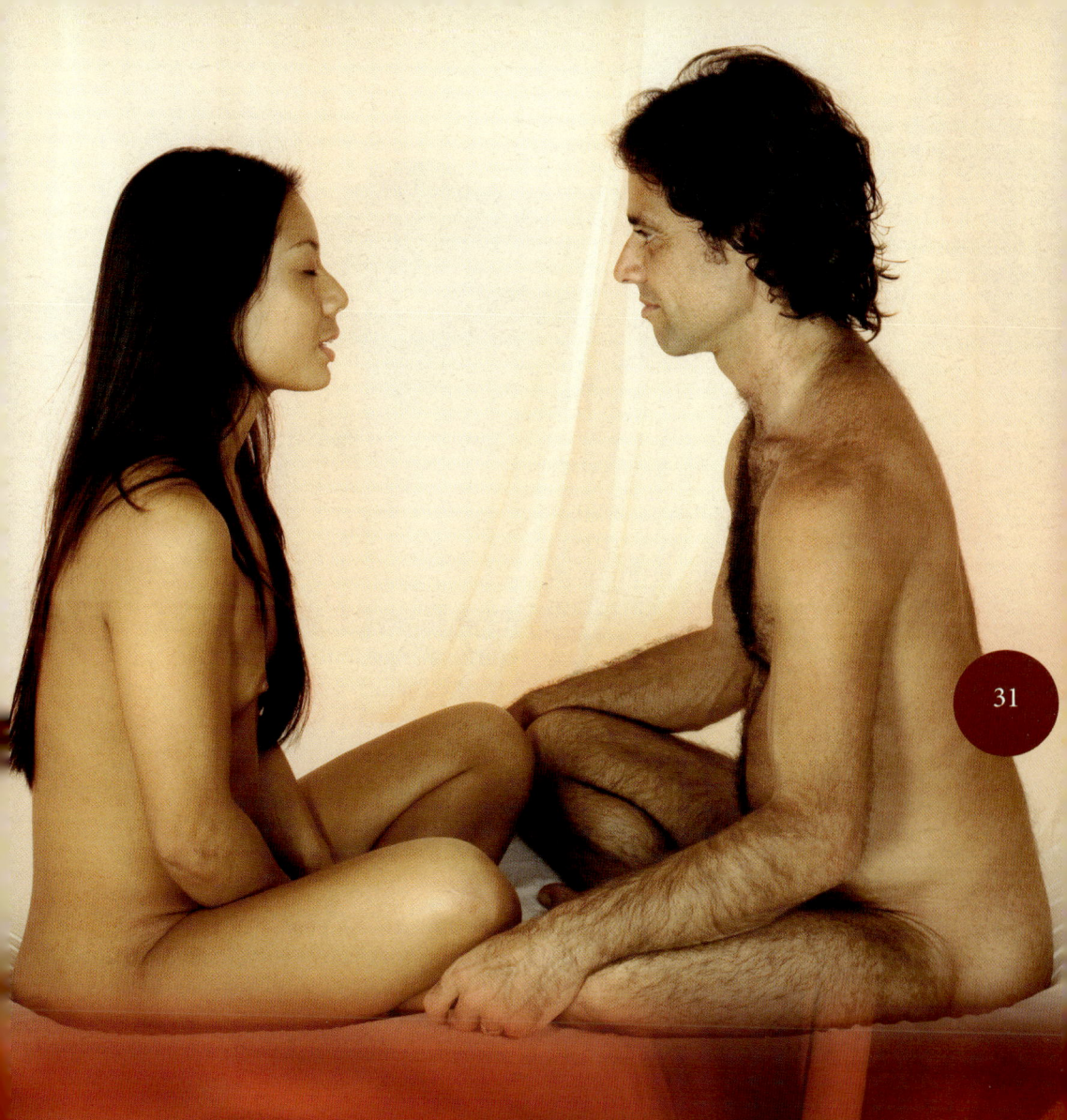

"Foi uma surpresa descobrir que minha Yoni tinha voz. Camadas de sentimentos vieram à tona de maneiras diferentes – mágoa, raiva, frases engraçadas, sensualidade, desejos e, embaixo de tudo isso, algo que não era possível explicar: um espaço muito, muito profundo e silencioso, quase impossível de descrever, vasto, eterno, sagrado, a verdadeira essência de minha Yoni. Ao continuarmos com a prática constante dessas meditações, as camadas mais antigas foram desaparecendo e senti que minha Yoni ficou mais suave, mais aberta, receptiva, dócil. Nossas relações sexuais tornaram-se mais lindas do que nunca, mais expansivas, mais sagradas."

Kamla, participante de um grupo de Tantra

Seu Próprio Lugar Sagrado

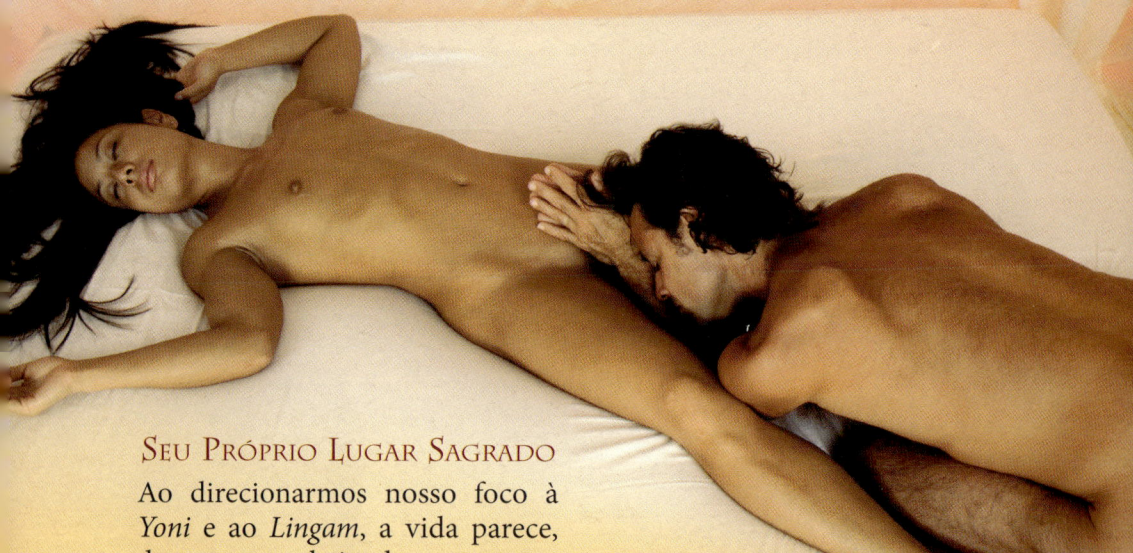

Ao direcionarmos nosso foco à *Yoni* e ao *Lingam*, a vida parece, de repente, cheia de promessas, pois, se nossos corpos encerram em si todos os segredos da criação, então, com certeza, o sentimento de devoção divina não está muito além de nosso próprio nariz. Aproximamo-nos muito da devoção genuína quando estamos em comunhão profunda com nossos genitais, nosso próprio lugar sagrado.

Embora os genitais sejam dignos de reverência, muitos preceitos religiosos condenam, com veemência, o prazer sexual. Tertuliano, um dos fundadores do Cristianismo Ortodoxo, disse: "A mulher é o portal pelo qual o demônio entra". Pode ser que os doutrinadores religiosos sintam que, se as pessoas estiverem em contato com a realidade divina por meio de seus corpos, não haverá mais necessidade da existência de religiões estabelecidas, tampouco de sacerdotes. No entanto, quando se aparta uma pessoa de sua fonte de satisfação e prazer, de êxtase e comunhão divina, ela fica perdida e confusa. Alguém pode, então, intervir e tornar-se o mediador entre aquela pessoa e um distante deus nas alturas, fora do alcance de meros mortais.

Reverenciando a *Yoni*

- Primeiro, o homem deve fitar, em atitude de reverência, o milagre que é a *Yoni* de sua amada. Curve-se diante do princípio da deusa materializado nesse lugar sagrado.

- Em seguida, faça como uma abelha, sugando o néctar da flor. Use seus lábios e língua para dar prazer à *Yoni* da mulher, dedicando atenção especial ao clitóris. A mulher pode lamber a palma da mão de seu parceiro para demonstrar o quanto gosta de ter sua *Yoni* beijada.

- Enquanto recebe o ato de reverência à sua *Yoni*, a mulher deve se deixar ser adorada em plenitude como a deusa do amor.

- O homem entrará em um espaço de eternidade. Se a mulher tiver a percepção de que o homem está ali, inteiro, para ela e tem todo o tempo do mundo para adorá-la, ela logo estará relaxada e entregue ao prazer sublime que se intensifica por todo o corpo como resultado da atenção do parceiro.

"Minha sensação foi a de estar completamente entregue à devoção demonstrada por Ajay e seu *Lingam*, perdendo-me por inteiro em seu poder e masculinidade. Eu me senti, de alguma forma, mais cheia de poder, mais parecida com uma deusa, recebendo a oportunidade de expressar meu amor de forma muito íntima ao homem que amo. Eu era, ao mesmo tempo, uma deusa e um ser inofensivo, uma mulher sedutora e, ainda assim, submissa.

Mita, participante de um grupo de Tantra

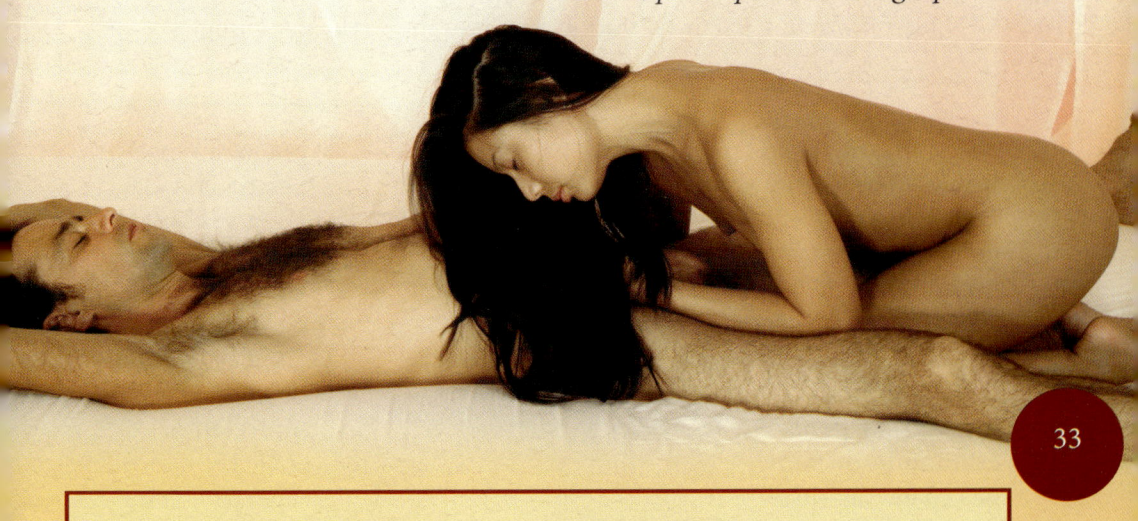

Reverenciando o *Lingam*

- Em primeiro lugar, a mulher deve tomar nas mãos, em concha, o *Lingam* de seu parceiro, ainda em estado de flacidez, com uma atitude de reverência pelo princípio masculino.

- Acaricie, com suavidade, o *Lingam* e os testículos e, em seguida, de maneira carinhosa, coloque o *Lingam* em sua boca, agindo tão somente com amor. Você pode querer lamber toda a extensão do *Lingam*, estimulando a excitação, ou apenas deixá-lo relaxar, tentando descobrir até que profundidade de sua boca você pode introduzi-lo.

- Estimule o períneo, despertando sua sensibilidade. Você pode lambê-lo, fazer uma leve pressão ou uma massagem delicada. No Tantra, essa área é reconhecida como um portal para a consciência superior e, por isso, é de grande importância. Essa estimulação acentuará a experiência sensorial do corpo inteiro, em especial no chacra da coroa (veja capítulo 8).

- A ponta do *Lingam* tem uma sensibilidade semelhante à do clitóris. Pergunte a seu parceiro que tipo de estímulo é mais prazeroso nessa região. O homem pode lamber ou sugar os dedos da parceira para demonstrar que aprecia da carícia.

- Se o *Lingam* ereto ficar bastante intumescido e pulsante, pode ser que o homem esteja se aproximando da ejaculação. Algumas mulheres não gostam de receber o sêmen ejaculado na boca, ao passo que outras mulheres adoram. Lembre-se de que o produto da ejaculação é essência preciosa de vida e trate esse momento como algo sagrado. Textos tântricos do Taoísmo da "Tigresa Branca" recomendam que a mulher receba a ejaculação do homem no rosto e nos seios e massageie o sêmen sobre sua pele, onde atuará como substância rejuvenescedora. Ela é aconselhada, então, a entrar em meditação profunda enquanto o corpo absorve o fluido valioso.

O Lingam

"Contemplai o Shiva Lingam, *belo como ouro fundido, firme como a Montanha do Himalaia, suave como o renovo da folha, doador de vida como o orbe solar; contemplai o encanto de suas joias reluzentes!"*
Linga Purana, a partir da tradução para o inglês de Nik Douglas

Lingam significa, literalmente, "pilar de luz" e é a palavra sânscrita que designa o falo e o sublime princípio masculino. Ela confere dignidade e respeito ao pênis e está muito distante das palavras usadas na linguagem comum. O *Lingam* é pura energia vital, o supremo poder criativo latente. O símbolo do *Lingam* é venerado em toda a Índia, em templos e junto à natureza, como o poder manifestado e visível de Shiva. No templo, a pedra cônica arredondada que representa o falo descansa em uma *Yoni* esculpida na rocha. Ele fica no centro do recinto, proclamando ser, com orgulho, a partir de sua posição, o eixo não só do templo, mas também do mundo.

Lingam também significa "sinal" ou "símbolo". Quando o *Lingam* passa de sua condição inerte de languidez para seu estado ereto, temos um sinal de que a força criativa está pronta para dar início ao processo da vida. Uma vez ereto, ele pulsa com energia divina, imponente e majestoso de se contemplar. Entretanto, o *Lingam* não é apenas uma força criativa capaz de gerar vida na terra. Ele é, igualmente, um instrumento poderoso para o despertar da consciência, elevando homens e mulheres a uma condição de devotamento ao que é divino.

A energia em torno dos órgãos sexuais e na região pélvica aumenta aos poucos por meio das funções corporais e alojando-se na pelve, onde promove o suprimento de força vital para os órgãos e glândulas reprodutivos. Na Ioga ou no Tantra, essa energia é chamada *Kundalini* e é representada, em seu estado inerte, como uma cobra enrolada. O sexo é o método mais potente de despertar a energia *Kundalini*, que se "desenrola" de seu estado dormente e é liberada por meio da ejaculação (nos homens) ou eleva-se pela coluna (tanto no homem quanto na mulher), abrindo caminho para novos níveis de êxtase, bem-aventurança e consciência.

O símbolo do *Lingam* na qualidade de um pilar de luz pode ser encontrado no mundo todo, desde a Ásia e a África até a Europa, as Américas e a Austrália. Símbolos antigos incluem menires ou pedras suspensas, pedras esculpidas em forma arredondada e pilares cônicos com terminação em ponta. Nos dias atuais, o símbolo do falo pode ser visto nos obeliscos de muitos vilarejos e cidades do mundo. Como é um eixo de poder, se o falo é posicionado em isolamento, sem a influência equilibradora de uma *Yoni* na qual repousar, pode ser usado para liberar energias negativas de controle. Em sociedades equilibradas, a veneração do *Lingam* é contrabalançada pela veneração da *Yoni*, a fim de assegurar a harmonia social.

A Anatomia do *Lingam*

O *Lingam* desempenha uma função dupla. Em seu estado passivo de inércia, realiza a liberação de urina por uma abertura em sua ponta. Quando o *Lingam* está em sua condição de excitação, ereto, ele expele o sêmen por aquela mesma abertura. Ambas as coisas não podem acontecer ao mesmo tempo. Nada nos resta senão admirar a complexidade do conjunto.

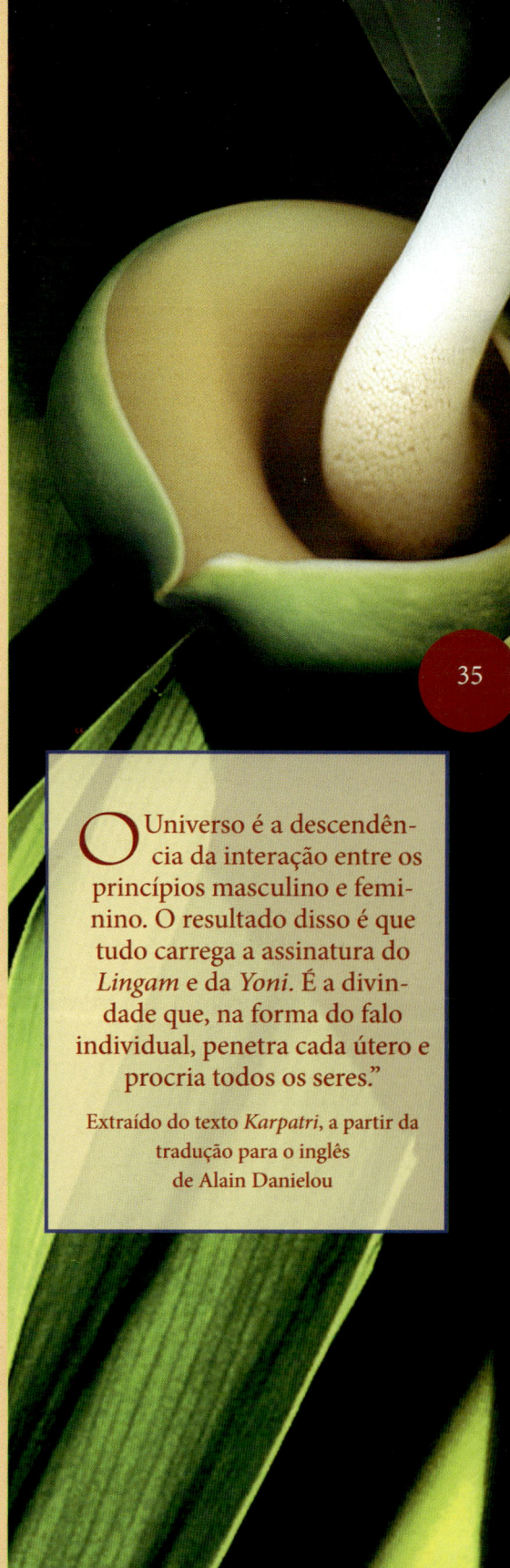

> O Universo é a descendência da interação entre os princípios masculino e feminino. O resultado disso é que tudo carrega a assinatura do *Lingam* e da *Yoni*. É a divindade que, na forma do falo individual, penetra cada útero e procria todos os seres."
>
> Extraído do texto *Karpatri*, a partir da tradução para o inglês de Alain Danielou

Na puberdade, os testículos produzem testosterona em abundância, um hormônio que é responsável pelos atributos masculinos do porte físico, tônus muscular, massa óssea, força e libido em excesso. O homem que está na fase da maturidade sexual produz cerca de 300 milhões de espermatozoides por dia, os quais ficam armazenados no ducto seminal. Caso não haja ejaculação, o corpo reabsorverá o esperma acumulado após o decurso de um período de um mês.

Quando o *Lingam* fica ereto, o prepúcio retrocede, deslocando-se para o corpo cilíndrico, destacando e revelando toda a glória do *Lingam*, como um repentino clarão de luz quando o sol nasce pela manhã. A ereção do *Lingam* é objeto de grande interesse e perplexidade tanto para os homens quanto para as mulheres. Seu funcionamento fisiológico é claramente explicado pela ciência e pode até ser provocado com o uso de certas substâncias, mas tais informações não elucidam, por completo, a variedade de experiências de ereção que um homem pode ter. Todo homem sabe que um único pensamento pode dar ensejo a uma ereção, mas o mesmo pode ocorrer mediante estímulos aos diversos sentidos: ver uma mulher nua em sua cama, assistir a uma cena erótica de um filme, ouvir "sons de amor" e "palavras de amor" ou sentir um cheiro específico. Friccionar ou tocar o *Lingam* é uma maneira comum de provocar a excitação. Contudo, ainda assim, o *Lingam* parece ser dotado de uma mente própria.

O *Lingam* também responde à atração eletromagnética da *Yoni* de uma mulher, quando está totalmente pronta. Esse é um mecanismo de excitação diferente dos pensamentos ou do estímulo dos sentidos. Quando o corpo está relaxado, a ereção acontecerá, sem qualquer esforço, no momento em que a *Yoni* estiver pronta para acolher o *Lingam* dentro de si. Consiste em uma arte, no Tantra, preparar a mulher para a penetração e esperar o instante certo para que esta ocorra. É neste instante que o *Lingam* pode ficar ereto de forma natural e com facilidade.

O Tantra vê a glândula prostática, a próstata, como uma central de transmissão com a função de manifestar a alma na expressão da sexualidade. O acesso à força vital, ou energia *Kundalini*, se dá pela próstata, possibilitando, assim, que o homem se sirva de uma fonte de energia inesgotável. Isso aumenta sua potência sexual e lhe confere a possibilidade de vivenciar intensos estados espirituais de consciência. O acesso a essa energia e sua preservação são os motivos por trás da prática tântrica de reter a ejaculação, ou reabsorver a energia vital. A próstata é a "alma" da sexualidade masculina. Portanto, essa glândula será afetada de maneira negativa caso o homem sofra de excesso ou escassez de ejaculação, ou de desequilíbrios psicológicos relacionados à sua sexualidade.

Circuncisão

A circuncisão é a prática de remover o prepúcio por meio de incisão. Muitos homens, em todo o mundo, permanecem incircuncisos sem sofrer, por isso, qualquer efeito prejudicial sobre a saúde. Portanto, a higiene não é a questão principal da prática, embora os meninos precisem ser ensinados a lavar o *Lingam* de forma correta. Com o passar do tempo, conforme o prepúcio fica mais livre, ele deve ser puxado para trás com delicadeza, em direção ao corpo do pênis, o que pode se tornar uma experiência bastante prazerosa!

Algumas pessoas acreditam que, como os homens circuncidados têm menor sensibilidade na glande ou cabeça do *Lingam*, eles conseguem fazer amor por mais tempo. Na verdade, quanto maior sensibilidade o homem tiver, mais ele estará apto a sentir as tênues correntes eletromagnéticas que circulam entre *Yoni* e *Lingam*, de modo que ele pode ser, assim, um amante mais caloroso. Todo garoto deveria ter o direito de decidir, por si próprio, se gostaria de se submeter a uma operação tal, quando chegasse à idade adequada. Entretanto, se você já é circuncidado, não se preocupe. Você pode desenvolver a sensibilidade de seu corpo como um todo, o que proporcionará intensa satisfação. (veja página 57)

> "No âmago do centro sutil localizado no ponto mais baixo do tronco, que dizem ser um triângulo cujos três lados são o desejo, o conhecimento e a ação, dali emerge o *Lingam*, nascido de si mesmo e glorioso como milhares de sóis."
>
> Shiva Purana, crônica tântrica

A União do *Lingam* e da *Yoni*

Lingam e *Yoni*, quando unidos, promovem saúde e bem-estar. Os órgãos genitais contêm pontos de acupressão relacionados aos órgãos. Portanto, cada relação sexual afetuosa entre um homem e uma mulher é, ao mesmo tempo, uma sessão terapêutica de acupressão para todo o complexo corpo/mente.

Sexualidade Divina

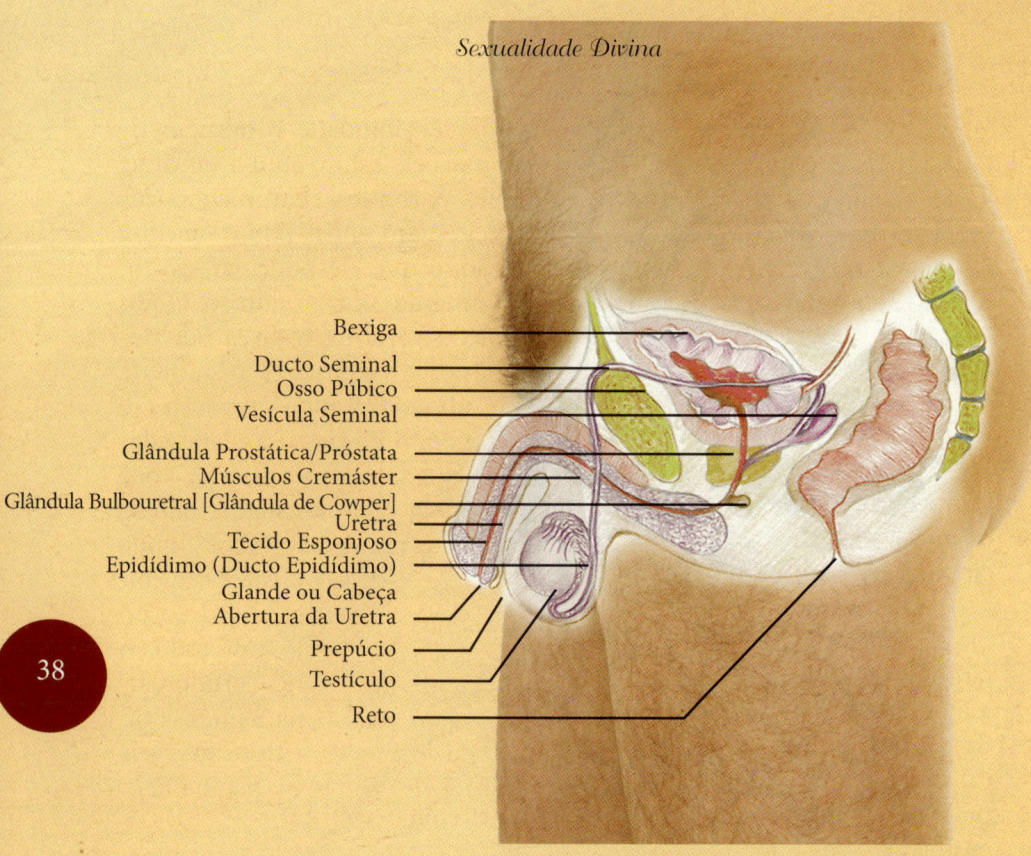

Bexiga
Ducto Seminal
Osso Púbico
Vesícula Seminal
Glândula Prostática/Próstata
Músculos Cremáster
Glândula Bulbouretral [Glândula de Cowper]
Uretra
Tecido Esponjoso
Epidídimo (Ducto Epidídimo)
Glande ou Cabeça
Abertura da Uretra
Prepúcio
Testículo
Reto

As artérias e o tecido esponjoso do interior do corpo peniano ficam repletos de sangue para propiciar a ereção.

Uretra: tubo pelo qual a urina e o sêmen são expelidos.

Glande ou cabeça: a ponta do *Lingam*.

Prepúcio: recobre e protege a cabeça quando o *Lingam* está em seu estado de repouso.

Testículos: ficam pendentes fora do corpo a fim de manter o esperma em temperatura ideal. Em épocas frias, são atraídos para mais perto pelos músculos cremáster como forma de conservar o calor.

Ducto Epidídimo: pouco mais de seis metros de tubos enrolados dentro dos testículos, onde os espermatozoides amadurecem ao longo de um período de 10 a 14 dias antes de se dirigirem para o ducto seminal.

Ducto Seminal: local onde os espermatozoides são armazenados.

Próstata: glândula que secreta o fluido prostático, responsável por conferir a aparência leitosa do sêmen, bem como mobilidade e nutrientes aos espermatozoides.

Capítulo 3

Comunicação entre Pelve e Cabeça

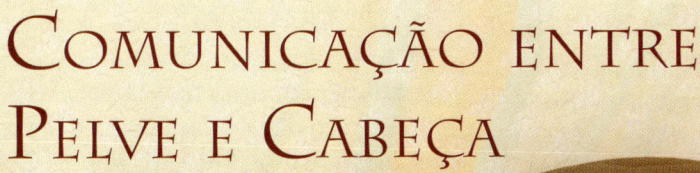

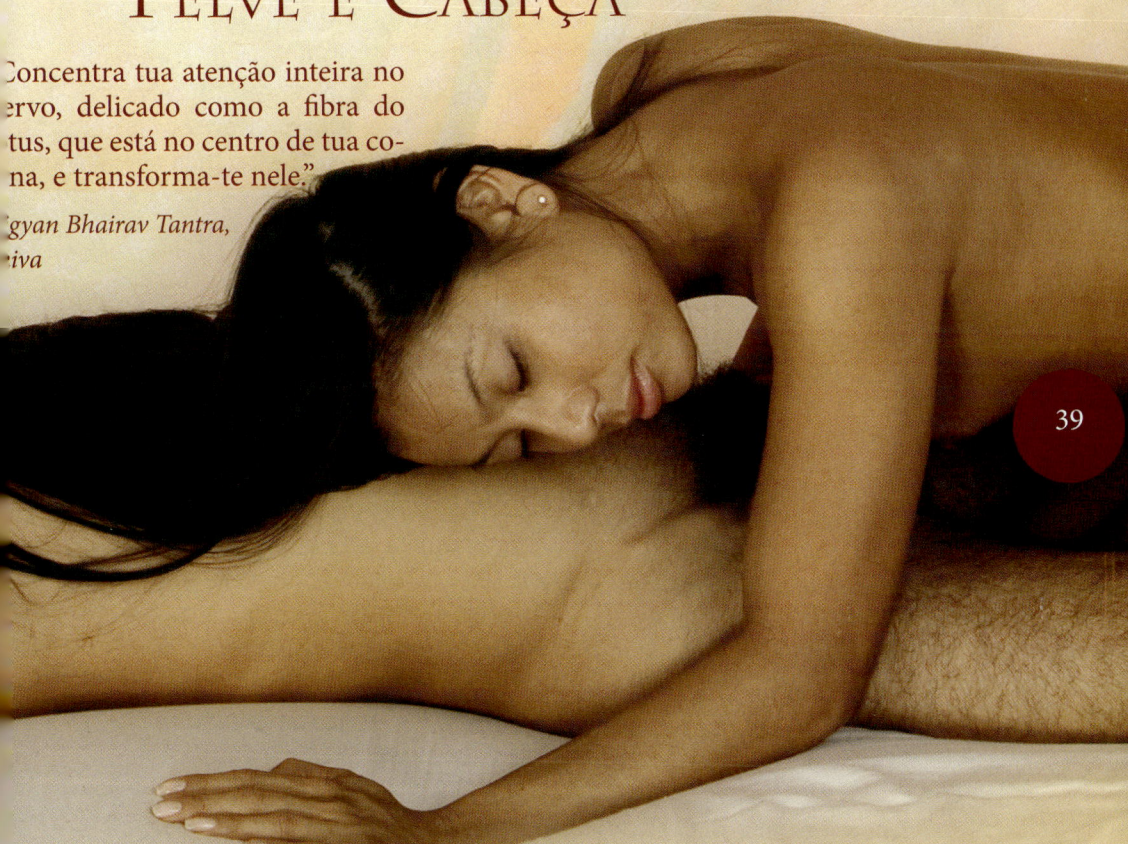

"Concentra tua atenção inteira no
[ne]rvo, delicado como a fibra do
[ló]tus, que está no centro de tua co[lu]na, e transforma-te nele."

*[Vi]gyan Bhairav Tantra,
[S]iva*

A rede de comunicação que existe dentro do corpo humano é um tema fascinante. Para termos uma compreensão mais profunda dela, precisamos examinar o princípio: o embrião no útero. O protótipo genético do embrião determina como será o desenvolvimento físico deste da mesma forma que seu protótipo energético governará seu desenvolvimento emocional. É a programação que o feto recebe de seu ambiente que definirá seu protótipo energético.

"Deito tua cabeça
No lugar entre minhas coxas
E ali pressiono tua boca
E flutuo pela eternidade
Em um barco de orquídea
Pelo rio do Paraíso."

Marichiko (Poema de Amor Japonês)

Experiências Anteriores ao Nascimento

No princípio da vida embrionária, o instante da concepção imprime, no protótipo energético, a maneira como o indivíduo vivenciará o sexo. Se o momento da concepção foi pleno de êxtase, o embrião recebe uma impressão positiva de celebração quanto à sexualidade. Quando a mãe descobre que está grávida, o modo como ela recebe a notícia também afetará o embrião. Se a mãe se mostra receptiva ao novo ser, então a criança conseguirá avançar com serenidade pelo caminho da vida, pois sabe que recebeu as boas-vindas da existência. Caso a mãe reaja com pavor, rejeição ou pense em fazer um aborto, a criança carregará consigo um sentimento de que é um fardo, indesejada pela vida.

Depois de um período de três a quatro semanas dentro do útero, a espinha dorsal e o canal vertebral do embrião já se formaram, o coração começou a bater e outros sistemas corporais já deram início a seu desenvolvimento. A partir de então, as diversas impressões que forem recebidas pelo embrião serão registradas na espinha dorsal, que, por sua vez, transmitirá tais informações aos órgãos. Após oito semanas de gestação, o cérebro já está formado. Portanto, daí em diante, os estímulos mentais da mãe afetarão, igualmente, o feto. Ele reconhecerá, em particular, a música que ouvir com regularidade. Descobriu-se que, se uma mãe acompanha, com assiduidade, uma novela pela televisão, seu bebê reconhecerá o tema musical daquela novela depois do nascimento e pode considerá-lo tranquilizador e reconfortante. Na 14ª semana, o centro cardíaco se abre. Na hipótese de a criança ser bem-vinda e amada, ela receberá a impressão de que a vida é amor, o que será favorável a todos os seus relacionamentos futuros.

Na 20ª semana, o centro do poder, localizado no plexo solar, também se abre. Durante os seis primeiros meses da gravidez, a criança em desenvolvimento não se sente de todo comprometida a ficar naquele útero. De certa forma, ela está analisando se a escolha daquele útero foi a mais acertada. A abertura do centro do poder ajuda a ancorar o feto à sua escolha pessoal de se vincular àquela mãe e à vida que está por vir. A partir daí, a criança terá maior facilidade para se adaptar aos altos e baixos da vida. Antes que se abra o centro do poder, o feto pode ser abortado espontaneamente com maior facilidade ante a ocorrência de alguma perturbação mais séria. Essas perturbações, ou choques, podem incluir violência física ou psicológica, estados emocionais negativos, acidentes com a mãe, fumo ou ingestão de substâncias químicas contidas em medicamentos ou alimentos industrializados.

> "Toda pessoa tem, dentro de seu crânio, um cérebro feminino e um cérebro masculino. Qualquer sociedade em particular pode acentuar uma ou outra dessas duas formas de interagir com o mundo, dependendo das exigências do ambiente ou das influências orientadoras de suas próprias invenções."
>
> Leonard Shlain
> (O Alfabeto *versus* a Deusa)

Após a 26ª ou 27ª semana de gestação, a atitude da mãe diante da perspectiva do parto afeta intensamente a criança. Caso a mãe sinta medo do trabalho de parto e do parto em si, seu pavor passará à criança a ideia de que qualquer passo em direção ao desconhecido é perigoso. Na vida adulta, a criança poderá se tornar alguém que teme toda e qualquer mudança que a vida trouxer. Se a mãe estiver tranquila, alegre e conseguir adotar uma postura receptiva quanto à transição que ocorre no nascimento, isso proporcionará ao bebê uma perspectiva positiva, de que os desafios da vida devem ser bem acolhidos. Uma parteira experiente e algumas aulas pré-natais, que devem ser assistidas pelo casal, podem fazer maravilhas para aliviar os temores que antecedem o nascimento do bebê.

No parto, caso a mãe esteja dopada, a criança receberá a impressão de que drogas são necessárias para encarar a vida. Se a mãe conseguir ficar consciente e com um espírito de celebração durante o trabalho de parto, isso inspirará à criança um grande "sim" à vida.

O Caminho da Energia

A espinha dorsal é um sistema de rede muito delicado que interliga o cérebro à pelve. Ela é um caminho de energia entre o sexo e o espírito. Como vimos, experiências anteriores ao nascimento ficam registradas na espinha dorsal. Ao longo da vida, traumas ou choques também afetarão a coluna, manifestando-se como dores, curvaturas anormais ou tensões. Esse é um dos motivos pelos quais a massagem e outros tipos de terapias corporais são tão valiosos. Eles podem auxiliar na liberação de traumas e promover um fluxo vibrante de energia vital entre a cabeça e a pelve. Quando essa energia está fluindo, o prazer que uma pessoa sente durante o sexo pode se difundir por todo o corpo. Com o livre fluir de energia entre a cabeça e a pelve, a sensibilidade é intensificada e isso conduz a estados de existência plenos de êxtase e a uma consciência espiritual desperta.

Em virtude da estreita conexão entre o cérebro e os órgãos sexuais, que se dá por meio da rede de comunicação da espinha dorsal, muitas terapitas holísticas, como a acupuntura, a cromoterapia e o *shiatsu*, utilizam-se de pontos localizados na região genital para tratar de enfermidades da cabeça e vice-versa. A teoria que fundamenta a terapia craniossacral afirma que o cérebro e a medula espinhal têm, de certa forma, o controle de todo o sistema nervoso, ao passo que as glândulas pituitária e pineal, bem como o hipotálamo, governam o sistema endócrino e os hormônios que ele secreta. Dessa forma, o tratamento das regiões da cabeça e da coluna terá um efeito potente sobre uma larga variedade de funções corporais. Muitas são as mulheres que já descobriram que um dos melhores meios de se curar a enxaqueca é experimentar alguns orgasmos.

Sistemas do Cérebro

Os sistemas nervoso e endócrino do cérebro são como pequenos reinos no império do complexo corpo/mente e têm um papel de suprema importância no funcionamento geral de nossa sexualidade e bem-estar. O hipotálamo comanda a produção de hormônios, o instinto de sobrevivência e de reprodução e é o elemento primordial em qualquer tipo de experiência de controle da mente sobre o corpo. Ele trabalha em conjunto com a glândula pituitária, que regula o desejo sexual, o sistema endócrino e alguns estados emocionais. A glândula pineal, conhecida como glândula da luz, governa os padrões de sono e vigília e também exerce influência no despertar da intuição e da clarividência.

O tálamo é uma importante central de transmissão dos impulsos sensoriais que trafegam ao longo da espinha dorsal e vão para o cérebro. Ele também interpreta tais impulsos, comparando-os a registros de experiências anteriores, que ficaram armazenados na memória. Se você sofreu um trauma decorrente de uma experiência sensorial, seu tálamo precisará de uma atenção afetuosa a fim de liberá-lo e se abrir para o novo. O tálamo é, ainda, um portal que conduz a estados mais elevados de consciência.

O corpo caloso exerce influência decisiva sobre a natureza sexual do ser, visto ser o elo entre os hemisférios direito e esquerdo do cérebro. O hemisfério direito do cérebro controla o lado esquerdo do corpo e rege as áreas da criatividade, imaginação, estados de sonho, intuição e música. Tem caráter mais feminino em sua orientação e está em maior harmonia com o ser. O hemisfério esquerdo do cérebro, por sua vez, controla o lado direito do corpo e governa a lógica, a matemática, a análise, a fala e o princípio da ação prática. É, de certa forma, mais masculino. No Tantra, a realização máxima é a fusão consciente e equilibrada dos aspectos masculino e feminino de nosso interior, por meio do corpo caloso.

As qualidades mais sublimes desses sistemas cerebrais podem ser alcançadas pela prática da sexualidade divina, a qual abrange o aprendizado da meditação, ou seja, trazer consciência ao ato sexual e à dinâmica homem-mulher. Isso significa criar um espaço sagrado no qual o sexo assume um caráter divino.

O Fluxo da Energia Sexual

Quando não se permite que a energia sexual circule livremente, ocorre uma perturbação no fluxo natural de energia. A energia sexual não tem por onde se expressar senão pela mente e isso pode levar, por fim, a um estado mental de sexualidade obsessiva e perversão. A energia sexual deturpada resultante de sua repressão pode dar causa a distúrbios físicos, mentais e emocionais. Ao possibilitarmos o fluxo natural de energia entre a cabeça e a pelve, acontece uma descarga de neuropeptídeos – hormônios do prazer – que induzem a alegria de viver e, dessa forma, contribuem para a saúde e a longevidade.

Nas antigas culturas orientais da Índia, China, Tibete e Japão, a prática da sexualidade foi aperfeiçoada e transformada em uma forma de arte, além de ser utilizada para promover a saúde física e o despertar espiritual. Em tais tradições, a conexão entre a cabeça e a pelve é a chamada energia *Kundalini*. O Kundalini Yoga e o Kundalini Tantra ensinam uma ciência evolutiva por meio da qual o praticante pode se valer da energia sexual pura, fazendo-a subir pela espinha dorsal, conduzindo-o a um estado orgástico de consciência desperta. Se a energia sexual é reprimida, a pessoa não terá combustível para uma experiência dessas. Somente quando a sexualidade é aceita e explorada com liberdade, sensibilidade e inteligência é que ela pode ser um caminho para uma consciência mais elevada.

O poder da energia sexual pura e nosso potencial espiritual são representados pelo símbolo da serpente enrolada na base da espinha dorsal.

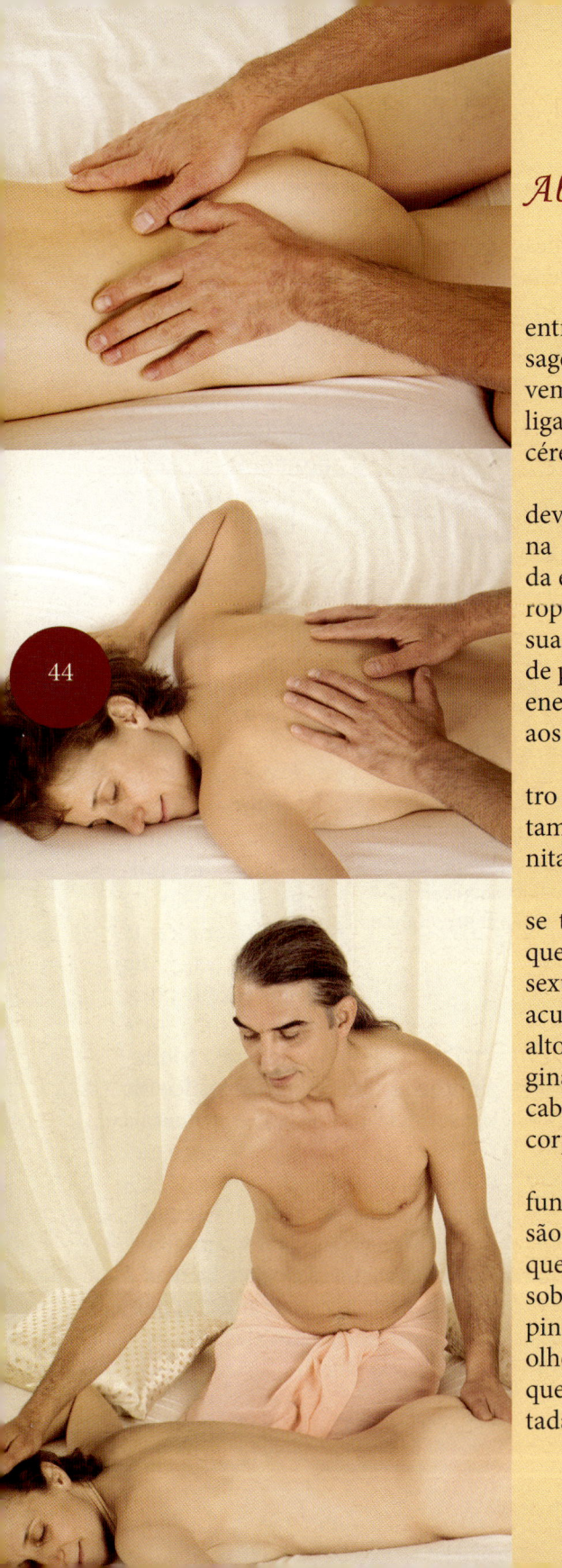

Abrindo a Conexão entre Sexo e Espírito

▶ Um meio simples de abrir a conexão entre o sexo e o espírito é a troca de massagens entre o casal. Nessa massagem, devem ser tocados os pontos do sacro que têm ligação direta com o sistema endócrino do cérebro (veja diagrama ao lado).

▶ Em seguida, com a ajuda das mãos, deve-se fazer a energia que foi despertada na região sacral subir por ambos os lados da espinha dorsal. Isso permite que os neuropeptídeos chamados encefalinas liberem suas propriedades de promover a sensação de prazer. Ao se alcançar o alto da coluna, a energia deve ser movimentada em direção aos ombros e ao longo dos braços.

▶ Massagear a região em torno do centro das costas, entre as dobras das axilas, também liberará o fluxo de energia nos genitais.

▶ Para finalizar essa massagem, deve-se tocar, de forma simultânea, o períneo, que é o ponto localizado entre os órgãos sexuais e o ânus (um ponto importante na acupuntura, conhecido como *Hui Yin*), e o alto da cabeça, ou chacra da coroa (veja página 101). Isso consolida o vínculo entre a cabeça e a pelve – o céu e a terra dentro do corpo.

▶ Durante o ato sexual, a fim de aprofundar a intimidade e alcançar uma expansão de consciência para a união, façam com que suas testas se toquem, na altura das sobrancelhas. Isso estimulará a glândula pineal, auxiliando o despertar do terceiro olho (veja página 101) e fará, ainda, com que a relação sexual seja muito mais arrebatada e se desenrole com maior fluidez.

Ponto da medula

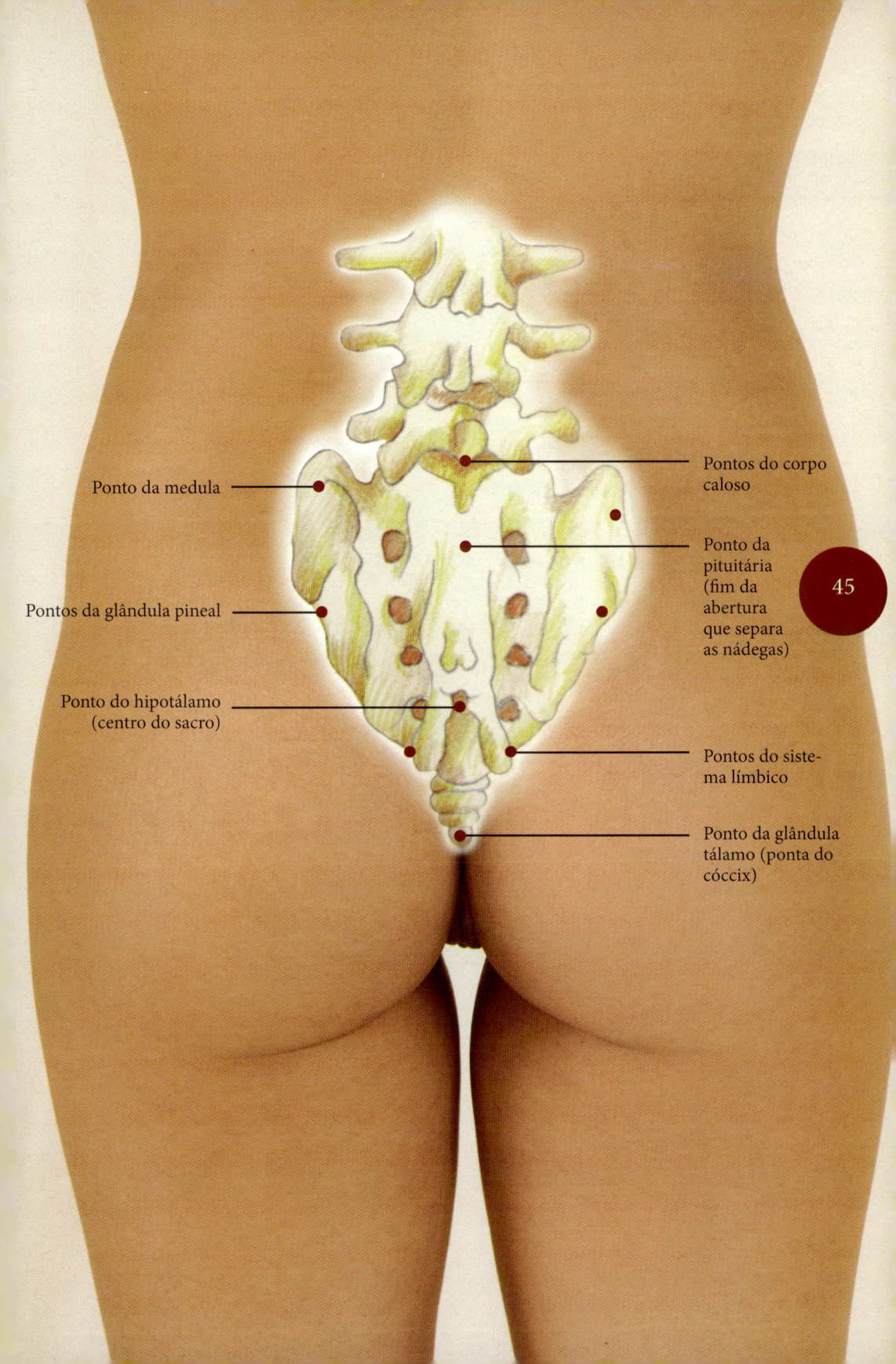

Pontos da glândula pineal

Ponto do hipotálamo (centro do sacro)

Pontos do corpo caloso

Ponto da pituitária (fim da abertura que separa as nádegas)

Pontos do sistema límbico

Ponto da glândula tálamo (ponta do cóccix)

45

Parte 2

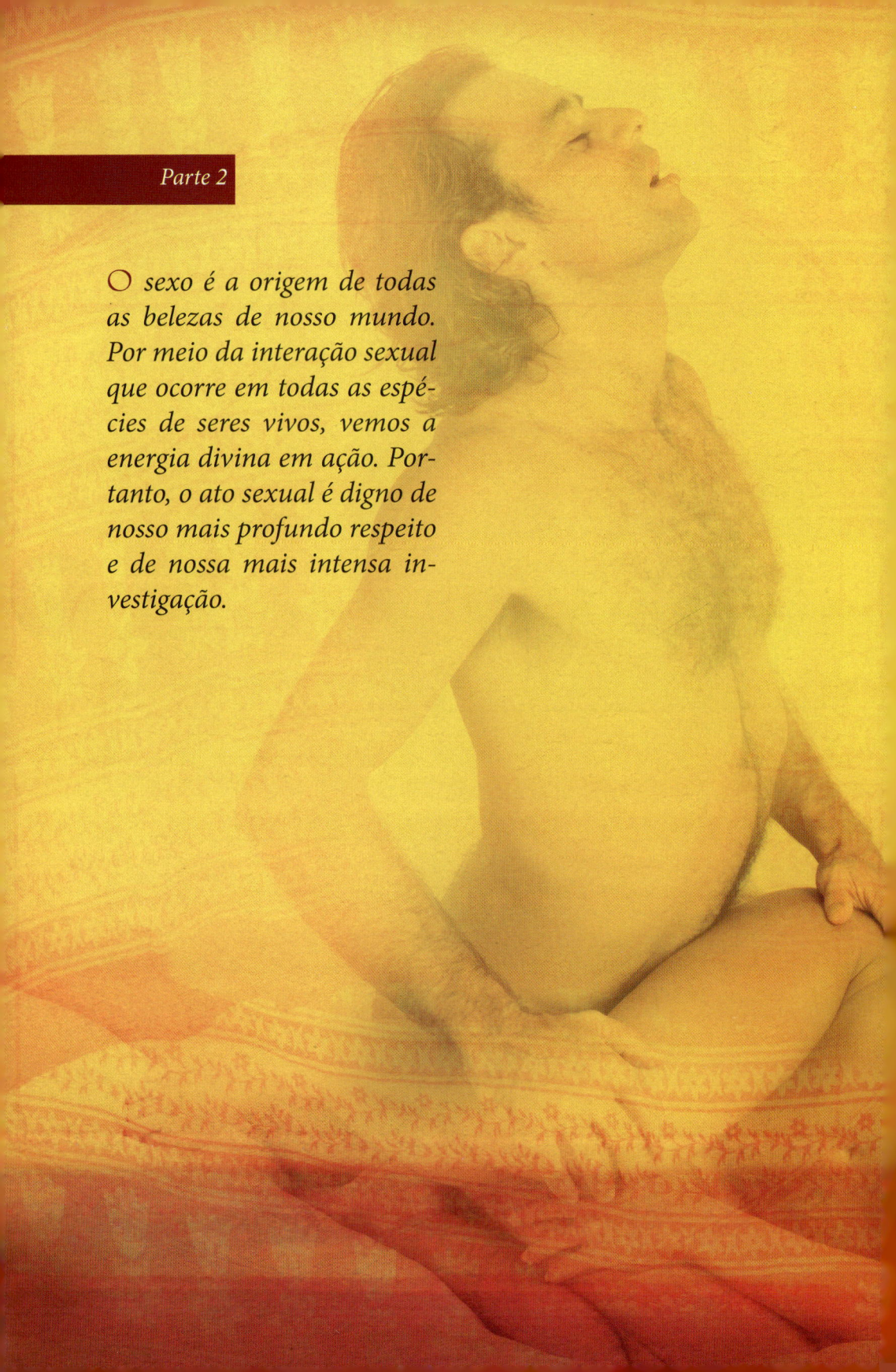

O sexo é a origem de todas as belezas de nosso mundo. Por meio da interação sexual que ocorre em todas as espécies de seres vivos, vemos a energia divina em ação. Portanto, o ato sexual é digno de nosso mais profundo respeito e de nossa mais intensa investigação.

O Sexo

O prazer é a chave que dá acesso às extraordinárias lições inerentes ao sexo. Além disso, compreender intimamente o orgasmo é um pré-requisito de uma vida plena de satisfação. Dar prazer a si mesmo é uma maneira natural e agradável de descobrir sua própria aptidão para estados orgásticos de existência. Proporciona autoconhecimento, o que potencializará a união sexual com um parceiro ou parceira. Quando se tem uma aceitação irrestrita do sexo e do orgasmo como trampolins para um estilo de vida espiritualizado e exultante, unir-se a um parceiro ou parceira passa a ser uma experiência muito gratificante.

Imagine viver uma vida orgástica em um mundo orgástico. Essa não é uma possibilidade tão remota. Basta resgatar a memória e conseguir acesso à chave existente no orgasmo, utilizando-a para abrir a porta da vida. Você descobrirá que elas se encaixam com perfeição – foram feitas uma para a outra. Ao permitirmos que uma maior sensibilidade dos sentidos flua por todo nosso corpo, poderemos expandir o conhecimento prático do funcionamento do sexo com nossa própria experiência íntima, tornando-nos sábios, equilibrados, radiantes e livres.

Capítulo 4

Dar Prazer a Si Mesmo

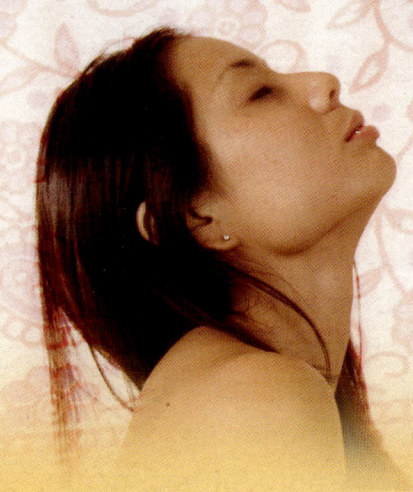

"Dar prazer a si mesmo, tanto para o homem quanto para a mulher, é uma espécie de aprendizado. É uma fonte importante de autoconsciência – um pré-requisito para que alguém seja bom na cama."

Extraído do livro *Manhood*, de Steve Biddulph

O Autoprazer Feminino

A descoberta íntima do próprio corpo é, com certeza, o caminho mais eficaz para uma vida plena. A manifestação sexual livre e desimpedida ocorre nos momentos particulares daquilo que se costuma chamar masturbação. O termo autoprazer tem um caráter mais suave.

Em um mundo ideal, à medida que uma garota cresce, ela terá liberdade para explorar o próprio corpo, sem qualquer censura ou vergonha. Dessa maneira, ela descobrirá, de forma natural, por si mesma e em seu próprio ritmo, os movimentos corporais e os tipos de toques que lhe proporcionarão mais prazer.

Durante a pesquisa a respeito da sexualidade feminina que Shere Hite realizou para escrever o Relatório Hite (1976) e o Novo Relatório Hite (2000), ela descobriu que as técnicas de autoprazer que uma garota usa quando jovem determinam como será sua resposta sexual na vida adulta. Por exemplo, algumas mulheres descobriram o autoprazer, quando jovens, movendo o corpo ritmicamente, para cima e para baixo, sobre um cobertor enrolado. Quando adultas, elas se valem da mesma espécie de movimentação para chegar

> "Abandonar-me dentro de mim mesma. Deixar-me levar pelas ondas. Sentir-me cada vez maior e plena. Experimentar um momento de quietude e, então, mais ondas. Quanto mais me entrego à sensação, mais plena me sinto."
>
> Mulher participante de um grupo de Tantra

ao orgasmo, montadas sobre um homem. Outra classe de mulheres aprendeu a alcançar o próprio prazer deitando-se de costas, com as pernas bem abertas, e acariciando o clitóris. Elas continuarão tendo necessidade desse tipo de estímulo para chegar ao orgasmo enquanto fazem amor com um homem. Ainda outro grupo de mulheres aprendeu a encontrar prazer contraindo as próprias coxas, uma contra a outra, com bastante força, estimulando o clitóris pela compressão interna dos músculos genitais. Elas ainda precisarão de um estímulo semelhante com um amante, quando adultas.

Em outras palavras, o modo como você reage sexualmente na idade adulta depende, em muito, da maneira como você se condicionou a responder a sensações de prazer, quando criança. Se, na infância, não lhe foi permitido um espaço físico ou psicológico para explorar seu corpo, você precisará dar tal espaço a si mesma se quiser recuperar seu direito ao prazer.

Nesse contexto, é importante não julgar a si mesma. Algumas mulheres consideram que seus órgãos genitais são feios ou cheiram mal, ou acreditam que desejar o orgasmo seja errado, ou, ainda, pensam que deveriam atingir o orgasmo de uma forma diferente daquela a que estão habituadas. Todas essas espécies de julgamento são, na verdade, condicionamentos

> "Quando eu tinha 12 anos, minha irmã mais velha sugeriu que eu tomasse um banho de banheira e abrisse as pernas embaixo da água morna que corria da torneira. Quando lhe perguntei por quê, ela apenas sorriu e disse: *'Você vai descobrir.'* Então, fiz o que ela disse e experimentei meu primeiro orgasmo. Depois daquilo, fiquei um tanto viciada em banhos! Quando comecei a me envolver sexualmente com homens, eu não conseguia chegar ao orgasmo com eles. Para me satisfazer, eu precisava tomar um banho de banheira! Foi só aos 17 anos, quando morava na Índia, onde as banheiras são raras, que comecei a disciplinar meu corpo a fim de me tornar mais sensível a outras maneiras de atingir o orgasmo. Para conseguir isso, tive de voltar a um estado de inocência e redescobrir meu corpo, como se o estivesse fazendo pela primeira vez. Como parte do processo, cheguei ao ponto de desfrutar uma lua de mel comigo mesma, praticando o autoprazer, de forma ininterrupta, por três dias! Isso me proporcionou uma sensibilidade mais aguçada e, a partir de então, o orgasmo com homens tornou-se possível."
>
> **Sarita**

absorvidos de outras pessoas. Você não nasceu com tais ideias. Recém-nascidos, bebês e crianças pequenas não têm vergonha, inibições, nem autocrítica. Permita-se renascer em sua exploração do autoprazer.

Algumas mulheres talvez gostem de utilizar objetos mecânicos desenvolvidos para proporcionar prazer, como vibradores ou pênis artificiais, para atingir o orgasmo. Essa é uma boa maneira de começar a ter confiança de que o orgasmo é algo possível em sua vida. Contudo, é prudente não abusar de tais objetos, pois, do contrário, estará treinando seu corpo para que necessite daquela quantidade de estímulo mecânico a fim de chegar ao clímax. Então, pode ser que se torne cada vez mais difícil atingir o orgasmo de maneira natural e espontânea com um parceiro. Nenhum homem conseguirá competir com uma máquina e, se você estiver viciada em um aparelho mecânico, poderá deixar de aproveitar muitas das nuances sutis de prazer que afloram quando se está com um homem. Além disso, um pênis artificial feito de material muito rígido e inflexível pode machucar a delicada *Yoni*. Caso você deseje fazer uso de um pênis artificial, prefira algo natural e flexível, como um pepino orgânico, sem a casca (o pepino limpa e rejuvenesce a *Yoni*). Depois de começar a ter orgasmos com um vibrador, retome o uso do toque humano e descubra como alcançar clímaces mais intensos apenas com toques e movimentos.

Tornando-se uma Imperatriz do Amor

Quando você conhecer e dominar a arte de dar prazer a si mesma, sentirá que está mais apta para o ato sexual com um homem. Se você toma parte no ato sexual sem conhecer o que lhe faz alcançar o orgasmo, mas com a expectativa de que o homem realize alguma mágica para que você o atinja, está se colocando em uma posição frágil que resultará, em regra, em frustração com relação ao parceiro. O conhecimento do próprio corpo, do tempo que lhe é necessário, do estilo de envolvimento de que gosta e do limite até onde pode chegar seu êxtase irá transformá-la em uma imperatriz do amor. Antigas ideias vitorianas ensinaram a gerações de mulheres que buscar o próprio prazer é errado, que uma "dama" tão somente acomoda o homem para que ele tenha prazer. Vamos nos livrar dessas ideias ultrapassadas e celebrar o retorno da imperatriz do amor. Uma verdadeira "dama" é uma mulher completamente orgástica.

Celebre sua Feminilidade

✦ Marque um encontro consigo mesma, de cerca de uma hora, duas vezes por semana. Esse será seu momento sagrado de autodescoberta. Certifique-se de que não será incomodada nesses momentos.

✦ Comece seus encontros de autodescoberta fingindo ser novamente uma garota. Imagine sua idade enquanto começa a acariciar com suavidade seu corpo nu, buscando conhecê-lo com inocência total. Quem sou eu, neste corpo de menina? Onde ficam minhas regiões de prazer? O que me traz satisfação? Nesse estágio, não há necessidade de alcançar o clímax sexual. É, somente, um período de exploração.

✦ Ao prosseguir com seus encontros, continue a crescer, devagar, em sua imaginação, até chegar à adolescência.

✦ Quando alcançar a puberdade, sua exploração deve assumir um caráter sexual mais ostensivo. Pegue um espelho e contemple de perto sua área genital. Afaste o capuz de seu clitóris e examine-o. Abra seus lábios vaginais e observe as belas pregas e suas cores. Veja a abertura de sua vagina, o canal sagrado pelo qual a vida nova vem ao mundo. Explore-a, por dentro, com seus dedos, cheire e sinta o gosto de sua essência.

✦ Escreva um poema sobre sua experiência.

✦ Continue sua jornada sensual. Não é preciso ter pressa. Apenas mantenha seus encontros com regularidade e vá incluindo novas áreas a serem desveladas. Descubra quantos pontos erógenos você tem em seu corpo. Acaricie seus seios, o rosto, os lábios, as orelhas, o ânus. (Atenção. Se você introduzir um dedo em seu ânus, não introduza o mesmo dedo, em seguida, na vagina, para evitar o risco de proliferação de bactérias que podem causar uma infecção do trato urinário). Reconheça seu corpo todo como um jardim de prazer.

✦ Comece a fazer novas experiências, deixando seu corpo em diferentes posições. Quais delas proporcionam maior prazer sensual? Toque seus órgãos genitais de diversas maneiras, roçando, comprimindo, alisando e acariciando-os em ritmos diferentes.

✦ Deixe que a fantasia tome conta de você. Imagine-se na companhia de um companheiro e o quanto deseja conhecer seu próprio corpo por meio do contato físico.

✦ Conheça em profundidade como você melhor vivencia o aumento da excitação até o orgasmo. Você precisa de estimulação contínua e rítmica de seu clitóris ou monte de Vênus? Ou você prefere um padrão variado, um aumento provocativo, lento e gradual da excitação? Você sente mais prazer

APRIMORANDO O ATO SEXUAL COM O AUTOPRAZER

Praticar o autoprazer na companhia de um parceiro é uma experiência bastante enriquecedora.

🌺 Permitam-se o tempo necessário para esta experiência. Deitem-se, um de cada vez, de frente para o outro e comecem a dar prazer a si mesmos. Deixem que seu parceiro ou parceira veja todas as nuances de toques e as formas de excitação de que cada um de vocês gosta.

🌺 É melhor não falar durante essa prática sexual, para que a energia da experiência não se dissipe.

🌺 Quando atingirem o orgasmo, abracem um ao outro e compartilhem esse belo momento íntimo, juntos.

🌺 Troquem de posição quando estiverem prontos.

🌺 Em seguida, partilhem o que aprenderam, um sobre o outro. Isso propiciará um grau profundo de compreensão à união amorosa de vocês.

com seus dedos dentro da vagina? Tem um ou vários orgasmos? Precisa que seus seios sejam tocados para sentir o aumento da excitação por todo o corpo?

✦ Descubra quais períodos do ciclo lunar predispõem-na a estados mais elevados de prazer.

✦ Permita-se emitir todas as espécies de sons e fazer todos os tipos de movimentos corporais durante seu processo de autodescoberta. Isso irá auxiliá-la a libertar e abrir a mente a fim de vivenciar o máximo de prazer sem inibições. Experimente rugir como uma leoa, rir como uma hiena ou cantar em estilo operístico durante seus orgasmos. Abandone-se por completo no rio do amor. Celebre sua feminilidade, o fato de ser mulher. Veja a si mesma como uma deusa.

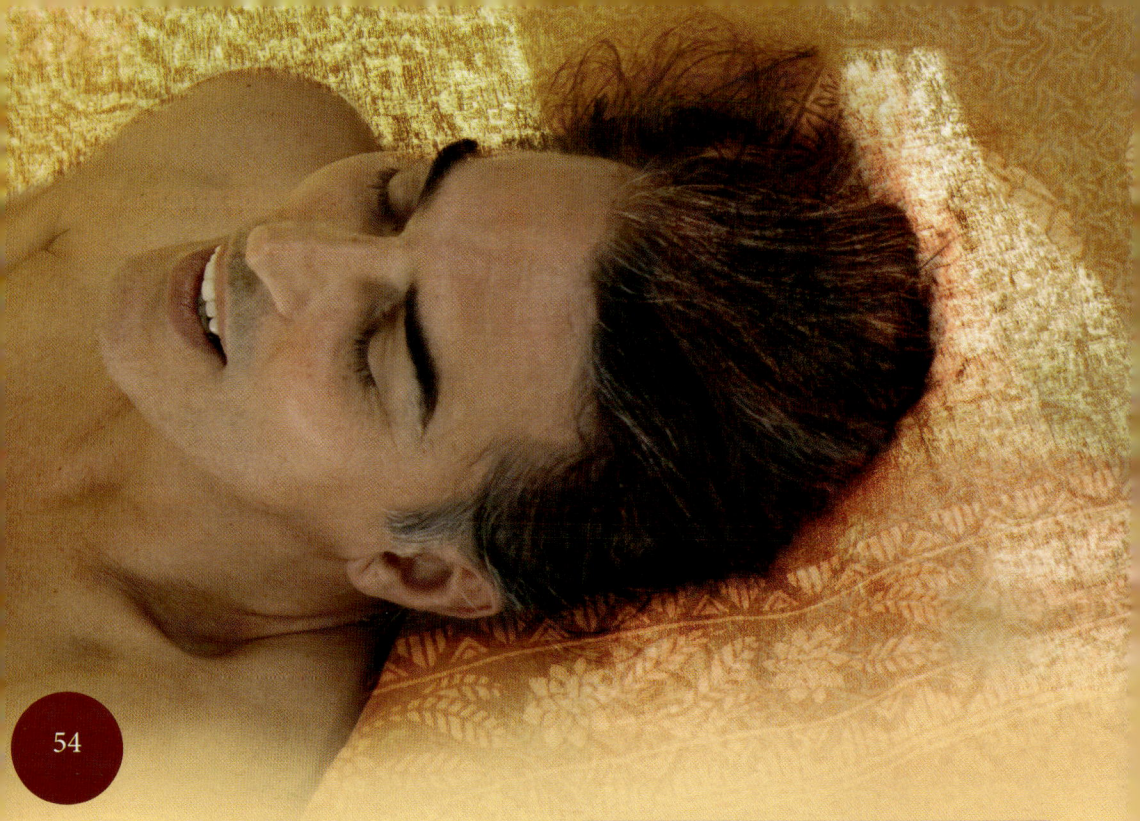

O Autoprazer Masculino

A prática do autoprazer começa bem cedo na vida. Sabe-se, nos dias de hoje, que o feto, dentro do útero materno, toca os genitais. Após o nascimento, um garoto continua sentindo a necessidade de tocar os órgãos genitais. Ele o faz por ser algo reconfortante, além de uma valiosa maneira de descobrir a força vital em seu corpo.

Quando um bebê do sexo masculino usa fraldas, fica impossibilitado de ter contato com os genitais e o ânus. Dessa forma, desde o início da vida, o garoto é privado de algo que o faz relaxar e o enche de prazer.

Uma amiga contou-me que, quando seu filho ainda era bebê, ela mandou cobrir o piso de todos os cômodos de seu apartamento com linóleo e permitia que a criança circulasse sem fraldas, deixando a parte de baixo do corpo livre, limpando-a e ao chão quando necessário. Em muitas partes da Índia, os bebês não usam fraldas – a mãe sabe o momento certo de levar a criança para fora. Isso não quer dizer que o uso de fraldas é errado, mas um pouco de equilíbrio é conveniente. Sempre que possível, permita que a criança

> "Meus genitais se acendem, cada vez mais vibrantes e, então, de repente, uma satisfação arrebatadora, que explode e percorre o corpo todo, emerge e toma conta de tudo."
>
> Homem participante de um grupo de Tantra

brinque nua e sem restrições por algum tempo.

Um bebê do sexo masculino não tem um condicionamento negativo a respeito de seus órgãos genitais. Ao tocá-los, ele ativará seu chacra da raiz, contribuindo, assim, para o fluxo circular interno de energia, o que conectará seu centro sexual ao chacra da coroa, no alto da cabeça (veja páginas 101 e 102) por meio do canal vertical que fica dentro do corpo. Quando esse fluxo vertical é constante, o garoto sente-se completo, perante si mesmo e diante de tudo o que existe ao mesmo tempo, fazendo com que uma profunda sensação de bem-estar o envolva. Esse é um estado místico de existência. A circulação da energia também estimulará as funções cerebrais e o fluxo linfático. Em virtude do êxtase que experimentará, o menino fará inspirações profundas, promovendo maior oxigenação do sangue e vivacidade em seu corpo.

Uma criança, em sua essência, vive um estado de ser que poderíamos chamar de paraíso na Terra. A lembrança desse estado de ser permanece na psique do indivíduo adulto na forma de um intenso desejo indescritível que carrega uma importância quase religiosa. Místicos de todas as eras falavam sobre um retorno à inocência infantil ou um segundo nascimento.

Quando a mãe ou o pai limpam o bumbum e os genitais do filho pequeno, devem fazê-lo com um senso de cuidado e respeito, cheio de carinho e delicadeza, uma vez que isso criará uma impressão positiva que o garoto direcionará para aquela parte de seu corpo. Se o pai ou mãe acha que o ato de limpar a criança é nojento e desagradável, essa mensagem comprometerá a relação do menino com seus próprios genitais, mensagem essa que levará consigo, como uma marca, para a vida adulta. Ao longo do crescimento, o garoto também pode receber, com frequência, a mensagem de que tocar seus genitais não é socialmente correto. Tal ideia também contribuirá para um gradual distanciamento daquele fluxo de energia em seu corpo.

Com a chegada da puberdade, as mudanças hormonais impelem o garoto a uma nova descoberta: a ejaculação. Ela é excitante, o pico de um acúmulo gradual e muito intenso de energia nos genitais, além de ser uma experiência inteiramente nova. Para o garoto, ela não tem caráter sexual. É, apenas, mais uma descoberta, uma nova possibilidade que o corpo, de repente, passa a oferecer, assim, sem motivo aparente.

Essa nova forma de prazer reconecta o adolescente com seus órgãos genitais. Ele utilizará, em especial, esse ímpeto hormonal para provocar uma liberação na área genital por meio da ejaculação. Se, no passado, ele recebeu mensagens negativas com relação ao ato de tocar seus genitais, ele já não conhece mais a arte de tocá-los apenas para retomar o equilíbrio e reconectar sua energia ao todo. O adolescente o faz às pressas e de maneira furtiva, para que ninguém descubra seu novo segredo. Essa maneira apressada de dar prazer a si mesmo torna-se um hábito e não deixa muito espaço para o despertar terno e sensual de sua energia. Esse hábito criará um padrão que será levado para sua vida sexual com as mulheres. Muitos homens mantêm esse padrão pela vida inteira, sem jamais descobrir os aspectos mais elevados e os mais profundos que o sexo pode oferecer.

O Amor é a Ponte

Tocar nossos próprios órgãos genitais é uma prática muito natural e saudável. Precisamos reaprender a fazê-lo com sensibilidade, readquirir a capacidade de provocar uma circulação de energia que nos proporcionará, uma vez mais, as possibilidades que conhecemos quando éramos bebês. O modo de nos reconectarmos a essa experiência é por intermédio do amor. Por meio dele, o homem pode travar contato com uma profunda sensação de bem-estar. A experiência comum do autoprazer masculino é um arremedo muito inferior da experiência de êxtase que o Tantra descreve como orgasmo. É direito inato de todo homem conhecer esse tipo de experiência orgástica expansiva, que envolve o corpo inteiro. O amor é a ponte: por meio do amor, o homem caminha do sexo para uma conexão emocional e espiritual com seu próprio corpo e com a existência como um todo.

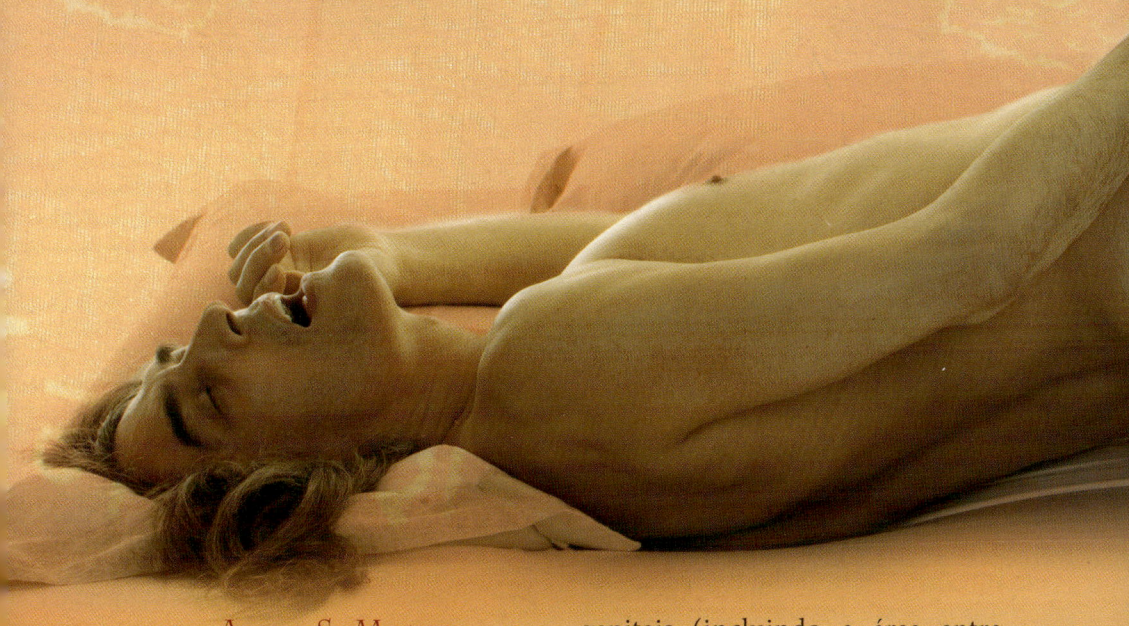

Ame a Si Mesmo como Homem

Enquanto toca seus próprios genitais, o homem pode se conceder uma oportunidade de amar a si mesmo com tamanha aceitação que suas energias corporais começarão a se abrir e circular com liberdade.

A maneira "normal" de autoprazer que leva à ejaculação não dá início a um fluxo energético em torno do centro sexual. É um método mais ou menos mecânico de provocar a ejaculação em uma sequência previsível. Não há nada de errado com esse tipo de experiência sexual, se é isso que se deseja no momento em que é realizada. Entretanto, se essa é a única forma que o homem conhece de vivenciar sua sexualidade, estará perdendo a oportunidade de experimentar o prazer expansivo que é possível de ser sentido quando ele permite que sua energia sexual se irradie por todo o corpo.

✦ Toque o *Lingam* e os testículos, bem como a região em torno dos genitais (incluindo a área entre os testículos e o ânus), com uma atitude de grande amor e alegria, a fim de despertar as energias que circundam a pelve.

✦ Ao passo que você continua a se concentrar em amar e desfrutar a si mesmo, o aumento progressivo da energia inundará, então, seu baixo-ventre. Pode ser que precise emitir sons: gemidos, rugidos ou outros sons que expressem seu desejo pelo orgasmo total. Produzir tais sons abre seu segundo chacra (veja página 101) e você pode começar a sentir um estado delirante de prazer.

✦ A fim de permitir que as energias alcancem o plexo solar, movimente o corpo com ondulações da coluna, arqueando suas costas e deixando fluir outros movimentos e posições que se manifestem de forma espontânea. Estar tocando ou não seus órgãos genitais é irrelevante neste momento. Relaxe e dê a seu corpo total liberdade para se mover em êxtase.

✦ Isso o conduzirá à primeira recompensa: o orgasmo do coração. Você perceberá, a essa altura, que o sexo e o coração integram a mesma energia, a união de seus próprios aspectos complementares masculino e feminino. Você descobrirá o que é o êxtase.

✦ Tal experiência poderá ter um caráter emocional e talvez traga consigo sentimentos de raiva, lágrimas ou riso. Não rejeite esses aspectos de sua energia; permita que eles sejam parte de seu ato de amor nesse instante. Então, você poderá ir além deles, em direção a uma experiência cósmica do sexo.

✦ Imagine que está fazendo amor com o universo, penetrando a *Yoni* cósmica e sendo sorvido por inteiro. É a isso que nos referimos com a expressão "tornar-se orgástico". Você se perde por completo. Torna-se o próprio orgasmo.

✦ Ao permitir, dessa maneira, que se torne orgástico, você pode concluir que o fato de ejacular ou não é irrelevante. A intensidade do prazer encontrou um novo caminho. Deixe que esse seja um momento sagrado para descobrir todo o seu potencial como homem.

✦ Essa prática o transformará em um amante excepcional. Você conhecerá a experiência feminina a partir de si mesmo, de seu interior, e então não haverá distanciamento e incompreensão entre você e uma mulher. Amando a si mesmo desta forma, você descobrirá os maiores segredos do sexo. *Yang* penetra *Yin* e *Yin* penetra *Yang* novamente em um círculo infinito, que não tem princípio nem fim.

> "Aos 15 anos, eu tinha muita energia sexual excedente, mas sentia que a ejaculação colocava um fim em tudo justamente quando estava ficando bom. Descobri que, quando fazia inspirações profundas e lentas para relaxar meu corpo todo e mudava o estímulo sexual para uma movimentação bem leve da mão enquanto massageava o peito e os mamilos com a outra, eu conseguia manter o prazer e, ainda assim, evitar o orgasmo. Era como descobrir um caminho secreto que circundava o fim inevitável, em um mundo interior vasto e luminoso. Meu pênis repuxava e tinha espasmos como se estivesse liberando tensão, mas não havia orgasmo. Eu podia então aumentar, com segurança, a intensidade do toque para poder desfrutar ondas de um prazer incrível por muito tempo ao longo da noite."
>
> Homem participante de um grupo de Tantra

Capítulo 5

Orgasmo

"Beija-me uma vez mais,
Beija-me de novo,
Beija-me cada vez mais,
Dá-me teu beijo mais avassalador,
Mais delicioso.
Dá-me teu beijo sensual,
Um beijo saboroso,
A ti, em troca, outros quatro eu darei,
Que te queimarão no âmago.
Estás furioso?
Dar-te-ei, então, dez beijos eróticos
Para aplacar teu apetite.
E trocaremos beijos
E excitaremos nossos corpos
Com uma alegria despreocupada, uma vez mais."

Poema de amor francês, Louise Labe (1524-1566)

A natureza do orgasmo nos leva a um lugar para além do tempo e da mente. É um momento de dissolução absoluta do ego, quando somos surpreendidos por algo maior, mais vasto que nós mesmos. É um abandonar-se aos mistérios da existência, de caráter altamente espiritual. O Tantra reconhece a espiritualidade do orgasmo e acredita que ele encerre a chave do potencial humano, o orgasmo último com o Universo. O orgasmo sexual alude à possibilidade de conferir qualidades orgásticas à vida cotidiana, de aprender a viver como um ser pleno de êxtase. Já é tempo de resgatarmos essa aptidão natural e, assim, transfor-

"Eu dou voz a gritos, gargalhadas e lágrimas.
O restante do mundo desaparece.
Eu rebento, estouro, eu já não sou mais.
Tudo se torna amplitude.
O tempo e a mente desaparecem.
E, em meio a isso tudo,
Um incrível senso de presença,
Uma presença do que é divino."

Sarita

> "Abertura. Começa com a expansão do meu coração, que se liberta por aquilo que meu sexo abre, permitindo que ondas se espalhem pelo meu corpo e que se dirijam para fora de meu corpo, fluindo, flutuando no mar, trazendo a sensação de algo além que se move em direção a um lugar mais inerte, algo como a terra, enraizado em meu corpo, energia que emerge da terra."
>
> Mulher participante de um grupo de Tantra

marmos nossas vidas neste plano em um paraíso.

A energia Masculina ou *Yang* é um impulso ativo, que se dirige ao exterior e busca a expressão. É como uma linha reta que segue diretamente para um ponto. A energia Feminina ou *Yin* segue um caminho mais tortuoso. É interessante observar que o corpo de um homem, em regra, não apresenta tantas curvas como o corpo de uma mulher. Ainda, o *Lingam* ereto revela-se um excelente exemplo do modo como o aspecto *Yang* da vida busca uma forma direta de expressão.

O Orgasmo Feminino

De acordo com pesquisas feitas por terapeutas do sexo, a preparação gradativa para que se chegue ao orgasmo feminino acontece a partir da excitação do corpo todo. Durante essa preparação, também chamada de preliminares, que pode levar cerca de 20 minutos ou mais, as partes interiores e exteriores dos órgãos genitais femininos ficam intumescidas e maiores, podendo atingir, talvez, o dobro de seu tamanho usual. A vagina expande-se como um balão, tornando-se mais alongada e dilatada, podendo haver a liberação de grande quantidade de secreções. Em algumas mulheres, a dilatação da vagina provoca um desejo intenso por sexo penetrativo.

O clitóris é o ponto central de prazer durante as preliminares, tornando-se ereto à medida que a excitação aumenta. Todas as 3 mil terminações nervosas do clitóris destinam-se ao prazer e estão interligadas a zonas erógenas espalhadas pelo corpo inteiro. O aumento gradativo do prazer no clitóris e na região que o circunda pode se dar por meio da estimulação física direta do próprio clitóris ou de outras partes do corpo. Algumas mulheres podem alcançar o orgasmo apenas por ter seus seios massageados. Isso se dá porque terminações nervosas localizadas nos mamilos têm um vínculo direto com o clitóris. Além disso, tais ligações nervosas asseguram que o prazer que uma mulher sente ao longo das preliminares abrangerá seu complexo corpo/mente como um todo.

No decorrer desse estágio preparatório, os seios se intumescem, os mamilos e o clitóris ficam eretos e os pequenos lábios avolumam-se e adquirem uma coloração rósea mais intensa. O ritmo respiratório e o número de batimentos cardíacos aumentam e a pressão arterial eleva-se. No instante do orgasmo, um reflexo espinhal na região do sacro envia impulsos, pelos nervos simpáticos, para os músculos em torno da vagina e do períneo, o que provoca contrações rítmicas a intervalos de 0,8 segundos. Tais contrações envolvem a mulher em ondas de liberação enlevada. Esse é um reflexo automático, não voluntário, o que significa dizer que não depende da vontade para ocorrer. Entretanto, caso a mulher não esteja relaxada, ela poderá, de forma voluntária, inibir o reflexo do orgasmo, inibindo essa liberação. Isso pode levar a um acúmulo gradativo de tensão nervosa, enxaquecas e problemas semelhantes. Por outro lado, sua participação consciente no processo do orgasmo pode intensificar seus efeitos, desde que esteja aberta, fluindo em harmonia com suas energias e emoções, e consiga renunciar ao controle.

Embora o mecanismo corporal básico para se alcançar o orgasmo seja sempre o mesmo, a intensidade deste varia de mulher para mulher e também depende do estado físico e mental dela, naquele momento particular. Isso ocasionou a crença equivocada de Freud, que já se provou ser um engano de que existem diferentes tipos de orgasmo – o orgasmo vaginal e o orgasmo clitoridiano. Freud afirmava que o orgasmo vaginal era superior e só poderia ser experimentado por mulheres mentalmente sãs e equilibradas, ao passo que o orgasmo clitoridiano era infantil, típico de mulheres neuróticas. Dessa forma, qualquer mulher que não conseguisse atingir o orgasmo por meio da penetração apenas, mas tivesse necessidade de estimulação clitoridiana, era considerada neurótica. Essa concepção errônea já torturou inúmeras mulheres, impedindo-as de conduzir vidas sexuais cheias de êxtase. Muitas são as pesquisas que desbancaram a teoria de Freud. Masters e Johnson, no estudo que realizaram ao longo de 20 anos, sobre a resposta sexual humana, descobriram que as mulheres cujo orgasmo parece ocorrer somente com a penetração estão, na verdade, estimulando ativamente o clitóris durante o processo, apesar de não usarem as mãos para tanto. A maioria dos terapeutas sexuais concorda, hoje, que, mesmo durante o sexo penetrativo, o orgasmo é desencadeado pelo estímulo do clitóris. Enquanto o *Lingam* se move, de forma rítmica, dentro da *Yoni*, ele fricciona os pequenos lábios, que estão conectados à dobra cutânea que circunda o clitóris, chamada de capuz clitoridiano. Os movimentos do capuz clitoridiano e a pressão feita pelo osso púbico do homem estimulam o clitóris de forma direta.

Excitação do Corpo Inteiro

O orgasmo de uma mulher será muito mais intenso se ela tiver tempo de promover a excitação de seu corpo todo. Caso a excitação se dê apenas com a estimulação da cabeça ou glande clitoridiana, a mulher pode ter um orgasmo localizado, que é mais parecido com um espirro no que tange à intensidade, proporcionando um simples alívio de tensão em torno do clitóris. Quando ocorre a excitação do corpo todo, as contrações orgásticas emanam do próprio útero. Com uma liberação dessa intensidade, pode haver mais contrações, ou o orgasmo múltiplo – um orgasmo que leva diretamente a outro e a mais um, em uma sequência ininterrupta. Outro tipo de experiência é o orgasmo em cadeia, no qual um orgasmo é rapidamente seguido de outro. Os orgasmos são individualizados, mas cada um ocasiona o seguinte em uma ligeira sucessão, lembrando os elos de uma corrente.

Por vezes, uma mulher pode desfrutar um aumento gradual, lento e delicioso da excitação até atingir um tremendo clímax. No entanto, é comum que uma mulher sinta a necessidade de ter entre três e seis orgasmos durante um único ato sexual. Quanto mais orgasmos uma mulher tiver nessa ocasião, mais intensos eles serão e, ainda, mais deles ela poderá experimentar.

É maravilhosa a exploração de todas as variadas nuances de intensidade do orgasmo. Por meio dele, você pode descobrir sua imensa capacidade para o êxtase – para as mulheres, a capacidade orgástica parece ser ilimitada. Após o orgasmo, a mulher vivencia um estado semelhante àquele que experimentou durante a excitação pré-orgástica, que costuma ser chamado de "brilho de satisfação". Esse brilho de satisfação permanece por, no mínimo, 20 minutos e é uma boa ideia celebrá-lo com "carícias posteriores" (veja capítulo 15).

O Néctar de Amrita

Amrita, que significa néctar, é um jato ou borrifo fino de fluido que pode ser liberado durante o sexo. Ele pode encharcar uma área considerável da cama ou lançar-se no ar a uma altura de até dois metros, mas é tão tênue que se evapora rapidamente. Algumas pessoas o chamam de ejaculação feminina. Mulheres que não foram instruídas sobre sua existência podem confundi-lo com urina quando é liberado e ficarem bastante constrangidas. Em textos tântricos, o *Amrita* é aclamado como uma substância regenerativa. O homem orgulhava-se de sua habilidade como amante caso pudesse provocar a liberação desse líquido pela mulher e conseguisse, então, beber seu néctar revitalizante.

Em termos anatômicos, é provável que o *Amrita* venha da esponja uretral, também conhecida como Ponto G (veja página 27). Existe uma teoria de que ele seja o equivalente feminino da próstata do homem (que produz o fluido do sêmen). Uma vez que todos os embriões desenvolvem, no início, o mesmo bulbo genital que então começa a se diferenciar nas estruturas masculinas e femininas, parece possível que as mulheres tenham uma glândula prostática. Textos eróticos chineses denominam a área do Ponto G de o "Palácio de *Yin*" e apontam-na como a origem do orgástico "remédio da flor lunar". Para localizar o Ponto G, o homem deve introduzir o dedo anular na *Yoni* e, em seguida, deslizá-lo, lentamente, de volta para a abertura, sentindo sua parede frontal. O Ponto G é uma região não muito distante da abertura. Ela pode parecer um pouco mais áspera ao tato e ser um pouco protuberante.

O *Amrita* pode ser liberado antes, durante ou após o orgasmo. Emocionalmente, ele dá ensejo a um sentimento transcendental, para além do tempo e da mente, o que confere um caráter religioso à experiência. Sua liberação acontece, em regra, quando a mulher está em um estado profundo de abandono enlevado. Também pode ocorrer massageando-se o Ponto G. No entanto, em geral, não pode ser provocado por meio de

> "Render-se, relaxar, abandonar-se a uma profunda sujeição a alguma coisa. Ser uma gota que cai em um rio que desce em cascata, derramando-se continuamente, cada vez mais fundo, consciente de que sou a gota e, ainda assim, estou dissolvida no rio. Os desejos pessoais já não existem mais."
>
> Mulher participante de um grupo de Tantra

tentativas deliberadas, mas, antes, acontece de maneira imprevisível e espontânea, quando a mulher está aberta e fluindo em harmonia com sua energia sensual. Algumas mulheres liberam o *Amrita* com frequência, enquanto outras o fazem raras vezes ou nunca o fazem.

Orgasmo do Corpo Todo

Pode ou não incluir a liberação genital e ocorre quando as zonas erógenas de todo o corpo da mulher foram ativadas e ressoam como um instrumento bem afinado. Em vez de a energia erótica ser direcionada para o clitóris, é ele quem expande sua incrível sensibilidade para o corpo inteiro. O ser inteiro da mulher, corpo e alma, torna-se orgástico. Ela pode rir, chorar, gritar ou berrar em um estado de êxtase delirante.

Essa espécie de experiência orgástica está tão próxima do despertar espiritual que o Tantra a considera o portal para a deusa. Quando a mulher transpassa esse limiar, ela descobre sua natureza divina, a deusa que encerra todo o universo em si, aquela que é o ventre de toda a vida. A chave para alcançar esse tipo de abertura está no despertar dos centros femininos positivos (veja capítulo 8).

Orgasmo

Expandindo a Capacidade Orgástica

Quando você está dando prazer a si mesmo, ou durante uma relação sexual com um parceiro ou parceira, você pode expandir a área de sensibilidade, estendendo-a a seus polos positivos e, em seguida, ao corpo todo.

As legendas das ilustrações abaixo, quando relativas à mulher, descrevem o foco desta durante a relação sexual, ao passo que as legendas relativas ao homem apresentam o foco deste (veja páginas 68, 69, 70, 71 e 72). Não é necessário que vocês se comuniquem verbalmente – basta que cada um permaneça em seu próprio fluxo, em um processo de autodescoberta e expansão.

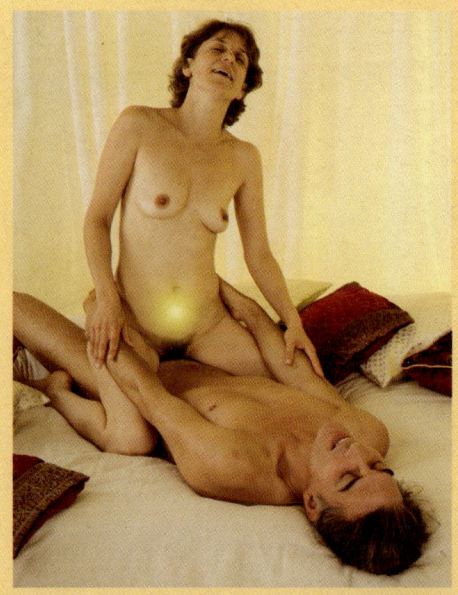

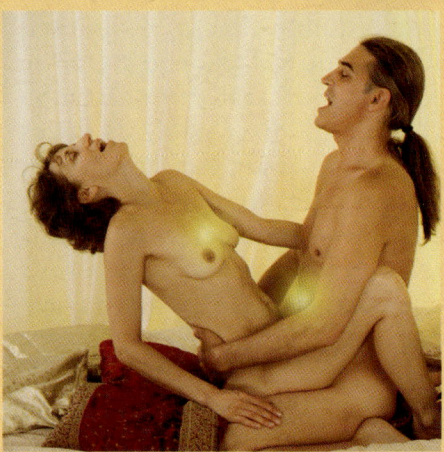

Mulher. Imagine que seu ventre se expande cada vez mais, até você sentir que é, tão somente, um imenso útero – o útero do universo. Permita que os sons e as emoções fluam. Chore, ria, cante – seja qual for a melhor maneira de melhor expressar essa experiência de amplitude.

Homem. Quando o prazer é desencadeado na região dos órgãos genitais, sinta seu Lingam como um bastão de luz que está em contato com a energia vital universal.

Mulher. Concentre sua atenção em seu centro cardíaco. Sinta e visualize seus seios expandindo-se. Em sua imaginação, faça com que essa área de seu corpo se abra como uma flor, uma flor magnificente na plenitude de seu desabrochar, rica em perfume. Expresse toda a enorme quantidade de amor que você tem escondida dentro de si por meio de sons, movimentos e sentimentos. Permita-se experimentar o orgasmo do coração.

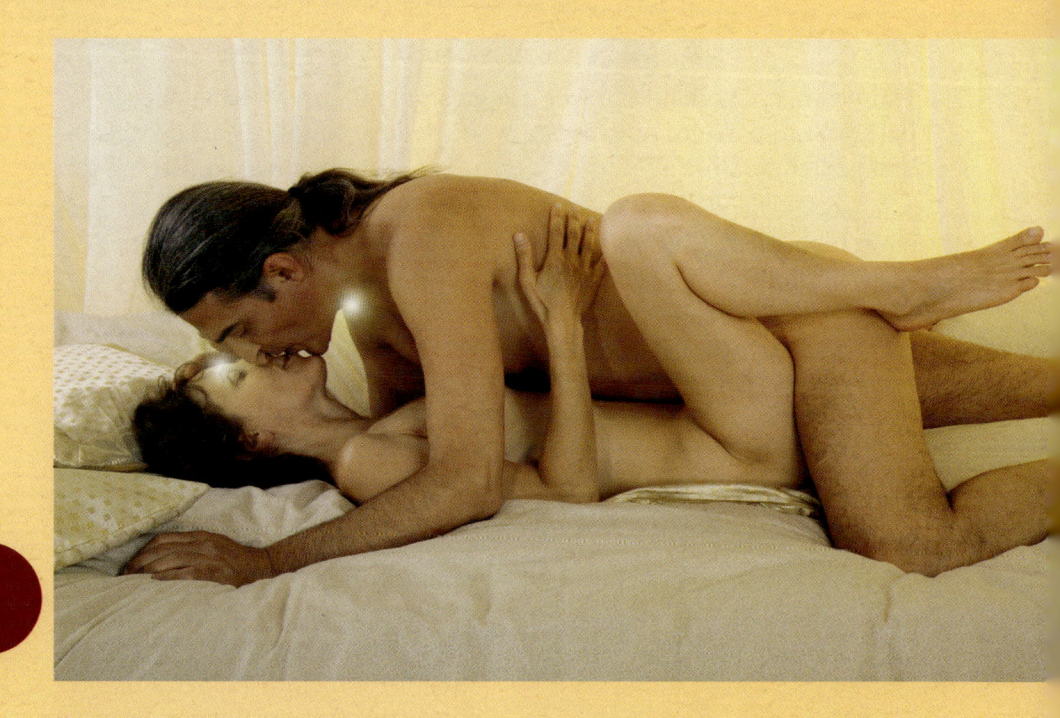

Homem. Mude o foco de sua atenção e imagine que está fazendo amor a partir do plexo solar. Compartilhe, por algum tempo, do amor e do prazer que sente ali. Esqueça-se de seus genitais. Você continuará movimentando o corpo, mas concentre-se totalmente no plexo solar e faça amor a partir dele, como se estivesse penetrando o plexo solar da parceira, em um nível energético. O plexo solar (terceiro chacra) é um polo positivo no homem (veja capítulo 8). É a partir dele que o homem consegue transmitir sua força e seu amor.

Mulher. Transfira sua atenção para a região do terceiro olho. Permita que essa área seja banhada com suas sensações, como se ela fosse sua *Yoni* durante o ato do amor. Você pode perceber uma tremenda luz interior ou, por outro lado, pode sentir que está mergulhando em uma profunda escuridão aveludada, que não tem princípio nem fim.

Homem. Em seguida, direcione sua atenção para a área da garganta (quinto chacra). Como seu sentimento de amor gostaria de se expressar? Talvez você tenha vontade de dizer palavras doces de carinho para sua amada, ou de emitir certos sons. Deixe que sua energia sexual e seu amor se expressem por meio dos sons que você produzir e das palavras que disser.

Ambos. Agora, vocês estão prontos para se entregarem ao ato sexual. Não se concentrem em nenhuma parte específica do corpo, mas, antes, em si mesmos, como um todo. Sintam sua energia e seu corpo todo ao mesmo tempo – esqueçam-se da densidade do corpo. Visualizem-se como pura energia, quer movimentem o corpo ou não, quer emitam ou não emitam sons, o ato é apenas uma interação de energias que toma conta de vocês. Não são vocês quem estão atuando, as energias estão atuando por vocês e seu papel é, apenas, permitir que tudo aconteça. No momento em que estiverem completamente imersos na experiência e a energia tiver assumido o controle, conhecerão o que é o Tantra.

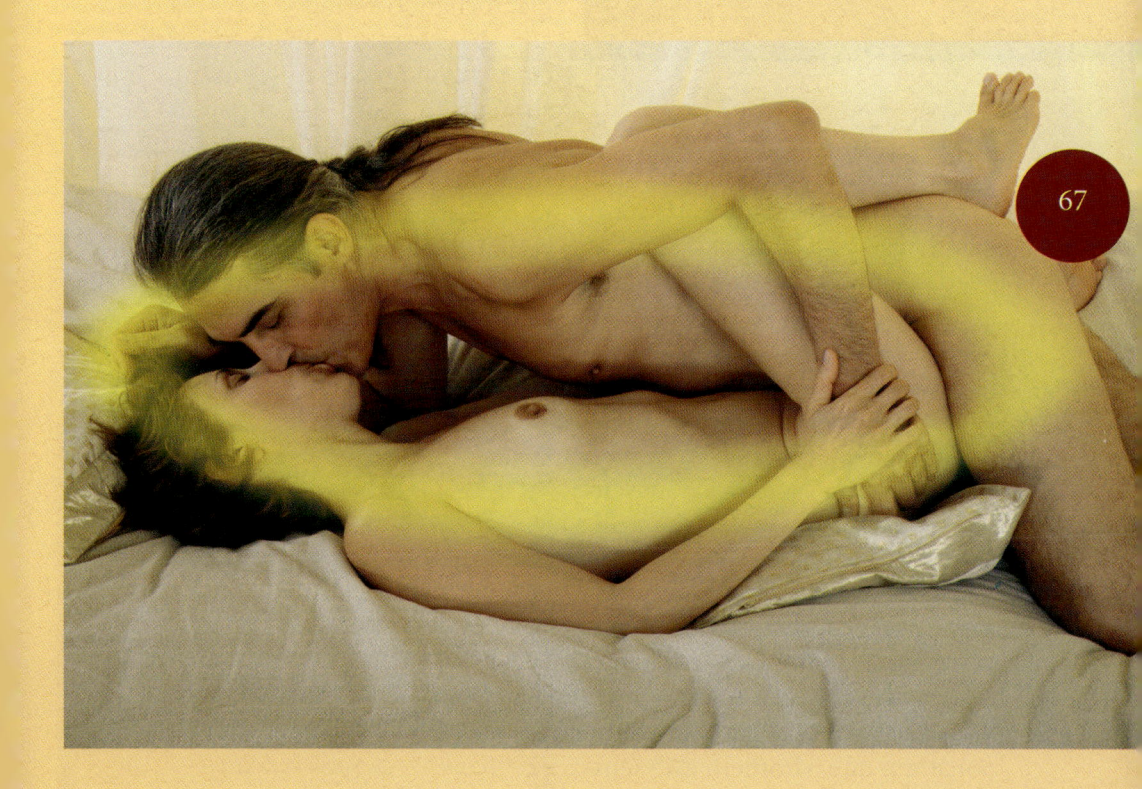

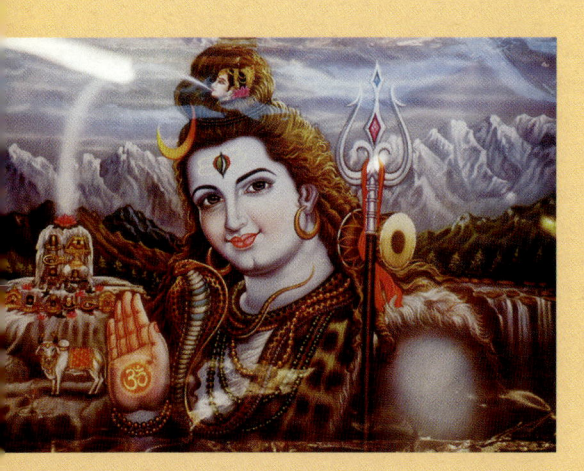

O Orgasmo Masculino

A energia masculina é sempre vista como algo forte e firme. Entretanto, embora os homens gostem, em regra, de demonstrar sua força, grande parte do desejo de prová-la não passa de uma maneira de esconder sua vulnerabilidade. A energia masculina é, na verdade, mais frágil que a energia feminina. Isso pode ser visto na anatomia masculina – os órgãos genitais masculinos estão "expostos". A expressão "expor o pescoço" [em inglês, *sticking your neck out* significa colocar-se em uma posição vulnerável ou arriscada. A posição e a forma dos órgãos genitais masculinos demonstram que o homem está sempre nessa posição.

Costuma ficar muito óbvio aos outros (em especial às mulheres) quando um homem tenta esconder sua vulnerabilidade e sensibilidade. Caso consiga abraçar sua natureza sensível, ele se sentirá mais autoconfiante. O homem não se torna fraco com isso, mas, antes, descobre uma força nova, mais profunda, que lhe era desconhecida. Um guerreiro é forte apenas ao se conscientizar do quão vulnerável é – só então ele pode agir com pleno discernimento. Do contrário, o ato de tentar provar sua força esgota sua energia, tornando-o fraco.

No sexo, o homem que procura esconder sua insegurança e simula um "bom desempenho" é, em geral, um péssimo amante, assim como seria um péssimo guerreiro, porque não está, de fato, em contato com sua própria fonte de energia e poder. Essa falta de conexão indica que ele também não está de todo vinculado à sua parceira.

> "O termo popular para designar o clímax sexual, 'chegar lá', é uma escolha linguística muito interessante. O que, ou quem chega? Não há dúvidas de que é a divindade, o aspecto divino do homem que chega."
>
> Extraído do livro *Manhood*, de Steve Biddulph

Um homem que está fazendo amor se sente exposto, em especial porque tende a acreditar que precisa ter uma ereção que dure por todo o ato. Se ele tenta se esconder atrás de um desempenho calculado, ou uma forma mecânica de fazer amor, sua poderosa energia *Yang* não conseguirá vir à tona. Contudo, quando para de tentar manter o controle da situação, ele pode ficar mais relaxado e deixar fluir sua energia *Yang*. Ele abandona a tarefa mais difícil e cansativa do mundo, a tarefa de provar seu próprio valor. Isso lhe dá a liberdade de estar em maior contato com sua energia e com a energia de sua parceira, desfrutando o momento por aquilo que ele é – um momento precioso de prazer e amor que exala de seu *Lingam* e de todos os poros de seu ser.

Esse tipo de sensibilidade transforma um homem comum em um mestre do amor, um deus. Nessa condição, ele está aberto à mulher e pode, efetivamente, receber energia dela. A mulher derramará tanto amor e energia sobre ele que o ciclo estará completo. Vocês podem continuar a fazer amor dessa maneira por horas a fio sem sequer pensar na ejaculação, pois o ato sexual será de intensa riqueza e repleto de prazer. Mas, ainda que o homem ejacule, a troca de energia será tão poderosa que ele não sentirá que perdeu energia – ele se sentirá mais pleno e satisfeito.

A F<small>ISIOLOGIA DA</small> E<small>JACULAÇÃO</small>

Quando o homem fica excitado e tem uma ereção, impulsos nervosos passam pela região sacral e seguem para o *Lingam*. As artérias do *Lingam* dilatam-se, fazendo com que o sangue preencha as áreas esponjosas do corpo do pênis (veja página 38). Isso aumenta a pressão interna e faz com que o *Lingam* fique rijo e ereto. Caso a excitação sexual continue, o que pode envolver a estimulação física direta do corpo e da cabeça do *Lingam* bem como de toda a região genital, a pressão é intensificada até atingir um ponto em que se estabiliza. Os testículos se intumescem, chegando a ficar 50% maiores que o normal. A frequência respiratória e o número de batimentos cardíacos aumentam. A pressão arterial eleva-se. Essas reações físicas intensas são acompanhadas de ondas de prazer, que podem criar uma sensação de ansiedade delirante, com a expectativa de que uma explosão além do controle da mente está prestes a acontecer.

> "Sentir-me arrebatado, elevado, em expansão; sentir todos os meus poros se abrindo, vórtices de energia, girando, fogo alado, delicioso, cremoso, nuvens de fogo, o maior 'sim' que posso dar deste lado da morte."
>
> Homem participante de um grupo de Tantra

Chega-se, então, a um ponto sem volta, momento em que impulsos da espinha dorsal, ao nível da primeira e da segunda vértebras lombares, são enviados aos músculos que ficam na base do *Lingam*, provocando espasmos que, por sua vez, geram contrações nos ductos seminais (veja página 38). Tais contrações enviam o esperma para a uretra. Contrações simultâneas da próstata e das vesículas seminais liberam fluidos prostáticos e seminais, que se misturam ao esperma. Essa mistura dá origem ao sêmen, um líquido branco abundante e levemente viscoso. Contrações rítmicas oriundas da primeira e da segunda vértebras sacrais propagam-se pelos músculos na base do *Lingam* e fazem com que o sêmen seja ejaculado para fora da uretra em três a sete jorros, a intervalos de 0,8 segundo.

Esse processo de ejaculação é comumente chamado de orgasmo. A experiência é controlada por um reflexo automático que está fora do controle da mente, embora a vontade possa inibir o reflexo orgástico (veja capítulo 6). É acompanhado de sensações de prazer intenso, que trazem um senso de profundo relaxamento e um vislumbre do infinito. É por esse motivo que a experiência do orgasmo pode ser empregada como um trampolim para estados de ser intensamente espirituais.

LIBERANDO ENERGIA EMOCIONAL

O modo como a energia vital opera no corpo tem ligação direta com a sexualidade. A energia vital, chamada *Chi* pelos chineses, *Qi* pelos japoneses e *Prana* pela tradição da Índia, está em tudo à nossa volta, onipresente. Uma criança saudável é um organismo vivo, em funcionamento harmonioso e que atrai uma quantidade suficiente de energia vital para operar em condições ideais. Ao contrário da maioria dos adultos, a criança é um ser que flui livremente. Ela tem acesso a uma quantidade tal de energia que tende a ser, em geral, excessiva para os adultos. Se a criança é impedida de expressar essa força vital de forma espontânea como, por exemplo, tendo que permanecer sentada e quieta, na escola, por longos períodos, ou outras situações semelhantes, e é constantemente controlada pelos adultos (Não faça isso; não se comporte assim), ela aprende a "se sentar" sobre sua fervilhante energia vital e reprimi-la. Essa

> "Intensificação, aumento explosivo e exultante de energia, uma espécie de blecaute. Não sei onde estou, perco todo o senso de tempo e espaço. Flutuo, apenas."
>
> Homem participante de um grupo de Tantra

força vital, sem dispor de uma via natural de expressão, acumula-se em torno do fígado e da vesícula biliar. Esse depósito de energia busca se expressar de forma incessante e a criança torna-se inquieta.

Se, ao longo de todos os dias de sua vida, a criança for impossibilitada de dar vazão a essa energia espontânea, como acontece com tanta frequência em nosso mundo "civilizado", tal energia acumulada terá urgência em ser descarregada. Ela pode buscar expressão por meio de uma repentina explosão de raiva, como birra ou teimosia. Infelizmente, essa manifestação também não costuma ser bem recebida, então, a criança terá de reprimir aquela energia, escondendo-a um pouco mais fundo. A tristeza é a alternativa seguinte na lista de possibilidades de expressão. Se a tristeza não for tolerada (não fique triste, não chore), então, essa mesma energia terá de ser reprimida ainda mais, transformando-se em depressão. A depressão tende a ser aceita. Caso ela se torne extrema, a pessoa será tratada com medicamentos que aliviem os sintomas. No entanto, essa intervenção não encontra, nem cura, a raiz do problema e é, portanto, uma solução inadequada. O garoto estará sempre entediado e não demonstrará entusiasmo pelo que a vida tem a oferecer. Ele terá perdido um pouco de sua centelha, de seu senso natural de deslumbramento.

Sentir-se tolhido de expressar a própria energia com espontaneidade é quase uma realidade para todas as pessoas. Na vida adulta, os padrões que você aprendeu na infância (de ignorar e reprimir as formas naturais de manifestação de sua energia vital, escondendo-a) continuam ali. Entretanto, a energia vital continua a buscar expressão. Ela precisa se movimentar de alguma maneira, pois circular faz parte de sua natureza. No entanto, raras são as oportunidades em que se permite que a energia flua com espontaneidade. É por isso que existe tanta raiva, irritabilidade, estresse e depressão para onde quer que se olhe. Muitas pessoas não conseguem ficar sentadas, em silêncio, por mais de alguns minutos porque aquela energia reprimida em seu interior as mantém inquietas.

Os homens encontraram na ejaculação um modo fácil de liberar a desconfortável carga emocional acumulada. Quanto maior a quantidade de energias emocionais reprimidas ou energia vital estagnada o homem tiver, mais ele ansiará pela ejaculação frequente, apenas para se desvencilhar daquela energia que ele não sabe mais como processar naturalmente.

Vale lembrar que tal padrão não é culpa sua. Ele teve origem no condicionamento emocional que você recebeu na infância. O modelo de utilização do sexo para liberação emocional pode ser transformado de várias maneiras: terapia primal [ou do grito primal] ou outras terapias que tomem por base a liberação emocional, terapia bioenergética, hipnoterapia ericksoniana, cromoterapia e Tantra podem colaborar na modificação desse hábito.

Experimentar os métodos que proponho neste livro será de grande ajuda para adotar uma expressão saudável e inspiradora da sexualidade.

> "Uma sensação extremamente doce, como se meu pênis se derretesse e se espalhasse, para fora, por todo o meu corpo. Uma sensação de desmanchar-se, cheia de ternura e desejo."
>
> Homem participante de um grupo de Tantra

CRIANDO UM ESTILO DE VIDA ORGÁSTICO PARA HOMENS E MULHERES

- Pegue caneta e papel. Feche os olhos e escreva a respeito do que acontece com você no momento do orgasmo. Use sua mão esquerda se você é destro e vice-versa. Cuide para que o ato de escrever seja um fluxo de consciência. Não permita que sua mente consciente interfira nele, apenas relaxe e deixe que ele aconteça de forma espontânea.

- Leia o que você escreveu e selecione as palavras-chave que representam o que você pode adotar em sua vida diária. Por exemplo, os estados de relaxamento e despreocupação, amor, felicidade, expansão, estar presente no agora, fundir-se ao universo são todos estados espirituais valiosíssimos. Se você aplicar essas qualidades ao interagir com os outros, ou tomar chá, comer, exercitar-se, trabalhar, transformará sua própria vida e a vida daqueles que estão ao seu redor. Os ensinamentos espirituais dos místicos de todas as eras estão impressos como um protótipo em sua própria capacidade orgástica. Aprenda com seu corpo e aplique essa lição à sua vida.

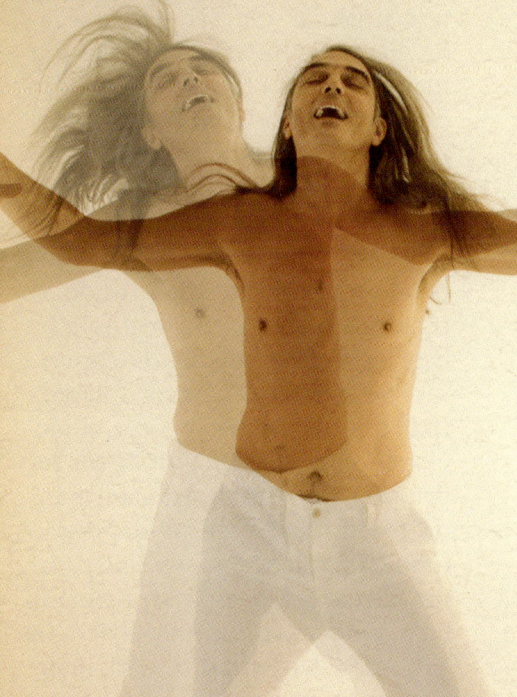

> "Nós dois nos tornamos o universo, como um amplo céu noturno do Saara, muito escuro e com estrelas de grande brilho, transformando-nos no Cosmos."
>
> Homem participante de um grupo de Tantra

As Quatro Formas de Expressão da Energia Sexual Masculina

1. O Ciclo Natural da Ejaculação

O corpo produz o esperma e o impregna com grande quantidade de energia vital, retirada de suas próprias fontes internas. Com a ejaculação, aquela quantidade de força vital é perdida para sempre. O Tantra ensina que o homem tem um número certo de ejaculações já programadas a partir do nascimento. Quando ele se vale da ejaculação apenas para a liberação emocional, ou como um sedativo para lhe garantir uma boa noite de sono, está dissipando seus próprios recursos.

Caso o homem persista em tais práticas por um longo tempo, ele pode enfraquecer seu corpo e encurtar seu período de vida. É sensato descobrir seu próprio ciclo natural do prazer ejaculatório em vez de desperdiçar a energia vital utilizando-se da ejaculação para liberar tensões mentais e emocionais reprimidas.

Quando um casal segue os ensinamentos do Tantra, sua vida sexual se torna muito mais rica em diversos aspectos. Suas energias começam a se fundir e recarregar umas às outras. Tais experiências promovem tanta satisfação que o orgasmo genital deixa de ser o foco principal. O corpo do homem pode, então, harmonizar-se com um ciclo mais natural de ejaculação. A frequência e a necessidade física dela são individuais e dependem da idade, do estado de saúde e da constituição genética do homem.

Existe a possibilidade de um homem recuperar e recarregar a energia perdida em ejaculações anteriores. A relação sexual sem ejaculação, na qual o homem e a mulher vivenciam uma união profunda com a integração de, pelo menos, três chacras (veja páginas 65, 66 e 67), é uma forma de recarregar e reverter os efeitos da perda de energia vital ocasionada por ejaculações anteriores.

2. Abrir o Canal e Redirecionar a Energia

No corpo, a energia vital pode se mover para cima e para baixo. O movimento descendente, para baixo, é o mais comum – ele apenas segue o propósito que a natureza estabeleceu. Durante o sexo, a energia desperta e acumula-se na região pélvica. Esse acúmulo gradual chega a um clímax e a energia é então liberada para fora e para baixo por meio da ejaculação do sêmen.

A energia sempre segue um propósito. Em seu movimento descendente, o propósito da natureza é a procriação e perpetuação das espécies. O movimento ascendente da energia, para cima, também é gerado por um desígnio, mas aqui ele deriva de uma decisão consciente de expansão para novas dimensões do ser. Esse movimento ascendente é outra forma de expressão da energia sexual, que abre portas para novas possibilidades e experiências. O exercício "Expandindo a Capacidade Orgástica", na página 65, irá ajudá-lo a experimentar o redirecionamento e a expansão da energia orgástica. Se você não tem uma parceira sexual, mas deseja ter essa experiência, pode utilizar o exercício "Ame a Si Mesmo como Homem" (veja páginas 57 e 58).

3. Conservando o Sêmen

No Tantra, você pode aprender a conservar o sêmen, o que possibilita que a energia corpórea continue a aumentar e se expandir, auxiliando as funções corporais a promoverem mais saúde e vitalidade. O acréscimo de energia também provoca um despertar e uma intensificação dos sentidos, dando margem a novos tipos de prazer e satisfação como recompensa. Por fim, essa prática abre espaço a novas possibilidades de orgasmo do corpo todo.

Imagina-se que a conservação do sêmen, ou "retenção da ejaculação", exija grande força de vontade e controle. Muitos homens preocupam-se com seu desempenho sexual e esperam aprender a ser amantes melhores por meio de exercícios pélvicos. Na verdade, a arte de ser um efetivo "mestre do sexo" é aprendida por intermédio de amor, descontração, aumento da sensibilidade do corpo inteiro, movimentos sensuais, respiração, som e fluidez emocional, aspectos esses que conduzem a um êxtase do corpo todo.

A retenção ocasional da ejaculação é uma boa prática e pode ser realizada à vontade. No entanto, se você pretende se submeter a uma série de exercícios tântricos sem ejacular por mais de três vezes seguidas, seu corpo precisa estar em um estado geral de boa saúde. Quando o corpo está sobrecarregado, ele se vale do sêmen para expelir as toxinas excedentes que não consegue liberar por outros meios. Se você não ejacular, tais toxinas serão, então, reabsorvidas pelo corpo. Na Índia e na China antigas, onde se desenvolveu o Tantra, a saúde sempre foi uma prioridade enquanto aspecto integrante de sua prática. Os adeptos usavam *Ayurveda* e *Yoga*, na Índia; *Chi Kung*, acupuntura e ervas, na China, para desintoxicação. Antes de dar início à prática de conservação do sêmen, você deve, em primeiro lugar, realizar uma desintoxicação do corpo como um todo, por um período de cerca de três meses, à base de ervas, plantas e extratos de plantas (veja Fontes de Referência, página 248).

A próstata desempenha um papel importante na conservação do sêmen, uma vez que é nela que se acumula a energia não ejaculada. A prática pode acarretar alguma tensão na próstata, resultando em uma leve dor na região genital. A maioria dos homens conhece essa dor, caso já tenham feito amor sem chegar ao orgasmo. Entretanto, ela costuma desaparecer depois de três ou quatro relações sexuais sem ejaculação. Caso ainda perdure após quatro a cinco atos sexuais, é aconselhável ejacular e interromper o processo de conservação de sêmen.

Existem métodos tântricos para exercitar os músculos do assoalho pélvico que tonificam todo o sistema genital e podem ajudar a relaxar a próstata. Alguns ensinamentos chegam a extremos e recomendam maneiras de reaproveitar o elixir vivificante do sêmen, mantendo-o dentro do corpo por meio da contração contínua dessa área. De qualquer maneira, se o homem não ejacular, o corpo reabsorverá o esperma, de uma forma ou de outra. Existem duas abordagens quanto à prática de conservação do sêmen. A primeira delas utiliza-se de tensão e contração, gerando uma força maior do que aquela produzida pelo acúmulo orgástico, a fim de controlá-lo. A segunda vale-se da languidez, devendo o homem relaxar com tamanha intensidade que a tensão necessária para a liberação genital não tem condições de acontecer, convidando, assim, a poderosa energia orgástica a ascender, provocando um êxtase que abarca o corpo inteiro. Recomendo a abordagem do relaxamento, uma vez que a tensão é contraproducente à condição extática do ser.

4. Tornando-se Orgástico

Tornar-se orgástico é resultado da potencialidade mais elevada da energia sexual. Nesse estado, tal energia é reconduzida a seu lugar de origem, o cérebro, banhando o corpo todo em um êxtase que vai muito além da experiência comum do orgasmo. É um reencontro com o todo, como flutuar em um espaço além do tempo e da mente.

Por vezes, atinge-se esse estado de maneira espontânea durante uma relação sexual. Quando isso acontece de maneira inesperada, o casal pode esperar por anos, ou mesmo pela vida toda, no desejo de que ocorra mais uma vez.

O fato de que isso acontece de forma espontânea com algumas pessoas demonstra que esse é um estado natural, que qualquer pessoa pode alcançar. Os antigos mestres do Tantra criaram métodos para fazer com que a união sexual arrebatada fosse possível a qualquer um que estivesse disposto a aprender. Os exercícios apresentados neste livro utilizam alguns desses métodos, que incluem exercícios respiratórios, meditação e toque para abertura dos cinco sentidos, bem como a relação sexual tântrica.

Capítulo 6

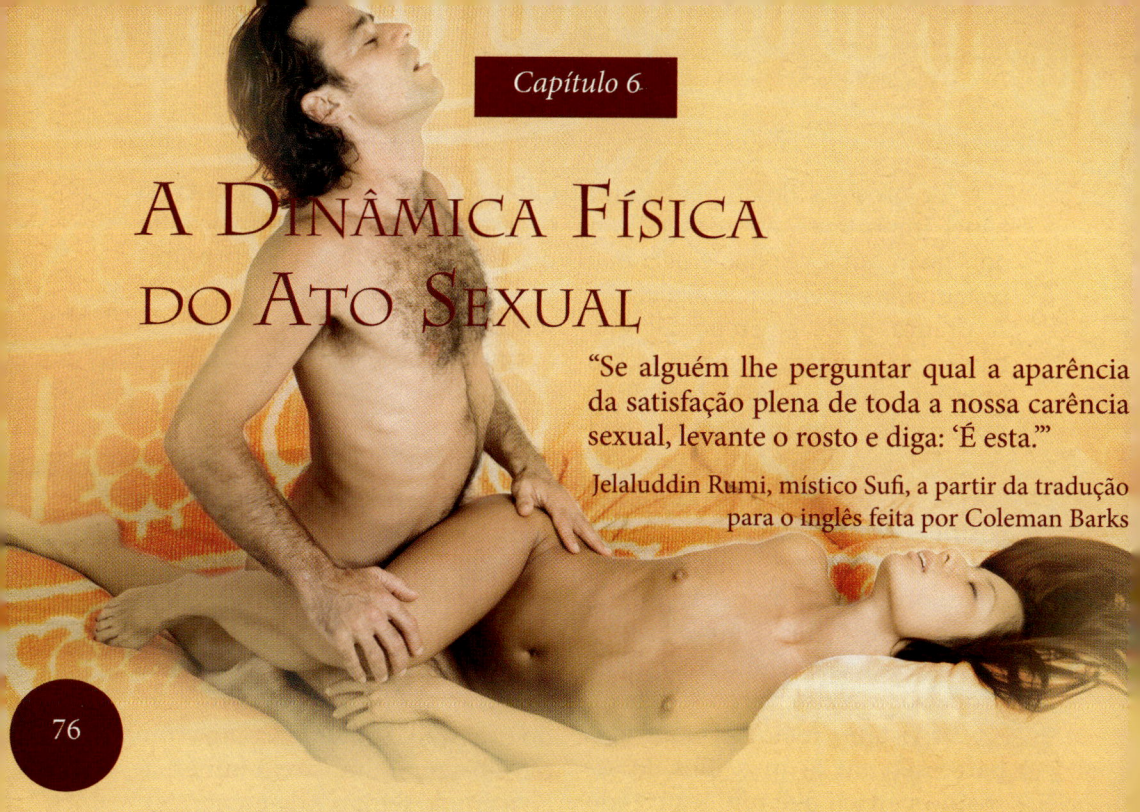

A Dinâmica Física do Ato Sexual

"Se alguém lhe perguntar qual a aparência da satisfação plena de toda a nossa carência sexual, levante o rosto e diga: 'É esta.'"

Jelaluddin Rumi, místico Sufi, a partir da tradução para o inglês feita por Coleman Barks

O sexo é a força mais poderosa do mundo. Uma vez que devemos nossa vida ao ato sexual, ele é merecedor de nossa reverência e digno de uma atenção cheia de respeito.

Devemos nos perguntar, como seres humanos: "O que é o sexo? Como podemos vivenciá-lo da melhor forma possível? O que podemos aprender, com ele, para nossa evolução suprema?" Se não dispomos de modelos que vivenciam, de fato, as respostas para tais perguntas, torna-se mais difícil encontrarmos nosso caminho. A felicidade humana e a harmonia social dependem dessas respostas. E, ainda assim, continuamos empurrando o assunto para debaixo do tapete, ou o pervertemos, ou fingimos conhecer tudo sobre ele enquanto permanecemos confusos por dentro.

Aprendendo o Sexo

O modo como as pessoas aprendem o sexo é, em regra, uma infeliz interpretação de como nossa sociedade "lida com" o sexo. Minha experiência de trabalho com grupos de Tantra e em sessões de terapia holística, a qual me fez descobrir quanto sofrimento está relacionado a ideias equivocadas sobre o sexo, despertou-me o ânimo de escrever este livro. Muitas pessoas, com vidas aparentemente normais, vivem em profunda angústia por não conhecerem umas poucas diretrizes sexuais muito simples. E elas não têm culpa disso. Grande parte da educação humana se dá pelo exemplo. As pessoas costumam crescer em famílias nucleares [pais e filhos] nas quais o sexo não é discutido, os pais podem brigar, as demonstrações de afeto talvez sejam raras, podendo haver, inclusive, violência. O sexo acontece de maneira furtiva, pudica e às escuras. Pode ser que uma criança ouça sons abafados de uma relação sexual e os interprete, como via de regra acontece, como os sons de sua mãe sendo torturada.

Comparemos a experiência humana com a dos bonobos, uma espécie de chimpanzé cuja natureza sexual é a que mais se aproxima da humana. Um bando bonobo não tem líder, nem hierarquia. Não existe violência, tampouco guerra. Assim como os seres humanos, os bonobos conseguem ficar excitados a qualquer tempo. Enquanto coletividade, eles costumam ficar sexualmente excitados antes de comer, quando, então, desfrutam uma orgia como "aperitivo", copulando uns com os outros. Não existe hierarquia ou preferência pelo parceiro ou parceira que tomarão. Os mais velhos unem-se aos mais jovens com facilidade e de maneira natural. Machos e fêmeas adultos deleitam-se com orgasmos acompanhados de gritos. Eles fazem sexo em posições variadas. Antes de atingirem a maturidade sexual, os jovens imitam essas atividades como uma espécie de brincadeira. Não estou sugerindo que os humanos devam se comportar como os bonobos. No

O modo como as pessoas aprendem o sexo é, na grande maioria das vezes, uma infeliz interpretação de como o sexo é abordado por nossa sociedade. Esses são exemplos comuns:

entanto, podemos perceber, a partir de seu exemplo, que, quando o sexo é aprendido e celebrado de maneira alegre e natural, esse fator contribui para uma sociedade não violenta.

"Eu descobri o assunto ao escutar o que as crianças estavam falando no pátio da escola."

"Aprendi sexo em Biologia, mas não conseguia entender nada de todos aqueles gráficos e nomes em latim. Não fazia nenhum sentido em termos de verdadeiro contato humano."

"Ouvi falar sobre sexo no catecismo, quando a freira nos ensinou que iríamos para o inferno por causa dele."

"Minha mãe veio conversar sobre isso comigo quando estávamos andando de carro, mas ela parecia tão tensa que senti nojo e mal-estar. Mal podia esperar para sair dali."

"Eu via, com um amigo meu, filmes pornôs que ele afanava, escondido, do pai."

"Eu morava em uma fazenda, então, via os animais fazendo sexo."

O Ato Físico

No sexo, os opostos se atraem. Homens e mulheres são opostos e complementares no que tange ao corpo, psique e arranjo energético sutil. O *Lingam* masculino é um polo positivo, com uma energia que se volta para fora, ou *Yang*. Quando o homem está sexualmente excitado, seu *Lingam* fica ereto, sinalizando que ele está pronto para o prazer sexual. O *Lingam* pode pulsar com energia vital e secretar um líquido leitoso. Esse processo é acompanhado de forte desejo de penetração.

A *Yoni* feminina é um polo receptivo, com uma energia que se volta para dentro, ou *Yin*. Quando a mulher está sexualmente excitada, seus seios aumentam de tamanho e os mamilos ficam eretos. A vagina fica mais ampla e alongada, em uma espécie de ereção interna, atingindo o tamanho exato que é necessário para acolher, de modo aconchegante, o *Lingam* de seu parceiro. O clitóris ficará intumescido e deixará seu esconderijo. A vagina pode secretar grandes quantidades de líquido e a mulher sentirá um profundo desejo de que seu clitóris seja tocado e de que haja penetração vaginal.

O aumento gradual da excitação pré-orgástica leva mais tempo para a mulher do que para o homem. A fim de chegar a seu nível máximo, a mulher precisa que seus polos de energia positiva, como a barriga, os seios e o terceiro olho (veja capítulo 8), sejam estimulados. Uma vez que esses pontos estejam despertos, seus polos receptivos de energia, inclusive a *Yoni*, poderão se abrir. Dessa forma, o homem e a mulher precisam aprender a encontrar um ponto de equilíbrio na maneira como iniciam a relação sexual (veja capítulo 15).

Quando um homem e uma mulher se aproximam um do outro nesse estado de excitação pré-orgástica gradual, eles podem sentir algo como uma corrente elétrica que se propaga entre seus corpos, provocando em ambos um desejo quase delirante.

A consumação desse desejo pode se dar de várias formas: com beijos nos lábios e no corpo todo, línguas unindo-se uma à outra, mamilos sendo sugados, troca de carícias pelo corpo todo, mais beijos e carícias, sentindo-se o cheiro dos genitais um do outro e, por fim, sexo penetrativo. Na penetração, o homem e a mulher aproximam a pelve de modo que o *Lingam* do homem possa se introduzir na *Yoni* da mulher. O encontro desses dois polos, opostos e complementares, costuma dar ensejo a tamanha sensação de bem-estar e aconchego que o casal sente vontade de permanecer nesse estado para sempre. Entretanto, como a natureza busca a procriação das espécies, ela impele o casal a fazer movimentos que intensificam o prazer genital ao máximo, conduzindo à liberação por meio do orgasmo. O casal treinado nas artes do amor sabe como ludibriar o aspecto reprodutivo da natureza e prolongar o prazer por horas sem buscar, necessariamente, a liberação genital. Um casal sem treino pode se ver trocando ardentes carícias desajeitadas por um curto período de tempo, passando ao sexo penetrativo e alcançando, um ou ambos, o prazer genital em questão de poucos minutos.

Quanto atinge o orgasmo, o homem ejacula. Seu sêmen, então, carregará a vibração de seu estado mental e emocional naquele momento. As mulheres são sensíveis a isso: receber o sêmen na *Yoni* é beber da essência do homem. Se tal essência estiver saturada de emoções negativas, ela poderá parecer repugnante à mulher, mas, se está repleta de amor, a mulher sentirá que recebeu uma bênção capaz de acalentar o âmago de seu ser.

Após a ejaculação, o *Lingam* do homem perde a rigidez e fica flácido. Ele pode sentir uma súbita perda de energia e desejar dormir ou descansar. A natureza emprega grande quantidade de energia na continuidade das espécies e o homem doa um pouco de sua energia vital para esse propósito sempre que ejacula. Um homem sensato não ejaculará em todas as oportunidades, mas aprenderá a saborear as delícias do amor enquanto reserva a liberação de esperma para raras ocasiões.

Disfunção Sexual Masculina

Existem três casos comuns:
1) Incapacidade de ereção, também chamada disfunção erétil ou impotência.
2) Ejaculação precoce.
3) Incapacidade de ejacular, conhecida como incompetência ejaculatória ou ejaculação retardada ou, ainda, tardia.

De acordo com o Tantra, a raiz de todos esses problemas é a estagnação do fluxo de energia em uma ou mais regiões do corpo. As técnicas abaixo asseguram o fluxo livre da energia:

🌶 Aprenda a desenvolver a sensibilidade do corpo todo em estado de relaxamento, como na meditação da carícia (veja página 207).

🌶 Liberte-se de fardos e condicionamentos psicológicos possibilitando a circulação do ar e das emoções (veja páginas 229, 230 e 231). Outros tratamentos que podem surtir bons resultados incluem psicoterapia que estimule a liberação emocional, acupuntura e medicina tradicional chinesa, terapias da respiração (como a bioenergética, o renascimento), terapia craniossacral, cromoterapia ou terapias corporais.

🌶 No caso da ejaculação precoce, aprenda a se demorar mais nas carícias sensuais. Você pode começar com as técnicas de autoprazer, fazendo disso uma meditação (veja capítulo 4). Sessões com um terapeuta sexual também podem se mostrar úteis.

🌶 A incapacidade de ereção pode ser causada por diversos fatores, inclusive más condições de saúde, remoção cirúrgica da próstata ou consumo excessivo de cerveja (o lúpulo contido na cerveja pode causar impotência se ingerido em excesso). Alguns medicamentos também podem causar disfunção erétil. Converse com seu médico a respeito disso.

🌶 Na maioria dos casos, a liberação de tensões emocionais estagnadas, uma alimentação balanceada e exercícios físicos regulares promoverão a melhora de quaisquer dessas três condições. Da mesma forma, tratamentos naturais à base de ervas e fitoterápicos podem ser eficazes.

🌶 Acima de tudo, não mantenha o problema em segredo, nem sofra sozinho. Procure ajuda qualificada e, na maior parte dos casos, haverá uma melhora surpreendente.

Disfunção Sexual Feminina

Existem quatro casos comuns:
1) Incapacidade de atingir o orgasmo (mesmo durante o autoprazer), popularmente conhecida como frigidez.
2) Ausência de excitação.
3) Incapacidade de alcançar o orgasmo ao fazer amor com um homem.

4) Intolerância à penetração, ao ponto de a *Yoni* ficar completamente contraída, fazendo com que até mesmo a introdução de um dedo provoque dor intensa. Essa condição é chamada de vaginismo. Muitas mulheres acreditam ter alguma disfunção sexual quando, na verdade, não há nada de errado consigo. Pode ser que tais mulheres carreguem expectativas elevadas a respeito de como devem agir durante o sexo, expectativas essas que podem derivar de literatura irrealista ou da equivocada teoria sobre o orgasmo vaginal *versus* o orgasmo clitoridiano (veja página 60). Se uma mulher consegue chegar ao orgasmo quando dá prazer a si mesma, não há nenhum problema com ela. Todos os prazeres do sexo podem se abrir para ela, caso sua natureza feminina tenha condições de florescer.

A incapacidade total de atingir o orgasmo origina-se, em regra, de uma ferida psicológica ou de abuso sexual. Tratamento psicoterapêutico que possibilite ou favoreça a liberação emocional, hipnose e métodos empregados em terapia holística, como cromoterapia e terapia craniossacral, podem ser de valor inestimável para lidar com essas situações.

A ausência de excitação ou libido pode ser ocasionada por más condições de saúde, uso de contraceptivos orais (que podem diminuí-la) ou mudanças relacionadas ao envelhecimento. Tratamentos naturais à base de ervas e fitoterápicos que promovam o equilíbrio do sistema hormonal podem trazer resultados positivos (veja Fontes de Referência, página 248).

O vaginismo pode ser tratado por meio de terapia sexual com um parceiro. Primeiro, é preciso que você permita que todo o seu corpo se torne mais sensível, como acontece na meditação da carícia (veja página 207). Com a ajuda de um terapeuta sexual, você pode avançar lentamente, um passo de cada vez, introduzindo um dedo pequeno na abertura vaginal, aumentando gradualmente a profundidade da inserção, introduzindo, em seguida, um dedo maior até, por fim, introduzir o *Lingam*. Esse processo pode levar semanas, portanto, é preciso muita paciência e amor.

Autoimagem

A imagem que uma pessoa faz de si mesma é um fator importante na sexualidade. Muitos homens preocupam-se com o tamanho de seus genitais, ao passo que inúmeras são as mulheres que ficam apreensivas quanto a estarem gordas ou magras demais, com relação à aparência de seus genitais, ou ao formato e tamanho de seus seios.

Desde a idade escolar, os garotos tendem a comparar o tamanho de seu pênis com o dos outros. Os homens sempre se inquietaram com o tamanho de seu pênis: o *Kama Sutra*, de *Vatsyayana*, escrito no século IV, descreve métodos para aumentar o pênis. Contudo, existe uma *Yoni* adequada para acomodar cada tamanho de *Lingam*.

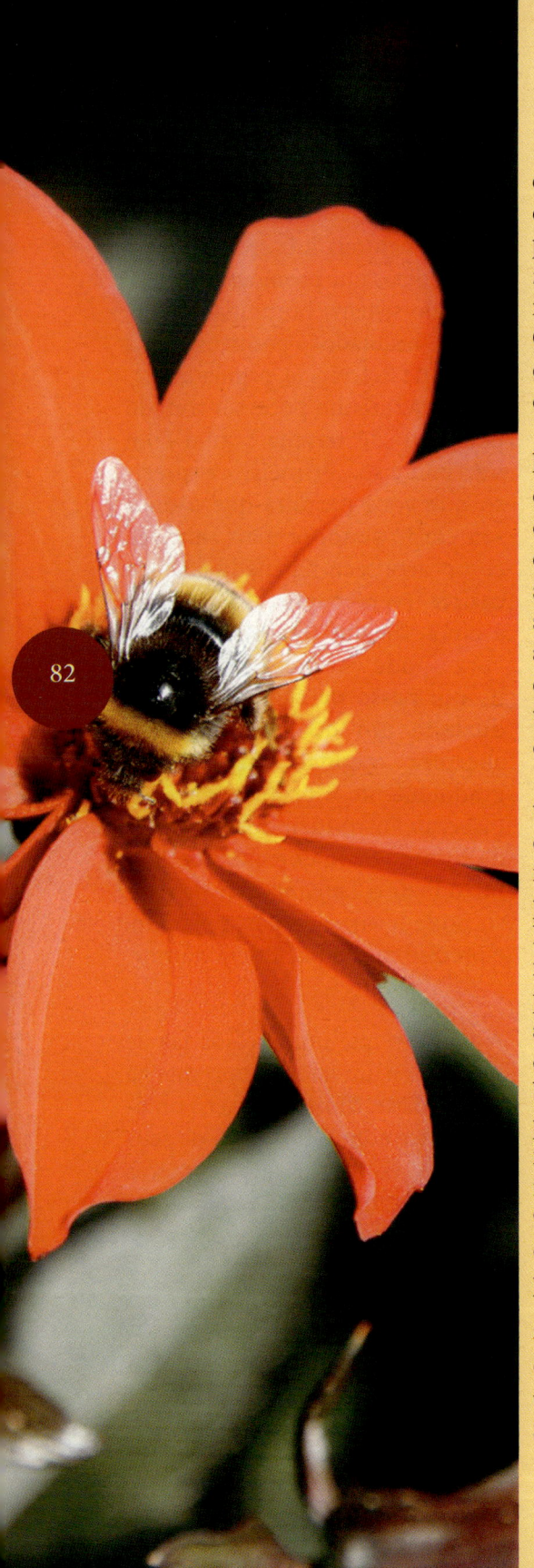

Em regra, se a energia de um homem está ativa e fluindo e ele está seguro quanto à sua forma de expressão sexual, as mulheres estarão bastante satisfeitas com seu tamanho. Não é o tamanho de seu pênis, mas quão descontraída, aberta e espontânea é sua atitude em relação a seu corpo como um todo e a suas emoções que fazem de você um bom amante.

Uma mulher que compara o tamanho e o formato de seus seios com os de outras mulheres pode imaginar que seios maiores lhe proporcionarão mais felicidade. Nos dias de hoje, muitas mulheres fazem implantes nos seios, o que pode ser prejudicial à sua saúde, além de destruir sua sensibilidade natural. O tamanho e a sensibilidade dos seios de uma mulher podem ser acentuados mediante meditações tântricas e massagens regulares na região (veja capítulo 9). Para informações e exercícios que lhe ensinarão a amar o próprio corpo, consulte o capítulo 1.

A Natureza Divina do Sexo

O ato sexual é fundamental para todos os aspectos da natureza. Sempre que uma abelha colhe o néctar de uma flor, isso é um ato sexual. A abelha está assegurando não apenas sua própria sobrevivência, mas também a da planta, ao disseminar o pólen entre os espécimes masculinos e femininos. Entre na sintonia de uma abelha que está retirando o néctar de uma flor. Feche os olhos e faça de conta que você é aquela abelha. Sinta o que ela sente – puro êxtase, orgasmo puro.

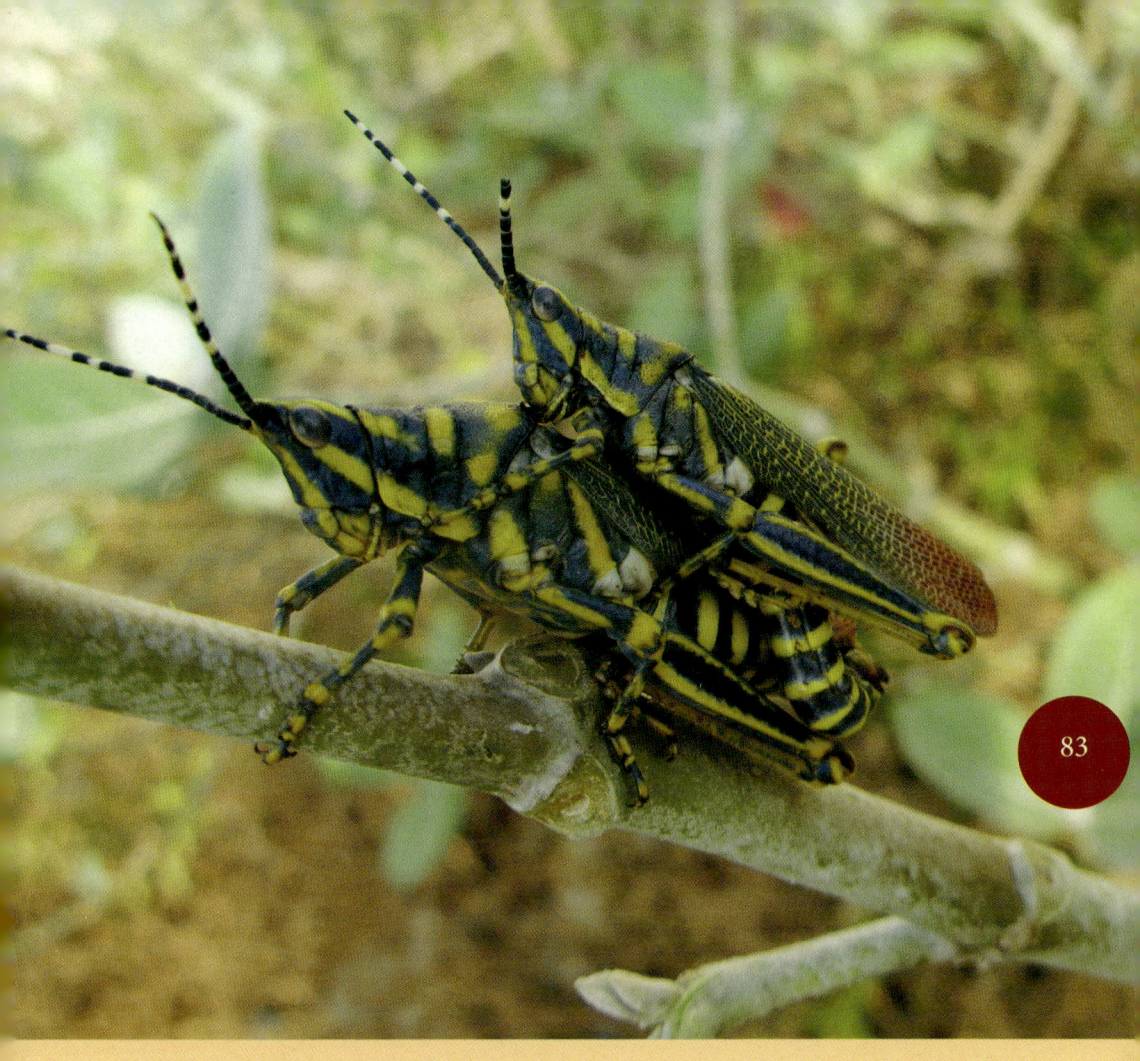

    O encontro do céu e da terra também é uma dança sexual. É a energia do sol masculino que, penetrando a atmosfera que circunda a terra feminina, gera as condições que promovem a vida. Em cada faceta da criação podemos ver o ato sexual e sentir, ao mesmo tempo, a presença da divindade. A simetria e a harmonia da natureza despertam sentimentos de admiração e reverência e, de maneira concomitante, nos dão a oportunidade de ver como a divindade insufla a vida nos seres por meio do ato sexual, pelo encontro das polaridades opostas *Yin* e *Yang*. É por isso que tantas culturas antigas reverenciavam intensamente o sexo e faziam dele uma parte essencial da prática dos cultos. Somente pelo estudo criterioso do sexo é que poderemos, enfim, compreender e abraçar a divindade.

O sexo pode levá-lo, se você deixar, a desfrutar uma comunhão profunda com sua própria alma e com a alma de todo o planeta. Nele está escondido o segredo do princípio da criação, o qual, quando compreendido, abre as portas da capacidade criativa, da sensibilidade e do amor para todos os seres vivos.

Observe os pássaros em sua dança de acasalamento, a beleza da cauda de um pavão, delineada pela natureza para deslumbrar e hipnotizar a fêmea, a fim de que consinta no ato sexual. Veja os gatos perseguindo-se pela grama, o modo como a fêmea se deita, coquete, de costas, a fim de seduzir o macho e, então, com que satisfação alegre ela se levanta de um salto e corre, saindo do alcance dele quando está chegando perto. Olhe bem para o garanhão, tão selvagem e orgulhoso, quando se levanta sobre as patas traseiras para começar a cortejar a égua. Note como ele se torna o mais dócil dos pretendentes, mordiscando o pescoço dela, tocando seu flanco com o focinho, beijando seus lábios até, por fim, cobri-la.

Capítulo 7

Concepção, Controle de Natalidade e Sexo Seguro

"Faça do amor uma prioridade em sua vida e tudo quanto você fizer será para o bem maior. O amor faz o Universo girar, basta que nós o conheçamos. A inteligência do amor é tão suprema quanto é sutil."

Jelaluddin Rumi, místico Sufi, a partir da tradução para o inglês feita por Camille e Kabir Helminski

Concepção

Séculos de pesquisa tântrica demonstraram que o estado de espírito de um casal, seus atributos físicos e a configuração astrológica ao tempo da concepção desempenham papel fundamental na formação da criança. Suas células carregam a memória do que seus pais estavam pensando e de como estavam se sentindo quando de sua concepção e essa primeira impressão é a base de sua atitude com relação à vida. Por esse motivo, os praticantes do Tantra tratam o ato da concepção com grande reverência e discernimento.

O Mecanismo Físico da Concepção

Na ejaculação, os 300 a 500 milhões de espermatozoides contidos no sêmen deslocam-se pela *Yoni* da mulher, em direção ao útero. Ondas espasmódicas, que se originam bem no interior da *Yoni*, auxiliam nesse trajeto. Caso a mulher esteja em seu período fértil (veja página 117), o colo do útero estará produzindo grande quantidade de um muco viscoso para ajudar o esperma a chegar até o útero. Novas ondas espasmódicas das paredes do útero conduzem, então, os espermatozoides para as tubas uterinas, prosseguindo, assim, a busca de um óvulo para ser fertilizado. Menos de 1% dos espermatozoides conclui essa longa jornada e, para fins de concepção, em geral, apenas um único espermatozoide penetrará o óvulo.

A fertilização, que se dá com o encontro de óvulo e espermatozoide, pode ocorrer até 24 horas após a ejaculação. Uma vez fertilizado, o ovo segue rumo ao útero, em cujo revestimento se aloja, iniciando-se a gestação de nove meses.

A Visão Tântrica

A concepção é o convite para que uma nova vida se manifeste – um momento muito auspicioso. Se você atrair a luz do discernimento e do amor para essa ocasião, estará enviando um convite para que uma alma que esteja em harmonia com essas qualidades venha até você. Uma alma é atraída para um corpo físico por dois aspectos. Um deles é o próprio desenvolvimento daquela alma, ou o protótipo cármico. O carma significa, em essência, "cada um colhe aquilo que planta." Se uma pessoa morre e deixa questões emocionais pendentes, aquele assunto inacabado buscará uma resolução trazendo a alma de volta para um novo ciclo de nascimento e morte. A ressonância cármica entre os pais e a alma que lhes vem ao encontro auxilia na formação da nova vida. Além disso, uma alma é atraída para a estrutura genética que melhor servirá a seu propósito cármico.

Em antigas sociedades tântricas, as pessoas sabiam perfeitamente que o tipo de alma que vem ao plano terrestre é determinado pelo nível de consciência do casal no momento da concepção. Consultavam-se astrólogos para se saber quando seria a oportunidade mais auspiciosa para a concepção. A forma original da astrologia indiana utiliza o momento da concepção, e não o do nascimento, como o principal ponto de referência para a feitura de um mapa. Os casais também consultavam um Guru, que lhes daria conselhos sobre como criar o ambiente mais favorável e qual a maneira mais adequada de fazerem amor para atraírem uma alma de grande potencial. As escrituras tântricas dizem que, qualquer que seja o ser a respeito do qual a mulher fantasie enquanto faz amor, essa será a espécie de criança que ela dará à luz. Acreditava-se ainda que o tipo de alimentos que uma mulher ingere antes da concepção influenciaria o tipo de alma que seria atraída. Além disso, após a concepção e ao longo de toda a gravidez, exigia-se que a mulher mantivesse um estado de tranquilidade sublime e amorosa, a fim de não traumatizar a frágil vida nova.

A decisão de dar à luz e cuidar de uma nova vida é um compromisso muito sério, que não se deve assumir de maneira imprudente. É preciso preparação e aprendizado antes de dar início à jornada. Ao tratarmos a concepção com reverência e discernimento, poderemos garantir que características físicas e espirituais de caráter apurado tornem-se predominantes na humanidade.

Controle de Natalidade

Para desfrutar de liberdade sexual e ter a possibilidade de fazer uma escolha ponderada do melhor momento para a concepção, é importante saber os meios de preveni-la. Cada método contraceptivo tem seus prós e contras. Alguns dos métodos mais largamente utilizados são descritos abaixo.

Método	Prós	Contras
Método rítmico sintotérmico A mulher faz um controle regular de sua temperatura corporal e observa outros sinais, tais como mudanças no muco vaginal, a fim de determinar quando está fértil. Durante o período de fertilidade, pode-se evitar o sexo penetrativo ou usar um método de barreira (veja abaixo).	Estar em harmonia com o próprio corpo é muito libertador para a mulher. O período fértil, quando o óvulo é expelido pelo ovário, ocorre, via de regra, em um ciclo regular que se repete todos os meses, com duração de 3 a 5 dias. O óvulo só pode ser fertilizado durante um período de 24 horas dentro dessa fase, mas, para estar mesmo segura, é preciso ter cuidado nos 2 ou 3 dias antes e após aquele período de 24 horas.	O período fértil é exatamente aquele em que as mulheres mais desejam sexo arrebatador; então, existe o risco de a mulher "escorregar" e engravidar. Esse método é adequado apenas para mulheres que têm um ciclo menstrual muito regular. Além disso, algumas mulheres ovulam a qualquer momento, de maneira que, mesmo quando se supõe que não estejam férteis, uma relação sexual apaixonada pode estimular a liberação de um óvulo.
Esponja Contraceptiva Método de barreira: é feita de poliuretano e impregnada de espermicida. É introduzida na vagina de modo a recobrir o colo do útero, pouco antes do sexo penetrativo.	É vendida sem prescrição médica em alguns países, sendo tão eficaz quanto o diafragma. Foi comprovado que ela reduz o risco de se contrair gonorreia e clamídia.	Mostrou-se fator de aumento do risco de infecções vaginais causadas por cândida. Algumas mulheres são alérgicas ao espermicida. Precisa permanecer dentro do corpo da mulher por, no mínimo, seis horas após a relação sexual.
Diafragma Método de barreira: é uma abóbada de borracha que se encaixa ao colo do útero, recobrindo-o. Precisa ser impregnada de espermicida e introduzida na vagina antes do sexo penetrativo. Pode, então, ser deixada ali por até 24 horas.	Se você sabe que terá um encontro erótico, é possível introduzi-la com antecedência. Pode oferecer proteção contra algumas doenças sexualmente transmissíveis.	O espermicida tem um gosto horrível, então, o ato de beijar a *Yoni* perderá todo o encanto. Durante penetração profunda, o diafragma pode se movimentar, deslocando-se de sua posição correta. Algumas mulheres são alérgicas a determinados espermicidas. É necessário mantê-lo na vagina por, no mínimo, seis horas após a relação sexual. Você precisará ir ao médico para experimentar vários tamanhos a fim de determinar qual o correto para seu organismo.

Concepção, Controle de Natalidade e Sexo Seguro

Método	Prós	Contras
Capuz Cervical Método de barreira: um pequeno capuz de látex ou silicone, em forma de dedal, que se encaixa confortavelmente sobre a abertura do colo do útero. Costuma ser usado em conjunto com espermicida, embora exista um tipo de "capuz de mel" feito de uma borracha que absorve mel – um espermicida natural.	Menor e mais fácil de ser introduzido que o diafragma. O capuz de mel foi especialmente desenvolvido para ser embebido em mel (não tente fazer isso com um capuz cervical comum) e lavado antes de sua introdução no corpo. O mel deixa o sexo oral bastante doce.	A sucção pode se tornar desconfortável. É preciso mantê-lo dentro da vagina por seis horas depois da relação sexual. Ele pode afrouxar devido aos golpes durante a penetração profunda e pode ser que você precise verificar seu estado durante a relação sexual. Algumas mulheres são alérgicas a determinados espermicidas. O espermicida faz com que a *Yoni* fique com um sabor horrível.
Camisinha Masculina Método de barreira: feito de látex não poroso ou poliuretano e submetido a tratamento com espermicida. Recobre confortavelmente o *Lingam* ereto, devendo ser colocado antes da penetração. Quando da ejaculação, o sêmen fica armazenado dentro da ponta do preservativo.	O homem pode assumir alguma responsabilidade na contracepção. Pode ser adquirido sem prescrição médica. Previne o contágio por doenças sexualmente transmissíveis, inclusive o HIV. Como é colocado pouco antes da penetração, é um ótimo método para ser usado no sexo espontâneo.	Muitos homens reclamam que o preservativo tira grande parte da sensação de prazer. Alguns homens não conseguem manter a ereção durante sua colocação. Em uma penetração mais profunda e com movimentos mais intensos, o preservativo pode se romper. O *Lingam* tem de ser retirado da *Yoni* tão logo aconteça a ejaculação, para que a camisinha não se solte e derrame seu conteúdo dentro da *Yoni*. Algumas mulheres são alérgicas ao látex e a determinados espermicidas.
Camisinha Feminina Um preservativo maleável de poliuretano que recobre toda a *Yoni* e a área imediatamente exterior.	Pode ser colocada a qualquer momento antes do sexo. Protege ambos os parceiros de doenças sexualmente transmissíveis. É aconselhável nos casos em que o homem tem problemas com o preservativo masculino.	Ela pode deslizar. É preciso certificar-se de que o *Lingam* se introduza no preservativo e não entre ele e a *Yoni*. Pode fazer sons desagradáveis durante a penetração ativa.
Dispositivo Intrauterino (DIU) Um pequeno artefato feito de plástico, cobre ou aço inoxidável que é introduzido no útero e impede que o óvulo fecundado se aloje ali. Tem um pequeno cordão plástico que pende para fora do colo do útero, dentro da vagina.	Uma vez introduzido, pode permanecer dentro do corpo por um período de três a dez anos, mas é possível sua remoção (por um médico) a qualquer tempo.	Pode causar uma sensação incômoda no útero, ocasionando tensão em um dos principais polos positivos femininos e impedindo que a mulher se sinta receptiva ao longo do ato sexual. Durante a penetração, o contato entre o *Lingam* e o cordão plástico pode provocar sensações de dor espasmódica na mulher. Precisa ser introduzido por um médico. Pode intensificar o fluxo menstrual e aumentar o risco de doenças inflamatórias da pelve.

Método	Prós	Contras
Sistema Intrauterino (SIU) Um pequeno dispositivo plástico que libera progestágeno. É introduzido no útero, como um DIU. Ele torna o muco cervical mais espesso a fim de impedir que o espermatozoide encontre o óvulo, podendo, ainda, impossibilitar que um óvulo fecundado se implante no útero ou até mesmo obstar a ovulação.	Uma vez colocado, pode permanecer dentro do corpo por cinco anos, mas sua retirada (por um médico) é possível a qualquer tempo. A menstruação, na maioria dos casos, diminui.	Sangramentos irregulares são normais nos primeiros três meses e, por vezes, até mais. Os efeitos colaterais podem incluir dores de cabeça e nos seios, bem como acne. Pode tornar a menstruação mais prolongada e irregular e aumentar o risco de doenças inflamatórias da pelve.
Pílula Combinada [Pílula Anticoncepcional]. Composto hormonal sintético de progesterona e estrógeno que impede a ovulação ao simular uma gravidez, enganando, assim, o corpo. Deve ser tomada em períodos regulares de 28 dias, iniciando-se no primeiro dia da menstruação. Do 27º dia ao 5º dia do ciclo seguinte não devem ser ingeridas, ou são ingeridas pílulas sem hormônios, para se permitir o sangramento.	Apresenta uma eficácia de mais de 99% na prevenção da gravidez, se tomada de acordo com as prescrições médicas. Diminui, em regra, o fluxo menstrual e as cólicas.	Os efeitos colaterais comumente relatados incluem inchaço e aumento de peso, telangiectasia [dilatação, multiplicação ou anomalia dos capilares sanguíneos da pele] ou "veias de aranha", varizes [ou veias varicosas], náusea, dores de cabeça, aumento da quantidade de pelos faciais, sangramentos inesperados entre os períodos menstruais e perda do desejo sexual. Em algumas mulheres, pode aumentar o risco de tromboses, câncer de mama ou de colo de útero. Deve ser prescrita por um médico e requer acompanhamento regular. Sua eficácia será reduzida em casos de má digestão ou uso concomitante de outros medicamentos como, por exemplo, antibióticos, ou, ainda, se for tomada com mais de 12 horas de atraso com relação ao horário estabelecido.

Método	Prós	Contras
Pílula de Progestágeno ou Progesterona O hormônio progestágeno torna o muco cervical mais espesso a fim de impedir que o espermatozoide encontre o óvulo, podendo ainda impossibilitar que um óvulo fecundado se implante no útero. Em algumas mulheres, obsta a ovulação.	Existem menos relatos de efeitos colaterais relacionados a ela em comparação à pílula combinada e tem eficácia de 99%, se tomada de acordo com as indicações.	Precisa ser tomada exatamente no mesmo horário, todos os dias, para que seja eficaz. Vômitos, diarreias e alguns medicamentos podem reduzir sua eficácia, mas esta não é afetada por antibióticos. Os períodos menstruais podem se tornar irregulares e o fluxo, muito fraco. Possíveis efeitos colaterais incluem sensação de desconforto nos seios e aumento do risco de cistos ovarianos.
Injeção Contraceptiva É uma injeção que se aplica no músculo das nádegas ou do braço a cada dois ou três meses. Ela libera progestágeno de forma gradativa no organismo, obstando a ovulação e fazendo com que o muco cervical fique mais denso, impedindo que o espermatozoide alcance o óvulo.	Apresenta quase 100% de eficácia. Permite a prática de o sexo sem obstáculos, uma vez que não existe a preocupação de tomar uma pílula todos os dias ou de usar um método de barreira.	Não se pode mudar de ideia após ter tomado a injeção. Pode ser que você não consiga engravidar por até dois anos depois de uma injeção. Possíveis efeitos colaterais incluem aumento de peso, perda da libido, falta de lubrificação vaginal, risco de doenças arteriais e osteoporose. A maioria das mulheres para de menstruar ou têm menstruações irregulares com fluxo muito pequeno. Algumas mulheres, no entanto, têm sangramentos intensos e prolongados.
Implantes Hormonais Pequeno tubo plástico introduzido sob a pele da parte superior do braço, com anestesia local. Libera progestágeno no organismo, para obstar a ovulação e fazer com que o muco cervical fique mais denso, impedindo que o espermatozoide alcance o óvulo.	Sua ação perdura por até três anos, mas pode ser removido (por um médico) a qualquer tempo. Uma vez retirado, o nível normal de fertilidade tende a ser recuperado de imediato.	O implante pode causar dor local, inchaço ou infecções no braço. A menstruação pode se intensificar, tornar-se irregular ou cessar por completo. Outros efeitos colaterais podem incluir dores de cabeça e nos seios, acne, náusea, variações de humor, ganho ou perda de peso bem como aumento do risco de cistos ovarianos.
Coito Interrompido É usado, em geral, quando nenhum outro método está acessível. Pouco antes da ejaculação, o homem retira o *Lingam* da *Yoni* da mulher.	Reduz o risco de concepção.	Pode ser que o homem não consiga retirar o pênis antes da ejaculação. Pequenas quantidades de esperma podem vazar pela uretra antes da ejaculação plena. A ansiedade gera tensão em ambos os parceiros, inibindo o prazer.

Método	Prós	Contras
Esterilização Feminina Procedimento cirúrgico com anestesia geral. É feita uma incisão no abdômen e as tubas uterinas são ligadas e cortadas. A recuperação pode se dar em até dez dias. É uma cirurgia mais complexa do que a esterilização masculina.	Método contraceptivo definitivo ou permanente, sem efeitos colaterais conhecidos em longo prazo.	Algumas mulheres podem sentir tensão ou dor na região. Em casos raros, as tubas uterinas religam-se e a mulher volta a ser fértil. A cirurgia nem sempre pode ser revertida com sucesso se você mudar de ideia e quiser engravidar.
Esterilização Masculina/ Vasectomia Cirurgia simples, com anestesia local. É feita uma incisão de cada lado do saco escrotal e os canais que conduzem o esperma são cortados. Os cortes cicatrizam-se em poucos dias.	Método contraceptivo definitivo ou permanente, sem efeitos colaterais perceptíveis. No orgasmo, o homem ejacula o sêmen, mas os espermatozoides são reabsorvidos pelo corpo. Para um homem que não deseja ter mais filhos é, sem dúvida, o melhor método contraceptivo.	Caso você mude de ideia no futuro, concluindo que deseja ser pai, pode não ser possível reverter o procedimento cirúrgico de modo eficaz. Em casos raros, os canais podem se reconectar e o homem voltará a ser fértil.
Pílula de Emergência [Pílula do Dia Seguinte] É uma pílula que contém hormônios sintéticos, capaz de evitar ou retardar a ovulação, bem como obstar que um óvulo fertilizado se implante no útero. É vendida sem prescrição médica em alguns países, mas, em outros, é preciso consultar um médico.	Pode ser tomada até 72 horas após a relação sexual, embora seja mais eficaz se utilizada nas primeiras 24 horas.	Os efeitos colaterais podem incluir náusea, vômito, dores de cabeça, tontura e dor abdominal. Pode provocar sangramento atípico antes do período menstrual seguinte. Não é recomendado o uso frequente deste método, uma vez que ele interrompe e desregula o ciclo menstrual.
Dispositivo Intrauterino (DIU) A colocação de um DIU até cinco dias depois de uma relação sexual desprotegida impede a fertilização ou que um óvulo fecundado se aloje no útero.	É o método de emergência mais eficaz. Caso você não queira usar o DIU como um método contraceptivo contínuo, ele pode ser removido uma vez que você tenha se certificado de que não está grávida.	Veja o que já foi comentado a respeito do DIU (página 89). Ele precisa ser colocado por um médico ou enfermeiro e será necessária uma consulta posterior para verificar se o dispositivo ainda está na posição correta ou removê-lo.

Sexo Seguro

Sexo seguro significa praticar o sexo de tal forma que nem você, nem seu parceiro ou parceira corram o risco de contaminar um ao outro com uma das mais de 20 doenças sexualmente transmissíveis existentes.

Antes da descoberta da penicilina, a sífilis e a gonorreia provocavam degeneração física e mental, levando à morte. Esse é um dos motivos dos inúmeros tabus vitorianos em torno da sexualidade. Tais doenças ainda existem, mas, nos dias de hoje, podem ser tratadas, de modo eficaz, com antibióticos. Entretanto, outras doenças sexualmente transmissíveis ainda não têm cura. A infecção por HIV pode levar à manifestação completa da Aids. O herpes não é fatal, mas pode ser bastante doloroso e, uma vez que a mulher corre o risco de transmiti-lo ao bebê durante o parto, é provável que ela precise se submeter a uma cesariana em vez do parto normal.

Os casais do mundo todo precisam encarar o fato de que, a menos que ambos os parceiros tenham feito exames para detectar doenças sexualmente transmissíveis e os resultados mostrem que não estão infectados, não é seguro fazer sexo sem o uso de preservativo. São muitas as doenças sexualmente transmissíveis de que você pode ser portador sem apresentar quaisquer sintomas. O ideal é que ambos os parceiros assumam

"*É o amor que torna o sexo especial. Qualquer ato feito com amor transforma-se em algo divino, mesmo usando-se um preservativo.*"

a responsabilidade de fazer sexo seguro. Em um relacionamento monogâmico, é aconselhável que ambos passem por exames médicos antes de começarem a ter relações sexuais sem preservativo. Também é imperativo que exista uma comunicação honesta entre o casal, devendo-se contar ao outro se um de vocês tem um novo parceiro ou parceira sexual.

Se você tem inúmeros parceiros ou parceiras, precisará usar preservativo em toda e qualquer relação sexual. Exames médicos podem não revelar infecções recentes, ocorridas em questão de dias ou poucas semanas. Se uma pessoa foi infectada por HIV, isso pode não aparecer em exames médicos por vários meses.

Muitos homens são relutantes quanto ao uso de preservativos, mas é inútil censurá-los por causa disso. Uma mulher simplesmente tem de aprender a ser criativa e firme, valendo-se de suas qualidades de amor, compreensão e compaixão para inventar uma prática divertida envolvendo o preservativo.

Higiene Sexual

A simples lavagem da região genital logo após a relação sexual não evita a gravidez ou o contágio por doenças graves, mas pode ajudar a prevenir a candidíase e infecções do trato urinário.

Coloque duas colheres de chá de vinagre orgânico de maçã em uma caneca com água morna e lave a área genital como se descreve a seguir:

🙢 A mulher deve lavar o interior e toda a área externa da *Yoni*, utilizando os dedos. Uma maneira fácil de fazer isso é agachar debaixo do chuveiro, com as pernas abertas. Você poderá, então, enxaguar com água limpa. A lavagem com os dedos é suave e não agride a flora natural da *Yoni*, ou sua capacidade lubrificante e autolimpante.

🙢 O homem deve lavar o *Lingam* com cuidado, recuando o prepúcio.

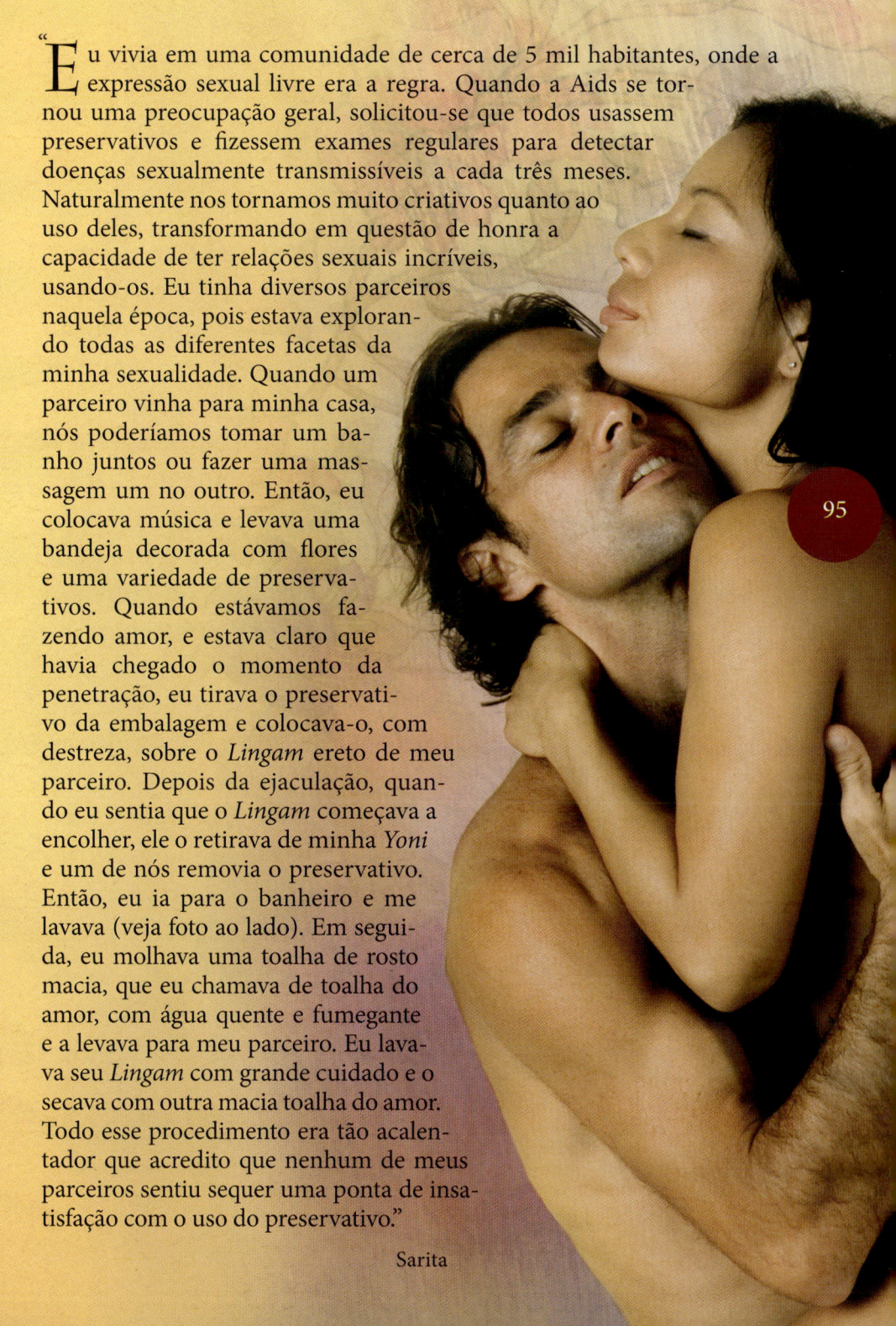

Concepção, Controle de Natalidade e Sexo Seguro

"Eu vivia em uma comunidade de cerca de 5 mil habitantes, onde a expressão sexual livre era a regra. Quando a Aids se tornou uma preocupação geral, solicitou-se que todos usassem preservativos e fizessem exames regulares para detectar doenças sexualmente transmissíveis a cada três meses. Naturalmente nos tornamos muito criativos quanto ao uso deles, transformando em questão de honra a capacidade de ter relações sexuais incríveis, usando-os. Eu tinha diversos parceiros naquela época, pois estava explorando todas as diferentes facetas da minha sexualidade. Quando um parceiro vinha para minha casa, nós poderíamos tomar um banho juntos ou fazer uma massagem um no outro. Então, eu colocava música e levava uma bandeja decorada com flores e uma variedade de preservativos. Quando estávamos fazendo amor, e estava claro que havia chegado o momento da penetração, eu tirava o preservativo da embalagem e colocava-o, com destreza, sobre o *Lingam* ereto de meu parceiro. Depois da ejaculação, quando eu sentia que o *Lingam* começava a encolher, ele o retirava de minha *Yoni* e um de nós removia o preservativo. Então, eu ia para o banheiro e me lavava (veja foto ao lado). Em seguida, eu molhava uma toalha de rosto macia, que eu chamava de toalha do amor, com água quente e fumegante e a levava para meu parceiro. Eu lavava seu *Lingam* com grande cuidado e o secava com outra macia toalha do amor. Todo esse procedimento era tão acalentador que acredito que nenhum de meus parceiros sentiu sequer uma ponta de insatisfação com o uso do preservativo."

Sarita

Parte 3 — Ciclos Energéticos

A energia sutil, um extrato de forças cósmicas, é um poder misterioso que exerce uma função direcionadora em inúmeros aspectos de nossa vida. Explorar os efeitos da energia sutil no sistema de chacras e como eles afetam a dinâmica homem-mulher fará com que você alcance a unidade com um parceiro ou parceira, em termos sexuais e espirituais. As "instruções" para se tornar a alma gêmea de um parceiro ou parceira estão codificadas no sistema de chacras. Portanto, decifrá-las por meio de toques conscientes e massagem ampliará seu repertório de técnicas para se tornar um exímio ou uma exímia amante.

A lua tem um impacto tremendo sobre nosso corpo, nossas emoções e ciclos sexuais. Nosso relógio biológico funciona de acordo com ritmos cósmicos. Aprendendo a sintonizar e absorver a sabedoria de seu ciclo hormonal, você poderá reverenciar e assimilar consciência a tais ciclos. Assim, sua vida ficará ainda mais espontânea e em harmonia com os outros e com toda a natureza.

Somos espírito em forma visível e é o desafio de reverenciar tal condição que dá profundidade e significado à sexualidade.

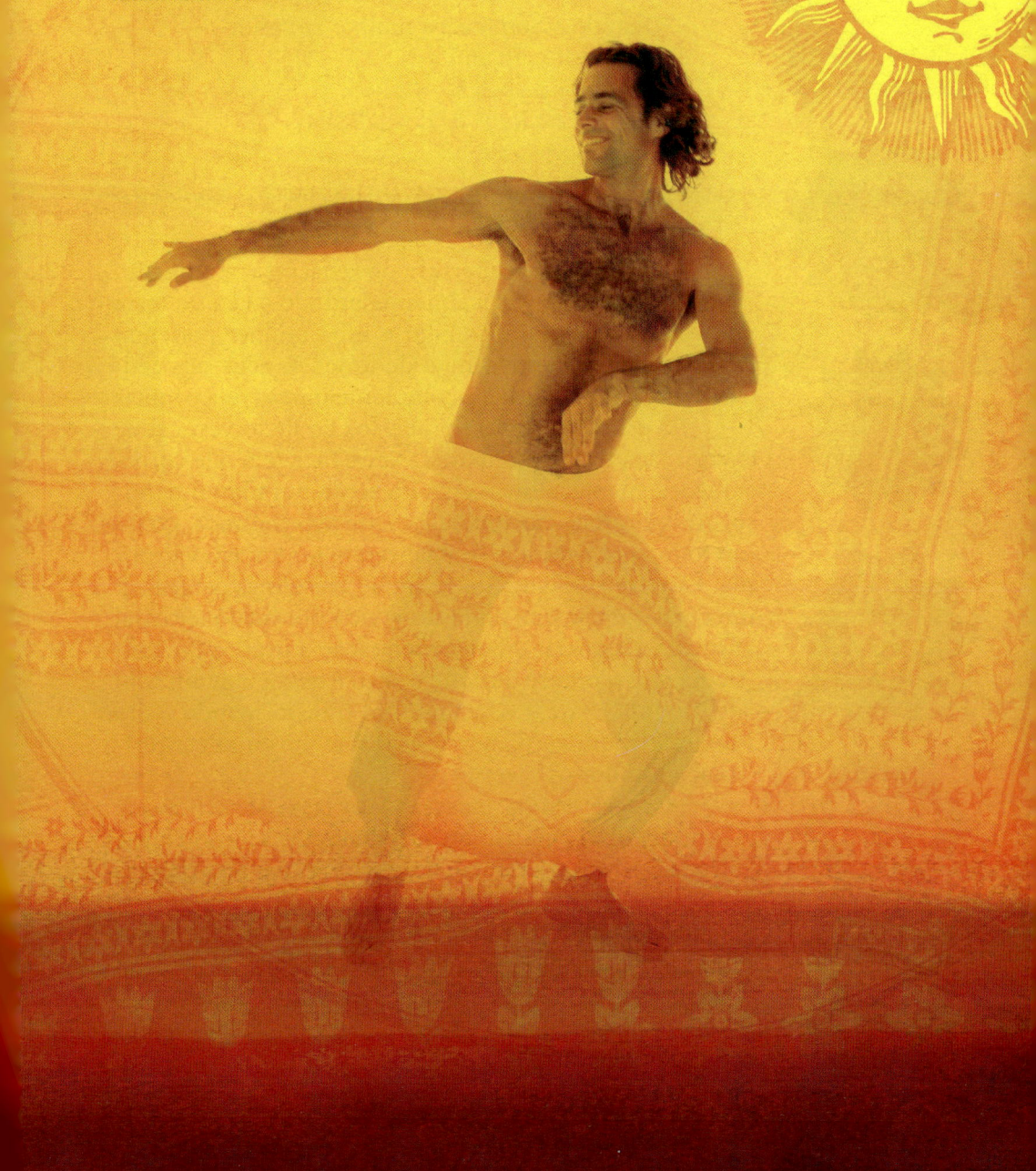

Capítulo 8

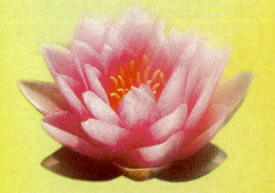

O Sistema de Chacras

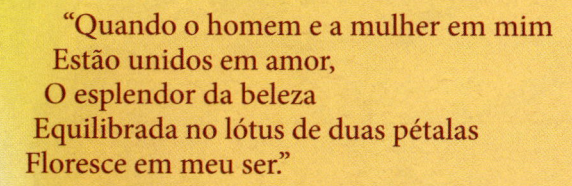

"Quando o homem e a mulher em mim
Estão unidos em amor,
O esplendor da beleza
Equilibrada no lótus de duas pétalas
Floresce em meu ser."

Canção dos Místicos *Baul* da Bengala, na Índia, a partir da tradução para o inglês feita por D. Battacharya

O Tantra prega a abertura dos chacras em um sistema que flui verticalmente, unindo o céu e a terra dentro do ser. Se um homem e uma mulher puderem vivenciar, juntos, uma união de todos os seus seis centros energéticos opostos e complementares (veja páginas 101, 102 e 103) e estiverem abertos ao fluxo vertical de energia, sua ligação será uma experiência em que corpo, emoções, mente, alma e espírito serão um todo dinâmico. Ao vibrarem em unicidade consigo mesmos, como um todo, será natural e fácil vibrarem juntos, em harmonia. Esse tipo de vínculo é a união das almas gêmeas. É uma experiência que pode ser vivida por qualquer casal disposto a associar amor e meditação à prática do Tantra. O que acontece durante o sexo é então magnificado de modo a abarcar o ser inteiro, transformando o ato sexual em um verdadeiro despertar sensorial e espiritual em todos os níveis.

Chacra é uma palavra de origem sânscrita que significa roda, vórtice ou turbilhão. De acordo com a tradição mística oriental, toda pessoa tem sete chacras – centros de energia que giram como rodas, promovendo a absorção de força vital pura. Os chacras estão localizados ao longo do canal central que atravessa o corpo verticalmente, desde o cóccix até o alto da cabeça.

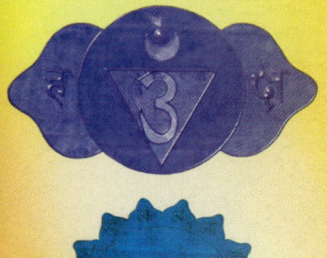

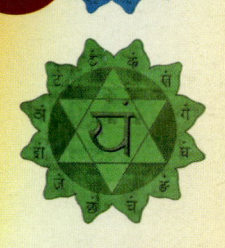

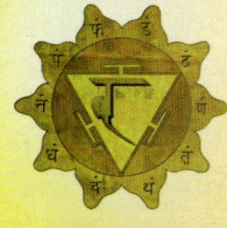

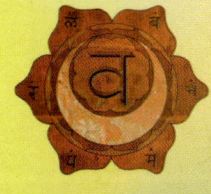

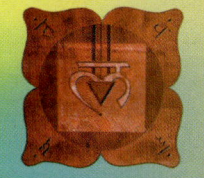

Esses sete chacras guardam o segredo de como alcançar o despertar da consciência ou libertação espiritual. Aquele que busca a verdade almeja empreender uma jornada interior por seu sistema de chacras, limpando pontos de estagnação energética e abrindo cada centro para que manifeste seu potencial mais apurado. Uma vez que se tenha realizado esse trabalho nos sete chacras, as sete frequências diferentes de energia de cada um deles fundem-se da mesma forma que as sete cores do espectro da luz se reúnem a fim de criar a luz branca. Essa fusão de energia dos chacras induz a um estado de consciência chamado "iluminação" ou *Mahamudra*. O ser humano então deixa de se relacionar com o mundo por meio de um sistema energético fragmentado, mas passa a vivenciá-lo a partir de um senso de unidade com tudo o que existe.

A Energia dos Chacras

Na teoria da física quântica, existe uma dimensão de energia que viaja a uma velocidade maior que a da luz e não tem frequência. Sem forma, ainda que encerre o potencial para todas as formas, é conhecida como "energia de ponto zero". A partir dessa dimensão, ocorre um processo decrescente gradativo até nosso mundo de matéria e forma. A energia vital pura (ou *Tachyon*), que está vinculada à energia de ponto zero, interage com a matéria infundindo o campo energético sutil organizado, ou órbita, que existe em torno de cada partícula de energia. Uma partícula de matéria carregada de energia vital é capaz de manifestar seu potencial para a forma. Assim, a energia cósmica modela e cria o mundo material como um todo e interage com ele. Outra maneira de conceber essa realidade é pensar na energia de ponto zero como espírito, na energia vital (*Tachyon*) como a mensageira do espírito e o campo energético sutil organizado em torno de cada forma de vida como a alma da matéria.

Cada chacra tem uma frequência energética específica e relaciona-se com os órgãos do corpo que ressoam aquela mesma frequência (veja páginas 101, 102 e 103). Tais órgãos absorvem e destilam essa energia, irradiando-a, em seguida, como uma qualidade ou característica particular. Dependendo do nível de consciência do indivíduo, o que é irradiado pode estar em sintonia com o potencial mais elevado daquela pessoa ou com energias que ainda precisam ser purificadas na alquimia da vida. A estagnação de um chacra está sempre associada a experiências incompletas de vida. A espontaneidade fica paralisada por algum motivo e isso gera um bloqueio no fluxo energético. Existem muitas maneiras de liberar o fluxo no sistema de chacras, tais como sessões de respiração, massagem dos chacras, terapia de cristais, uso de produtos carregados de energia *Tachyon* (veja Fontes de Referência, página 248), meditação tântrica e sessões com uso de imagens e diálogo.

Polos Positivos e Receptivos

Cada um dos seis primeiros chacras tem energia *Yin* ou *Yang* – são polos receptivos (*Yin*) ou positivos (*Yang*). Os sistemas masculino e feminino de chacras têm polaridades opostas, com exceção do sétimo chacra, que está além da dualidade. Tais sistemas estão descritos nas páginas 101, 102 e 103). Os chacras *Yin* ou receptivos podem ser comparados ao polo negativo de um ímã, ao passo que os chacras *Yang* ou emissores são semelhantes ao polo positivo. Entre um homem e uma mulher, as polaridades opostas de cada chacra atraem um ao outro, exceto no sétimo chacra, onde as qualidades positivas e receptivas estão unificadas. A simples compreensão disso pode revolucionar o relacionamento masculino-feminino.

Desequilíbrios desses polos podem levar a problemas de relacionamento, tanto em questões sexuais quanto cotidianas. É importante lembrar que os chacras *Yin* abrem-se de maneira automática caso os chacras *Yang* já estiverem despertos e abertos. Uma massagem para os polos positivos, a fim de despertar as polaridades *Yang*, é descrita na página 112).

Energias dos Chacras

Primeiro Chacra (centro sexual, pelve)

Rege os rins, bexiga, órgãos genitais, ânus, a glândula pituitária e, nos homens, a próstata. Quando a energia flui livremente neste chacra, há um prazer intenso no sexo.

Segundo Chacra (baixo ventre/abdômen)

Governa o intestino grosso, o hipotálamo e, nas mulheres, o útero e os ovários. O umbigo é o ponto por onde você recebe a vida que advém de sua mãe, no útero. Após o nascimento, continua sendo um vínculo energético com o útero universal, a deusa. Quando a energia flui livremente nesse chacra, a alegria e o riso estão presentes; a estagnação de energia neste centro causa tristeza e depressão.

Se esse chacra está aberto e sua energia flui durante o sexo, o casal experimenta um sentimento de conexão e o orgasmo é mais profundo.

Terceiro Chacra (plexo solar)

Rege o estômago, o baço, o pâncreas, o fígado e a vesícula biliar, a medula oblonga ou bulbo e o sistema límbico. Esse chacra processa as novas informações e as transforma – aqui, as experiências de vida tornam-se sabedoria. No sexo, quando o terceiro chacra de ambos os parceiros está aberto e a energia flui, o casal vivencia a dissolução do ego e o orgasmo abrange todo o corpo.

Quarto Chacra (centro cardíaco)

Vinculado ao coração, ao intestino delgado e à glândula timo. O chacra cardíaco purifica experiências incompletas de vida, visando destilar tudo no cadinho do amor. É nesse chacra que o desentendimento entre os parceiros começa a desvanecer. Quando os amantes vivenciam a união sexual nesse chacra, um aspecto do sagrado os envolve. O orgasmo do coração é divinamente físico e, ainda assim, traz em si um aspecto místico de eternidade.

Quinto Chacra (centro da garganta)

Governa a glândula tireoide. Esse chacra está vinculado ao pai, ou princípio masculino, e está relacionado com a expressão criativa da verdade e da sabedoria. Quaisquer questões não resolvidas acerca do princípio masculino podem causar estagnação de energia nesse chacra, levando à frustração. Durante a fusão orgástica entre os parceiros ao nível desse chacra, o pequeno ego é destruído no fogo da verdade. O orgasmo alcança uma qualidade de imensa amplitude.

Sexto Chacra (terceiro olho/mesencéfalo ou cérebro intermediário)

Vinculado à glândula pineal, aos olhos, nariz e orelhas. Caso exista uma estagnação nesse chacra, a pessoa vive em uma espécie de sono espiritual, inconsciente do extraordinário potencial da vida. Os parceiros que se unirem ao nível deste chacra poderão ter uma percepção de si mesmos como deus e deusa. A relação sexual entre eles torna-se consciente e plena de sensibilidade, além do tempo e da mente. O orgasmo, aqui, é uma experiência de união de corpo e alma.

Sétimo Chacra
(coroa ou alto da cabeça)

Ligado ao tálamo e ao corpo caloso do cérebro. A energia desse chacra irradia-se para o corpo todo, em movimento descendente, através do canal central. Aqui acontece a união dos aspectos masculino e feminino interiores, em sintonia e equilíbrio perfeitos. Quando esse chacra está aberto ao fluxo de energia divina durante o sexo, os amantes são um todo indivisível, mergulhado na consciência universal.

Polaridades Masculinas

O primeiro chacra é um polo positivo que se revela, em termos físicos, no modo como "se projeta para fora" do corpo. A energia de um homem está naturalmente concentrada nesse chacra e é ele que dá origem ao desejo pela relação sexual. É nesse ponto que o homem precisa se sentir amado. O toque afetuoso despertará o deus que habita o *Lingam* e abrirá o coração do homem.

O segundo chacra tem polaridade *Yin*, ou receptiva, de energia.

O terceiro chacra é um polo positivo. É onde habita a alma. Quando um homem irradia o poder e a força do amor a partir de seu plexo solar, a mulher receberá essa impressão em seu próprio terceiro chacra, o que satisfará um profundo desejo interno dela de ser sobrepujada pela força masculina.

O quarto chacra tem polaridade receptiva, *Yin*.

O quinto chacra é um polo positivo. É dele que emana a expressão criativa da verdade que emerge do equilíbrio dos quatro primeiros chacras. Quando o quinto chacra de uma mulher recebe essa energia, o amor dela eleva-se a alturas espirituais.

O sexto chacra tem polaridade receptiva, *Yin*.

O sétimo chacra está além da polaridade. Ele é, ao mesmo tempo, *Yin* e *Yang* e abre-se para a unidade suprema dos aspectos masculino e feminino.

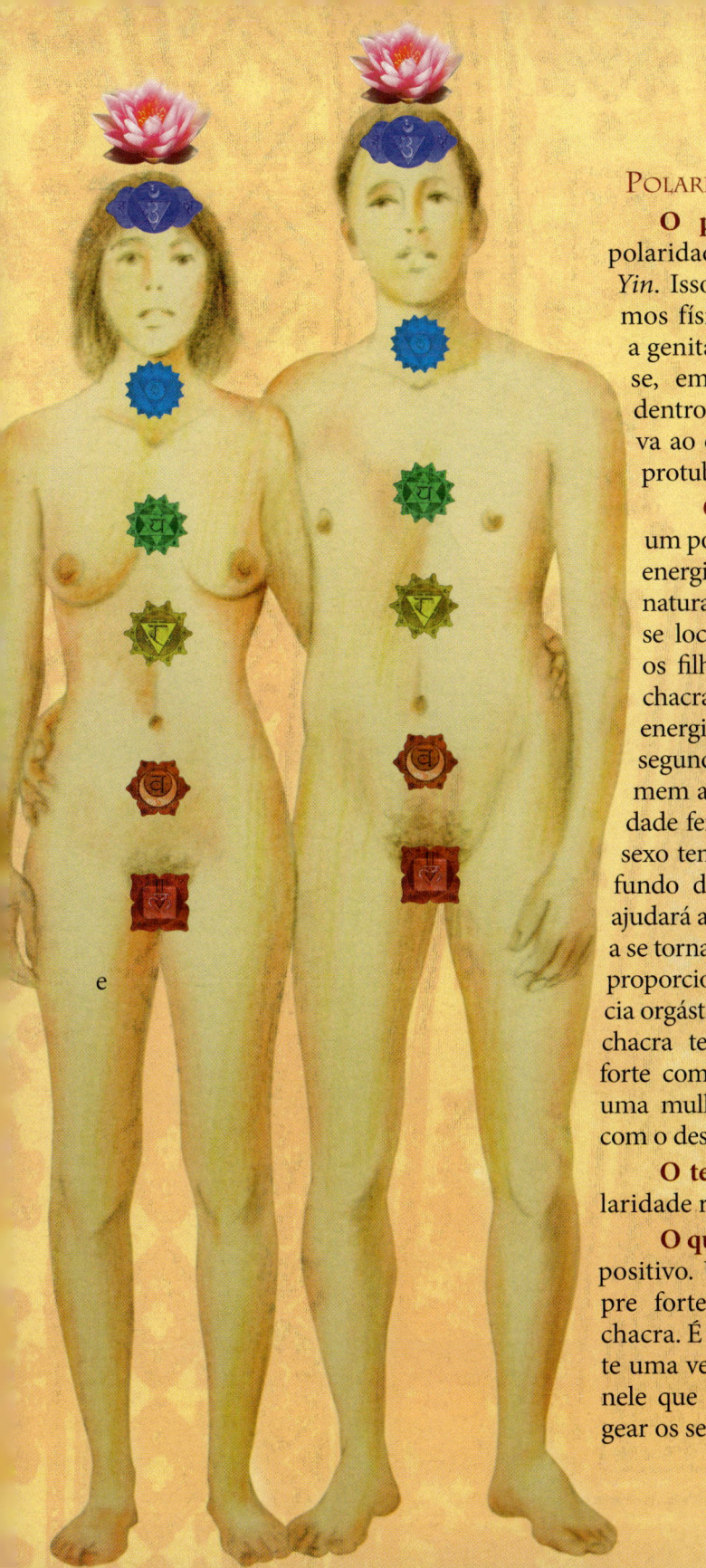

Polaridades Femininas

O primeiro chacra tem polaridade receptiva, feminina, *Yin*. Isso se evidencia, em termos físicos, pelo modo como a genitália da mulher localiza-se, em sua maior extensão, dentro do corpo e é receptiva ao órgão masculino, *Yang*, protuberante.

O segundo chacra é um polo positivo. É nele que a energia sexual de uma mulher naturalmente vibra e é nesse local que ela gestará os filhos. Quando esse chacra está aberto e a energia flui, ele auxilia o segundo chacra do homem a ser receptivo à sexualidade feminina, de forma que o sexo tenha um senso mais profundo de intimidade. Também ajudará a própria *Yoni* da mulher a se tornar receptiva à penetração proporcionar-lhe uma experiência orgástica muito mais rica. Esse chacra tem uma ligação muito forte com as emoções, portanto, uma mulher pode rir ou chorar com o despertar desse centro.

O terceiro chacra tem polaridade receptiva, *Yin*.

O quarto chacra é um polo positivo. Uma mulher está sempre fortemente centrada nesse chacra. É o ponto onde ela se sente uma verdadeira mulher, pois é nele que a deusa habita. Massagear os seios de uma mulher com mãos amorosas e reverentes despertará a deusa interior. O amor que a mulher emana a partir desse chacra é tão inebriante que o homem poderá sintonizá-lo e relaxar em uma paz divina.

O quinto chacra tem polaridade receptiva, *Yin*.

O sexto chacra é um polo positivo. É por meio dele que a mulher sintoniza os mistérios da existência. No Tantra, a mulher é considerada a iniciadora por ser ela quem canaliza e transmite essa ligação espiritual ao homem. Juntos, eles poderão, então, se abrir para o sétimo chacra. Ambas as almas fundem-se em uma única, o potencial máximo do sexo.

O sétimo chacra está além da polaridade. Ele é, ao mesmo tempo, *Yin* e *Yang* e abre-se para a unidade suprema dos aspectos masculino e feminino.

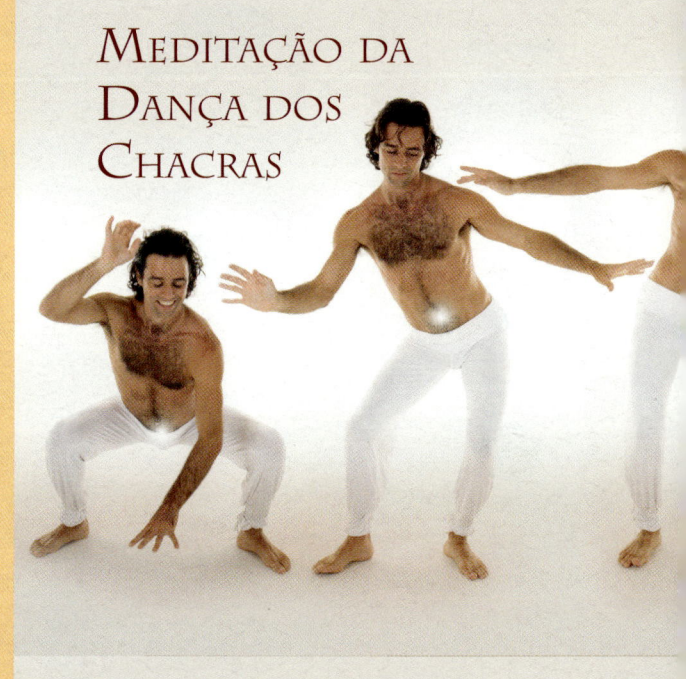

Meditação da Dança dos Chacras

Primeiro Chacra: Sexo/sensualidade

Segundo Chacra: Emoções/ sentimentos

Terceiro Cha... Verdade indiv... dissolução do...

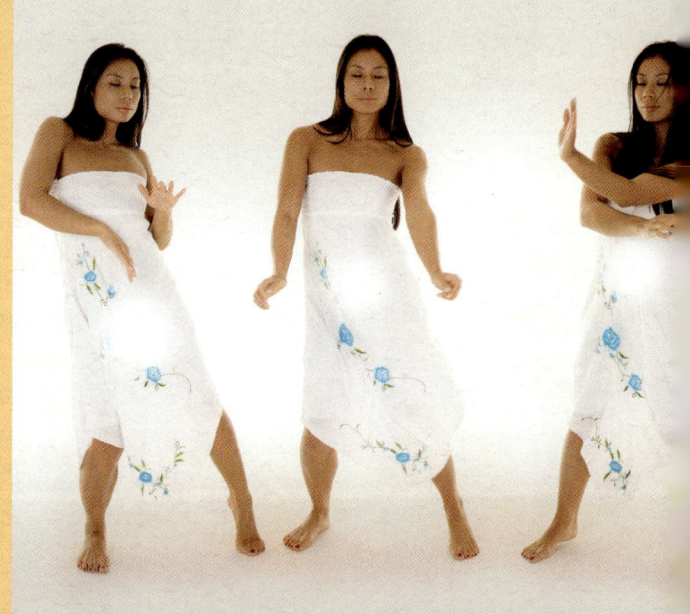

Quarto Chacra:
Amor/sacralidade

Quinto Chacra:
Criatividade/expressão

Sexto Chacra:
Abertura psíquica/
transcendência

Sétimo Chacra:
bem-aventurança/
unidade

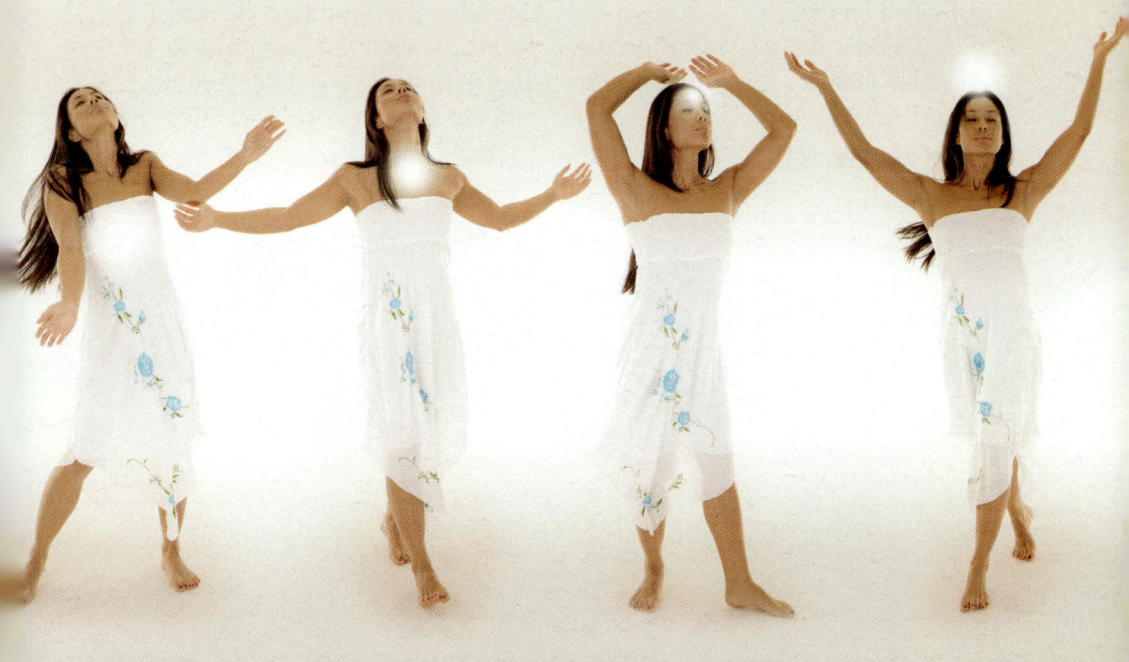

Essa dança de uma hora de duração celebra sua energia vital ao mesmo tempo em que abre os chacras. É uma meditação ativa, na qual a conscientização de seus movimentos corporais ajudará a promover a transformação.

⚜ Primeira Parte: Dance de acordo com o caráter de cada chacra, um após o outro, reservando sete minutos para cada um deles (veja a tabela do caráter de cada chacra, à direita (páginas 104 e 105).

Comece pelo primeiro chacra, direcionando sua atenção para esse centro, no interior da região pélvica. Permita que toda sua pelve fique repleta daquela energia e comece a dançar, a partir dessa área. Então, deixe que seu corpo inteiro seja tomado pelo caráter do primeiro chacra.

Depois de sete minutos, dirija sua atenção para o segundo chacra e, mais uma vez, permita que a energia se propague enquanto você dança de acordo com o caráter desse centro, descobrindo o que ele representa para sua personalidade. Então, deixe que a energia tome conta de todo o seu corpo e se transforme nele, dos pés à cabeça, conforme a dança continua.

Repita o procedimento para cada chacra, um por vez, finalizando com o chacra da coroa.

⚜ Segunda parte: Deite-se por 15 minutos, de olhos fechados, apenas observando sua respiração, sua mente e suas emoções, como se fosse um espectador que assiste de fora. Você poderá perceber todos os sete chacras vibrando, de forma simultânea.

Como alternativa, você pode ouvir músicas de meditação, destinando sete minutos de música para cada chacra. Certifique-se de que a música que você escolher está de acordo com o caráter do respectivo chacra.

Capítulo 9

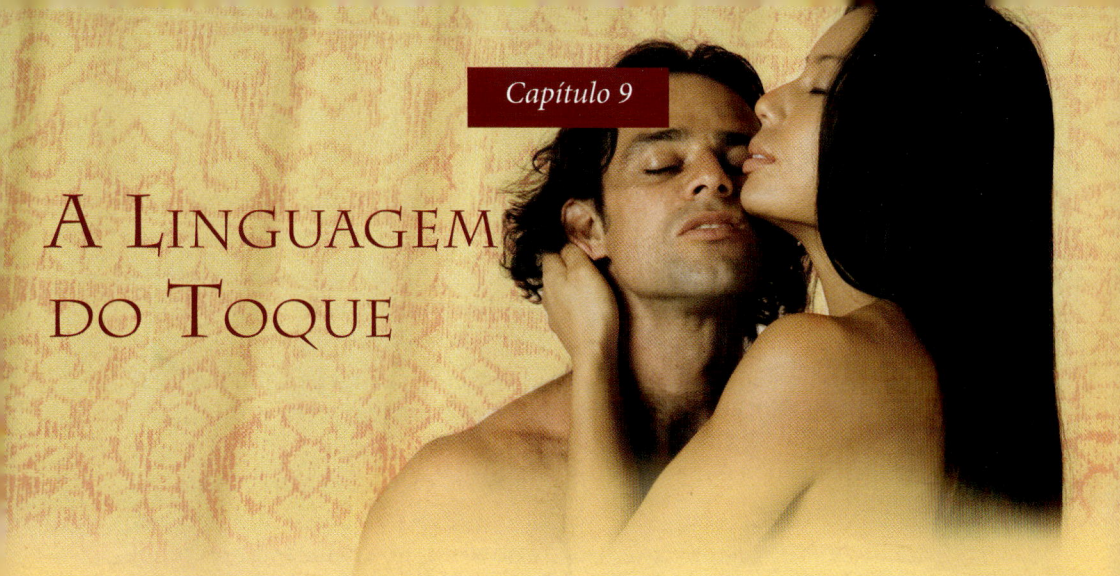

A Linguagem do Toque

O toque é uma forma de linguagem quase esquecida pela maior parte de nosso mundo contemporâneo. Na mente de muitas pessoas, toque tornou-se sinônimo de sexo. Isso sinaliza uma sociedade "constrangida" e "desconectada" no que tange à sexualidade.

Muitas pessoas quase nunca recebem ou oferecem um toque verdadeiramente alentador. O corpo é encarado como um mecanismo submetido a ideias sobre como deve ser sua aparência de acordo com o condicionamento ou a moda do momento. Cada vez mais energia é direcionada para a mente, como se ela fosse o único aspecto humano evolutivo. Todos os dias, inúmeras atividades são realizadas de maneira mecânica, sem qualquer consciência real do corpo físico. Apenas quando temos alguma dor ou estamos doentes é que nos conscientizamos de nossa vida corpórea.

As pessoas perderam contato com a sabedoria do corpo. Essa sabedoria só pode ser acessada por meio do amor e da reverência pelo milagre da vida nesta forma física. Prazer, êxtase, felicidade, orgasmo, inteligência instintiva natural, o processo de pensamento (mente), a intuição, o conhecimento interior (sensação ou resposta pessoal instintiva), sabedoria, sensações (físicas e emocionais) e amor são só alguns dos poucos aspectos ou qualidade que podem se manifestar somente por intermédio do corpo. Eles oferecem uma contribuição essencial ao significado da vida.

Uma das características especiais do toque é sua capacidade de trazer conscientização ao corpo. Por exemplo, pense no sacro, do qual você, por certo, não está consciente neste momento. Um simples toque ali, com uma das mãos, desviará sua atenção para essa área e possibilitará que você perceba essa parte do corpo e as sensações ou características sutis associadas a ela. Como temos uma tendência a subir e permanecer em

> "Lembre-se sempre de que Deus não tem lábios próprios, ele lhe beija por intermédio dos lábios de alguém. Ele não tem mãos próprias, ele lhe abraça com os braços e as mãos de outra pessoa. Ele não tem seus próprios olhos, porque todos os olhos são dele."
>
> Extraído de *I Say Unto You*, vol. 1, Osho

nossa cabeça, desconectando-nos do corpo, o toque é a forma mais efetiva de nos ajudar a "descer" de volta para ele. O desenvolvimento da consciência e da sensibilidade do corpo é um pré-requisito para a expansão do amor e do êxtase em nossas vidas.

Formas de Expressão do Toque

✦ Toques que transmitem amor, ternura, afeição e cuidado são do tipo *Yin* e derivam de aspectos femininos (independentemente de serem oferecidos por homens ou mulheres). Essa espécie de toque é a mais negligenciada nos dias atuais. As mãos ficam relaxadas ao tocarem ou acariciarem a pessoa amada. Como a maioria de nós não recebeu carícias o suficiente na infância, não somos espontâneos ou nos sentimos constrangidos com essa forma de expressão. Passamos dias ou semanas sem um toque sequer, até chegarmos ao ponto de estarmos "famintos de toque", embora seja frequente que nem nos demos conta dessa necessidade.

✦ O toque sexual é usado para excitar o parceiro antes e durante a penetração. Essa espécie de toque é a mais oferecida atualmente – é raro que as pessoas se toquem por motivos não sexuais. Esse gênero de toque tem um caráter mais *Yang* ou masculino. Ele transmite a mensagem de desejo.

✦ O toque de cura nos reconecta com o todo. Muitas tradições de cura tomam por base uma convicção de que o corpo físico é um processo dinâmico no contínuo energético (veja capítulo 8) e descobertas da física moderna têm confirmado isso. A cura acontece quando uma pessoa se reconecta à energia da fonte e consegue absorvê-la. O terapeuta e suas mãos canalizam a força curativa para o receptor.

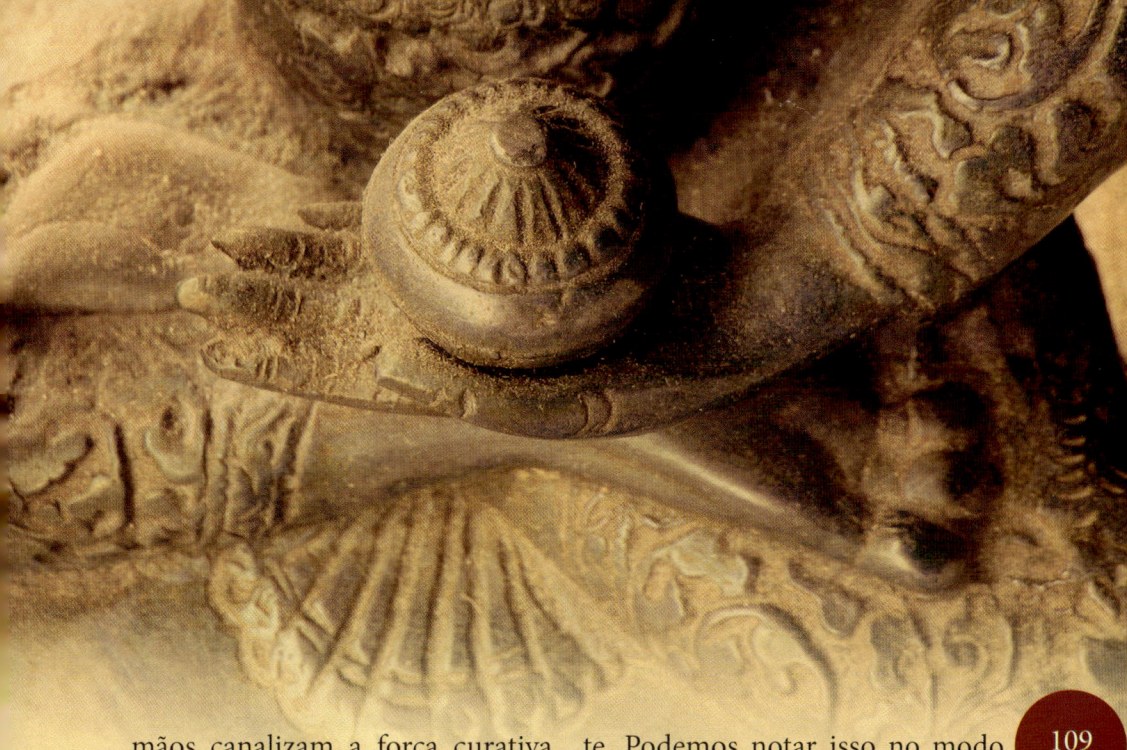

✦ O toque consciente impele tanto quem o oferece como quem o recebe a um ciclo de energia em que ambos os parceiros desaparecem em uma experiência do aqui e agora; uma porta que se abre para os grandes mistérios da vida. Os corpos perdem sua densidade e tornam-se algo mais semelhante a energias fluidas. Amante e Amado ou Amada fundem-se em um todo indivisível.

As Mãos

As mãos são instrumentos de comunicação dotados de incrível sensibilidade. Um simples toque transmite muita coisa. Isso acontece porque as mãos têm uma forte conexão com o cérebro – são quase como ramificações da mente. Podemos notar isso no modo como os movimentos das mãos das pessoas acompanham sua fala, traduzindo em gestos e ilustrando o que elas dizem. Quando alguém está pensando, seus pensamentos revelam-se nos movimentos de suas mãos. Ao tocar outra pessoa, suas mãos comunicarão os pensamentos ou desejos que estão em sua mente e o receptor os interpretará em nível físico, percebendo a intenção por trás do toque. Isso é o que chamamos de "a linguagem do toque".

Entre parceiros, quando o relacionamento se estabelece, o toque é utilizado, de forma primordial, para gerar excitação durante a relação sexual. Essa espécie de toque é adequada para comunicar a paixão, o desejo pela união e pelo orgasmo. É um toque orientado a uma finalidade, que é oferecido tão somente para se conseguir uma reação do parceiro ou parceira. Embora esse gênero de toque possa ser conveniente para a criação de um momento de sexo excitante e apaixonado, ele não tem o condão de acarretar a expansão dos aspectos femininos. As polaridades femininas são despertas de maneiras diferentes em homens e mulheres (veja capítulo 8), mas, para ambos, será útil que o toque seja oferecido mantendo-se mente e mãos relaxadas.

Massageie e acaricie seu parceiro ou parceira com movimentos espontâneos e ternos das mãos, que não impliquem um plano prévio da mente para que um objetivo final ou um resultado desejado sejam alcançados. Seu toque será, então, uma comunhão abundante de amor, ternura, apreço e gratidão. A fim de se conseguir essa disposição relaxada, terna e amorosa, será útil conhecer alguma técnica de massagem ou um método tântrico.

Massagem com um Parceiro ou Parceira

Quando se faz massagem no parceiro ou parceira, ou se recebe

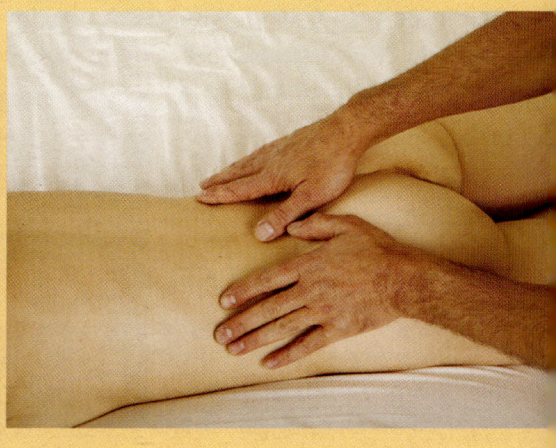

> "Minhas mãos se movem pelo corpo de minha parceira em toques espontâneos e naturais. Aos poucos, ficamos mais próximos, mais íntimos. Um profundo respeito emerge da postura confiante e aberta de minha parceira. O toque desperta em nós uma vivacidade além da mente, que faz com que fiquemos mais focados no presente, em nossos corpos. Regozijamo-nos nesse prazer sensual e começamos a entrar em harmonia um com o outro. Minhas mãos fundem-se ao corpo de minha parceira, meu coração se expande. Em outras ocasiões, quando recebo o toque de minha parceira, logo me esqueço de tudo quanto me cerca. A ternura dela é um convite para que eu me abandone e me entregue. Torno-me consciente de um fluxo de vida que corre em meu íntimo, com suas miríades de sensações. Sinto-me fascinado diante dessa presença amorosa. Ofertando ou recebendo, tornamo-nos parte dessa atividade prazerosa. Por um instante, estamos em contato com a divindade em nós."
>
> (Chintan Vacheron)

massagem dele ou dela, a técnica não é tão importante. O que faz toda a diferença é oferecer um toque amoroso e consciente. Concentre-se no toque que você está oferecendo, mantenha-se no momento presente, com espírito de alegria. Estar no momento presente significa que o parceiro que faz a massagem tem consciência plena de sua atividade naquele momento. Lembre-se de que tudo que estiver em sua mente será transmitido, por intermédio de suas mãos, a seu parceiro ou parceira. Portanto, fique atento à sua mente enquanto faz uma massagem. Quando perceber que ela está enredada em pensamentos e emoções, apenas retome os sentimentos de amor e gratidão.

É fundamental que você desfrute o momento em que está fazendo a massagem. Se estiver apreciando a atividade, seu parceiro ou parceira também a apreciará, pois surgirá um ciclo de doação e recepção entre vocês. Ofertar e receber são dois opostos que se complementam – não é possível haver um sem o outro. Caso você tenha uma sensação de esgotamento após fazer a massagem, isso significa que não a está oferecendo de verdade – você está se refreando e, portanto, também não consegue receber por inteiro. Se conseguir retomar constantemente sua alegria em fazer a massagem, o ciclo de doação e recepção simultâneas que se formou entre vocês os levará a um estado de intimidade profunda e gratificante.

Quando você permanece presente no momento, com consciência disso, oferecendo e recebendo toques prazerosos, começa a vivenciar uma experiência da eternidade. Esse momento, vivido com consciência, está além do tempo e da mente e, portanto, torna-se um portal para o infinito. Essa experiência é o que muitas pessoas estão buscando quando decidem fazer amor. No entanto, como, em regra, não se ensina como alcançar esse estado, ele acontece apenas em raras ocasiões. Cultivar as técnicas do toque consciente pode lhe proporcionar essa experiência vivificante e alentadora com maior frequência.

Massagem dos Polos Positivos

Nesta técnica, você e seu parceiro massageiam-se um ao outro, valendo-se de toques conscientes que comunicam amor e gratidão. Durante a massagem, você também se concentra em cada polo positivo de seu parceiro ou parceira (veja páginas 101, 102 e 103), um por vez, e, então, faz a integração dessa energia pelo corpo todo. Isso ajudará o sistema de chacras de seu parceiro ou parceira a alcançar sua ressonância natural, o que afetará de forma intensa o magnetismo entre vocês.

Revezem-se para massagear um ao outro. Em seguida, vocês estarão prontos para dar início a uma relação sexual em um estado de sensibilidade, equilíbrio e receptividade elevados.

- Comece massageando as costas de seu parceiro ou parceira (usando as técnicas descritas na página 44), para despertar a região sacral. Em seguida, conduza a energia para cima, abrindo o canal da espinha dorsal com movimentos deslizantes das mãos ao longo de ambos os lados da coluna. Então, massageie a nuca com suavidade. Depois disso, faça uma massagem na parte de trás das pernas e dos pés.
- Peça para que seu parceiro ou parceira vire o corpo e comece a massagear a parte da frente das pernas e pés. Em seguida, concentre-se na parte interna das coxas, subindo até a região da virilha. Então, siga as instruções para a massagem do homem ou da mulher, conforme o caso.

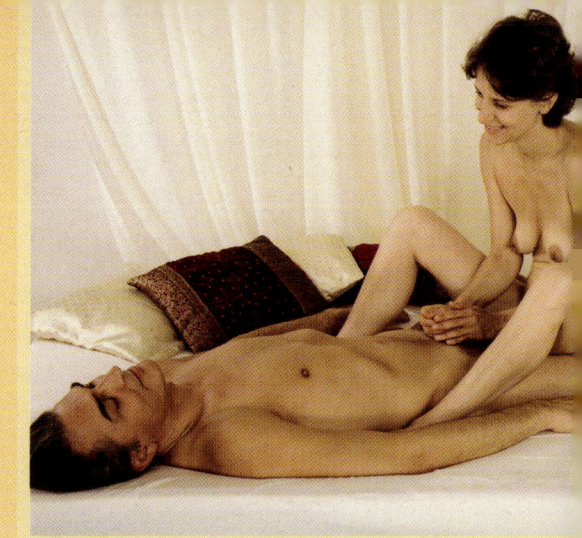

Massagem para o Homem

- Massageie o abdômen com delicadeza, fazendo movimentos circulares, em sentido horário, ao redor do umbigo. Depois, concentre-se no plexo solar (terceiro chacra), entre a caixa torácica [costelas] e o umbigo. Finalize a massagem dessa região deixando, por alguns instantes, suas mãos relaxadas sobre o plexo solar de seu parceiro.
- Integre a energia do plexo solar ao restante do corpo, deslizando, mais uma vez, as mãos em torno de toda a região abdominal e, em seguida, subindo pelo peito e passando aos ombros, braços e mãos.

➤ Massageie os braços e as mãos e, então, retorne para o pescoço e a garganta (quinto chacra). Finalize deixando que uma das mãos descanse levemente sobre o pescoço, abaixo da nuca, e a outra, sobre a garganta, abaixo do queixo.

➤ Faça uma massagem na cabeça, incluindo rosto, couro cabeludo e orelhas.

➤ Massageie a área em torno dos genitais, na região da virilha, inclusive a área em que eles se prendem ao corpo (primeiro chacra). Em seguida, concentre-se na região do períneo, entre os testículos e o ânus.

➤ A seguir, massageie o *Lingam* e os testículos, aninhando-os em suas mãos. Ao tocar o *Lingam*, lembre-se de que esse nome significa "pilar de luz". O objetivo não é excitar seu parceiro, mas, antes, relaxar tensões nessa região, direcionar amor e reverenciá-la. Não importa que seu parceiro tenha uma ereção ou não. Apenas desfrute o milagre do princípio masculino materializado naquele *Lingam*.

➤ Para terminar a massagem, integre a energia dos genitais ao restante do corpo, deslizando as mãos pelas pernas e, depois, pelo tronco, passando pelo peito, ombros e ao longo dos braços. Então, coloque as palmas de suas mãos, com muita suavidade e por alguns instantes, sobre os olhos de seu parceiro, permitindo que ele se entregue a um estado de silêncio profundamente revigorante. Por fim, erga as mãos, afastando-as do corpo de seu parceiro. Então, vocês podem saudar um ao outro, em sinal de gratidão, dizendo "Namastê" (veja página 131).

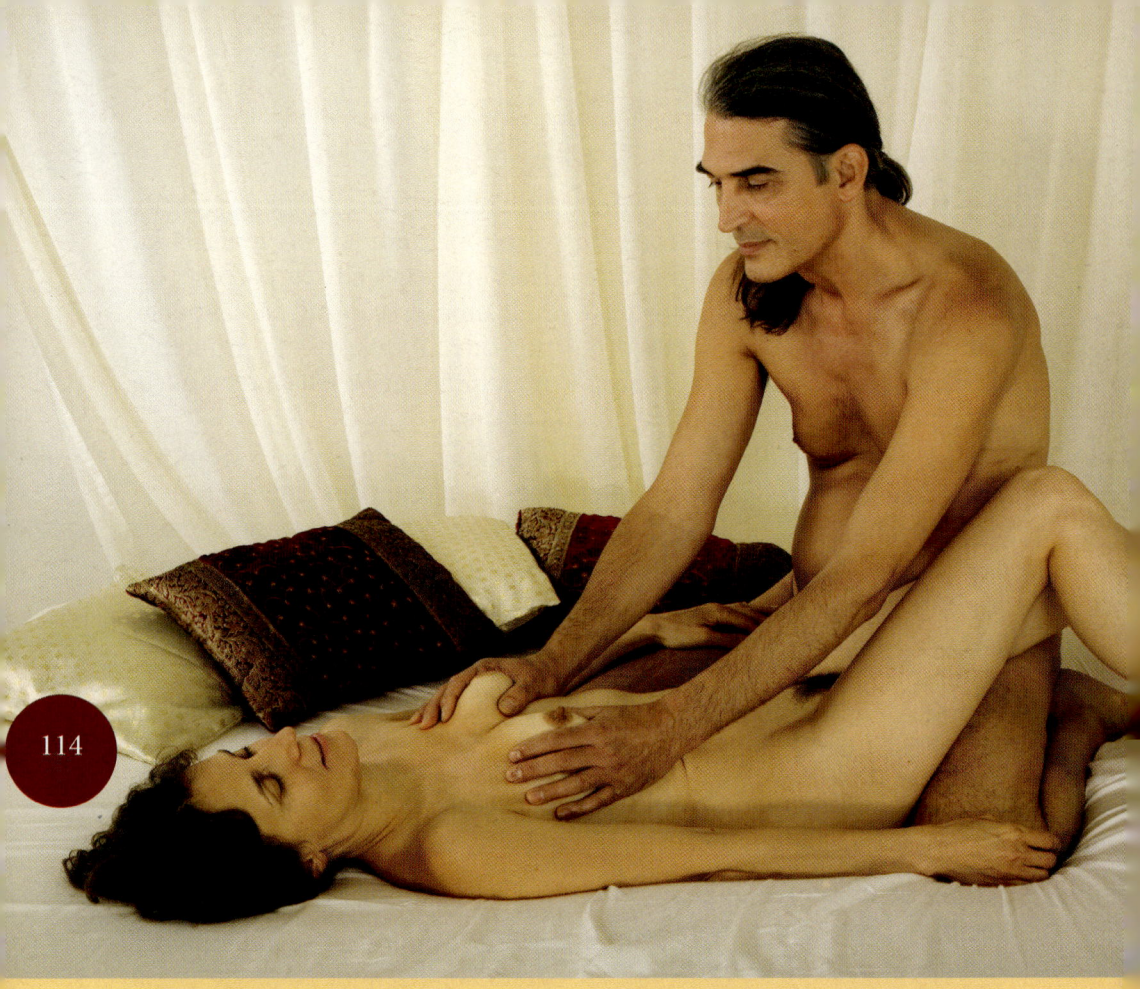

Massagem para a Mulher

🌿 Massageie o abdômen com delicadeza e ternura, fazendo movimentos suaves, em sentido horário, em torno do umbigo. Então, descanse suas mãos relaxadas nessa área, de modo a cobrir a extensão entre a linha dos pelos pubianos e o umbigo (segundo chacra) por alguns minutos.

🌿 Integre a energia do ventre ao restante do corpo, deslizando as mãos pelo tronco, subindo pelo peito (quarto chacra) e passando aos braços e mãos. Massageie os seios. (Pode ser de grande ajuda pedir à mulher que mostre como gosta que seus seios sejam massageados, antes que você comece.) Ao massagear os seios da parceira, o objetivo não é excitá-la, mas reverenciá-la como uma deusa, e extrair deles alento e amor. Finalize deslizando as mãos para levar a energia despertada para a região em torno dos seios e, daí, para os braços e mãos.

🌿 Faça uma massagem nos braços e mãos, subindo, em seguida, para o pescoço, couro cabeludo e rosto. Deslize as mãos por todo o pescoço, couro cabeludo e orelhas, seguindo, então, para o rosto.

Concentre-se na testa e na região entre as sobrancelhas (sexto chacra). Faça carícias suaves, com movimentos ascendentes, desde a ponte ou dorso do nariz até a linha dos cabelos, repetindo-as por alguns minutos, a fim de abrir o terceiro olho.

🐍 Comece uma massagem delicada em torno da *Yoni* e ao longo da região da virilha (primeiro chacra), acariciando, em seguida, a *Yoni* e os pelos pubianos, com suavidade e um sentimento de grande adoração e respeito. Lembre-se de que *Yoni* significa "lugar sagrado". Utilize-se de toques amorosos na abertura da *Yoni* e no clitóris. Seu foco não é excitar a mulher, mas amá-la.

🐍 Para concluir a massagem, integre a energia dos genitais ao restante do corpo, deslizando as mãos pelas pernas e, depois, pelo tronco, passando pelo peito, ombros e ao longo dos braços. Então, descanse suas mãos relaxadas sobre o abdômen da mulher, abaixo do umbigo, por alguns instantes. Quando você sentir que a mulher está mais relaxada, pode levantar as mãos, devagar, afastando-as do corpo, mas mantendo-as na região da aura, fazendo com que o segundo chacra se expanda ainda mais. Erga as mãos, afastando-as do corpo dela. Então, vocês podem saudar um ao outro, em sinal de gratidão, dizendo "Namastê" (veja página 131).

Capítulo 10

O Ciclo Sexual Feminino

"O mar era a Mãe,
Mas a mãe não eram as pessoas,
Ela não era coisa alguma.
Absolutamente nada
Era ela quando apenas era, sombriamente
Ela era memória e potencial
Ela era *Aluna*[1]."

Extraído da história da criação da tradição oral dos índios *Kogi* de Colúmbia, a partir da tradução para o inglês de Alan Ereira

De acordo com antigos textos tântricos, o ciclo natural de uma mulher é ovular na Lua Cheia e menstruar na Lua Nova. Da mesma forma, cada fase da lua está relacionada a um aspecto da deusa, perfazendo um total de 16 aspectos. Um homem que estuda o caminho do Tantra meditará sobre a *Yoni* da mulher, observando o efeito dos ciclos da deusa na energia dela, aprendendo, assim, a sintonizar a totalidade da criação.

Se as mulheres conseguissem aprender a se harmonizar e viver de acordo com os ciclos naturais, quão espontâneo, amoroso e repleto de alegria seria nosso mundo, pois a mulher é a guardiã do tempo, das estações e do ritmo da vida. Seu corpo é o relógio que movimenta o mundo inteiro; nela estão depositados os segredos do nascimento, da vida, do amor e da morte. É por esse motivo que as sociedades ancestrais respeitavam e reverenciavam o princípio feminino.

---

1. N. da T.: *Aluna* é o nome dado ao conceito de consciência pela tradição dos índios *Kogi*.

As Cinco Fases do Ciclo Mensal

A mulher, assim como o mar, é suscetível ao crescer e minguar da lua. Seu ciclo mensal é dividido em cinco fases.

Do término da menstruação até o 10º dia do ciclo (considerando-se o início do ciclo como o primeiro dia da menstruação), a mulher assemelha-se a uma menina, em termos hormonais e psicológicos. Ela pode querer se divertir e flertar, sem que sinta a necessidade de consumar o ato de amor com a penetração. A mulher apreciará ser tocada, acariciada e beijada.

Do 10º ao 18º dias, ela está na fase do início da maturidade. Esse é seu período fértil, quando a probabilidade da concepção é maior. Durante essa fase, um dos ovários libera um óvulo que migra para a tuba uterina, onde aguardará uma possível fecundação. Nesse período, a mulher sente-se preparada para o sexo apaixonado, com muitos orgasmos, e para explorar diferentes posições sexuais. Durante a ovulação, o organismo produz um muco vaginal claro, viscoso e abundante, que ajuda os espermatozoides a alcançarem o óvulo. Ele também atua como um lubrificante durante o ato sexual e apresenta um odor afrodisíaco que excita o homem.

Do 18º dia até quatro dias antes da menstruação, a mulher está na fase da meia-idade, que é um período de meditação, contemplação de si mesma e liberação. Utilizar, nas relações sexuais, métodos tântricos para o fortalecimento da intimidade e para a elevação espiritual irão revigorá-la.

Do quarto dia antes da menstruação até o início desta é a afluência pré-menstrual. Assemelha-se à fase que antecede a morte, quando todas as energias da vida reúnem-se para uma última explosão de criatividade. Essa criatividade encerra em si tudo o que a mulher vivenciou no mês que está terminando. Caso ela não tenha manifestado todo o seu potencial, poderá se sentir péssima, tanto física quanto psicologicamente. Se ela exprimiu sua energia de maneira livre, um súbito arroubo de força vital irá impulsioná-la a alguma espécie de expressão – fazer uma faxina na casa, procurar seu parceiro com forte desejo de sexo apaixonado ou dar início a projetos artísticos.

Quando a menstruação começa, ocorre uma queda repentina dos níveis hormonais e perda de energia. A cobertura uterina, que se formou para abrigar uma possível nova vida, é liberada e expelida pela *Yoni*. Essa é a fase da destruição, da morte, do deixar ir. Nesse período, a mulher precisa descansar e meditar, repousando no fundo do vale, a fim de ser purificada de todas as impurezas que possam ter se acumulado ao longo do mês que passou. Os dois primeiros dias da menstruação costumam ser acompanhados de dores na lombar e nas pernas, bem como contrações do útero. Esses são sinais inequívocos do corpo de que é o momento de descansar. Depois disso, conforme prossegue a menstruação, massagens no corpo todo ajudarão a liberar as toxinas e aliviar dores e sensações de desconforto. Se você usa absorventes externos em vez de absorventes internos, tem a oportunidade de se sentir mais sintonizada com as fases de seu fluxo. Em sociedades aborígenes e antigas culturas matriarcais, era prática normal entre as mulheres reservarem seu período menstrual para se reunirem a fim de descansar e relaxar. Elas não deveriam trabalhar nesses dias. Em nossa sociedade, as mulheres precisam criar um estilo de vida no qual esse período do mês possa ser respeitado e reverenciado.

Caso uma mulher deseje fazer amor e compartilhar esse período precioso com o parceiro, a posição deve ser aquela em que a mulher fica sobre o homem, para permitir que todo o fluxo de seu sangue desça sobre ele. O parceiro ficará, então, receptivo ao poderoso ensinamento a respeito da morte e do renascimento que o corpo e a psique da mulher manifestam nesse período. Os místicos *Baul*, uma comunidade nômade de adeptos do Tantra, na Índia, realizam rituais de celebração todos os meses, na fase da Lua Nova, para que os homens sejam fortalecidos pelo fluxo menstrual feminino. Eles acreditam que, nas 12 últimas horas do ciclo menstrual, eles receberão a influência mais benfazeja de uma mulher, durante a união sexual.

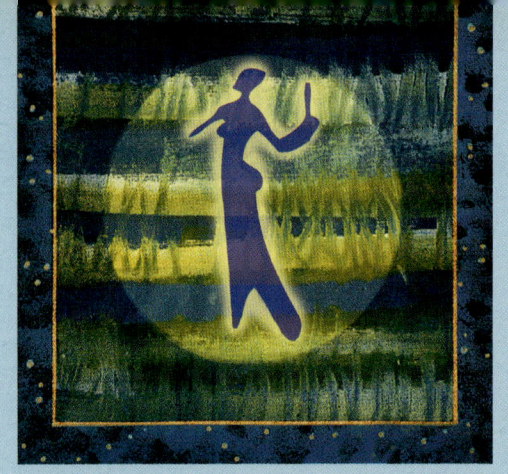

Em nossa sociedade, as mulheres estão em um processo de recuperação do poder feminino inerente aos ciclos lunares. Segundo antigas escrituras indianas, a humanidade atual está vivenciando o fim de um longo ciclo de ignorância conhecido como *Kali Yuga*, que será seguido de uma nova era de sabedoria e iluminação (veja capítulo 27). Como ainda estamos imersos em *Kali Yuga*, agimos de acordo com os condicionamentos inadequados das gerações anteriores. Um exemplo disso é que muitas mulheres não estão conectadas com seus ciclos lunares e não sabem quando estão ovulando ou qual a época em que seu desejo sexual está em seu ápice, nem quando apenas precisam de alento. Inúmeras são as mulheres que fazem amor tão somente para receber um pouco de ternura. Elas podem buscar o orgasmo de maneira agressiva quando seu corpo não sente necessidade dele, só para conseguir liberar um pouco de tensão.

O corpo das mulheres encontra-se em estado caótico por conta de hábitos alimentares prejudiciais à saúde ou pelo uso de medicamentos que comprometem o equilíbrio hormonal, como as pílulas anticoncepcionais. Isso impede que a mulher vivencie a beleza e perfeição de seu corpo ao longo da jornada por seu ciclo mensal natural, uma vez que ele é transformado em uma réplica sintética do processo real.

Um estilo de vida prejudicial à saúde também traz efeitos desastrosos na menopausa, que, nos dias de hoje, é tratada como se fosse uma doença. Em vez de ansiar por essa fase de liberação e sabedoria, as mulheres têm pavor dela, considerando-a uma passagem dolorosa e debilitante para a frustração, o fracasso e a velhice. Em sociedades em que as mulheres têm uma alimentação saudável e as mais velhas são respeitadas, a menopausa é uma transição gradativa e natural para a Lua Cheia da vida. Ao se libertar das responsabilidades que possa ter assumido quando jovem, a mulher tem a oportunidade de se tornar alegre e serena ao mesmo tempo.

Vivendo em Harmonia com os Ritmos Lunares

A natureza da mulher é receptiva. Ela é um canal, uma passagem pela qual uma alma pode nascer. Ela tem o caráter de um caminho, aberto e receptivo, àquilo que se manifestará por intermédio dela.

Tudo o que se manifesta em nosso mundo humano nasce das mulheres. Se uma mulher não tem discernimento, ela pode ser usada como um meio para a disseminação dos males do mundo, mediante sua cooperação passiva. Caso esteja em harmonia com as leis universais e desperte para o amor, será transformada em canal para a cura e renovação do planeta. Nenhum homem pode dar início a uma guerra ou fazer qualquer espécie de mal ao mundo sem a cooperação passiva das mulheres.

Quanto mais mulheres retomarem seus ciclos lunares com sua inerente obediência às leis universais, mais cedo nossas sociedades humanas estarão em equilíbrio. Uma forma de realizar isso seria voltarmos a utilizar o calendário lunar, que os maias foram os primeiros a adotar.

Quando mulheres se agrupam, a energia lunar feminina é fortalecida. Em reuniões exclusivas para mulheres, você pode celebrar o princípio feminino com dança do ventre, massagens, banhos e conversas a respeito de assuntos que lhe falam ao coração. Você pode criar grupos de estudo para aprender mais sobre sexualidade feminina, concepção, nascimento, criação e educação de filhos, saúde, meio ambiente, Tantra e o despertar da deusa. Quanto maior a participação das mulheres nesse tipo de reunião, maior será o equilíbrio energético entre *Yin* e *Yang* no mundo.

Tornando-se uma Deusa Lunar

🌙 Adquira um calendário lunar e coloque-o em um lugar de destaque.

🌙 Mantenha um diário lunar. Anote seus estados de espírito e registre suas mudanças físicas ao longo do mês, por exemplo, na ovulação, antes e durante a menstruação. Faça um registro das flutuações de sua energia sexual. Em que períodos você deseja ter orgasmos? Quando você sente necessidade de aconchego, carinho e ternura, em vez de sexo? Quando está sensual?

🌙 Compare suas descobertas com os ciclos da lua. Dessa forma, você alcançará, aos poucos, uma compreensão de seus ciclos lunares e do que eles representam para você. Quanto mais você respeitar esses ritmos naturais, mais descontraída e feliz será.

🌙 Sempre que tiver oportunidade, encontre um lugar próximo à natureza para onde você possa ir, à noite, e sintonizar a lua. Dance nua sob a Lua Cheia ou tome um banho de luar, apenas descansando e recebendo a energia lunar.

🌙 Convide outras mulheres a manter um diário lunar e reúnam-se para compartilhar suas descobertas.

🌙 Faça celebrações à deusa sob o luar.

Capítulo 11

O Ciclo Sexual Masculino

"O homem não é menos a alma, nem mais,
Ele também está em seu lugar, ele também é todo qualidades,
Ele é ação e poder...
... As maiores e mais intensas paixões
... Tudo ele traz para o teste de si mesmo
... Ele, enfim, alcança as profundezas somente aqui."

Extraído de *I Sing the Body Electric* (1867), de Walt Whitman

Se os homens puderem apenas apreender essa chave dourada, ela lhes abrirá as portas do paraíso aqui na Terra. Permita que todo o seu poder, força, intelecto e criatividade se concentrem em um único objetivo: como nutrir, proteger e servir aos aspectos femininos da vida, que são o amor, a compaixão, a devoção à vida, a apreciação das artes, a estética, a beleza, a consciência saudável e a sensibilidade aprimorada.

Tanto homens quanto mulheres buscam, de forma instintiva, a totalidade, estado no qual as polaridades masculina e feminina complementam-se, em unidade. Esse instinto é a memória biológica da origem compartilhada da vida masculina e feminina.

O óvulo da mulher carrega um cromossomo X. Alguns espermatozoides do homem carregam um cromossomo X, outros, um cromossomo Y. Quando um espermatozoide que carrega um cromossomo X penetra o óvulo, a criança gerada será uma menina (XX). Se o espermatozoide carrega o cromossomo Y, a criança será um menino (XY). No início da gravidez, não há diferença entre fetos masculinos e femininos. Então, na sexta ou sétima semana de gestação, o fator determinante de testículos no cromossomo

Sexualidade Divina

masculino Y torna-se ativo e o feto começa a desenvolver a genitália masculina. Caso o fator determinante de testículos não se torne ativo, o feto XY se desenvolverá como uma menina. Assim, o princípio feminino, ou protótipo X, é a base da vida humana. O princípio masculino, ou protótipo Y, manifesta-se como uma polaridade complementar ao princípio feminino. Portanto, em uma análise profunda, os ciclos do sexo masculino respondem ao princípio feminino, vinculados a ele como uma chave à fechadura.

O Ciclo Lunar de um Homem

O ciclo mensal de um homem é definido de forma menos clara do que o ciclo de uma mulher e não interfere em sua habilidade de liberar espermatozoides. A natureza assegurou que ele estivesse sempre pronto para engravidar uma mulher. No entanto, os homens relatam a existência de um ciclo regular, que inclui uma queda mensal dos níveis energéticos, uma fase de perturbação emocional e períodos dentro do mês em que se sentem mais intensamente inclinados ao sexo. Seria surpreendente se as coisas não fossem assim, uma vez que todo homem carrega um aspecto oculto de si mesmo que é feminino, bem como toda mulher encerra um aspecto oculto que é masculino.

O ciclo masculino mensal é fortemente influenciado pela lua. A fase em que a lua não está no céu, que precede à Lua Nova, é análoga à menstruação de uma mulher, um período de dois dias no qual o homem pode sentir a necessidade de estar sozinho e introspectivo. É possível que seus níveis de energia estejam baixos e ele precise agradar a si mesmo de alguma maneira. Ao longo da fase seguinte, que dura por volta de quatro dias, ele pode se sentir suave, carinhoso e romântico. A partir daí, inicia-se uma fase de 11 dias em que a energia sexual aumenta de forma gradativa, chegando ao ápice no período da lua cheia, assemelhando-se à ovulação de uma mulher. É então que seu gênio criativo pode florescer. Na fase final, da Lua Cheia até cerca de dois dias antes da Lua Nova, o homem pode se sentir mais estável

O Ciclo Solar

O sol está associado às qualidades dentes da testosterona e também fluencia o corpo e o comportame dos homens. A cada 11 anos há um mento do número de explosões ou te pestades solares (erupções de radia de alta energia que ocorrem na sup fície do sol) e, durante esse período maior probabilidade de guerras e lência entre os homens. Já se observ ainda, que o sangue dos homens mais denso nesses períodos. O sol t bém tem um ciclo de 90 anos, elev do-se a um pico de atividade que duração de 45 anos e, então, diminu do-a de forma drástica ao longo do anos seguintes. Durante o movime em direção ao pico de atividade, os res humanos são mais saudáveis. C descida "ao vale" há uma probabili maior de surtos de doenças, inte mudanças climáticas e terremotos.

"Quanto mais maleável sou com nhas emoções, mais sinto, verdade mente, meu coração e vejo esse a refletido nos outros."

Homem participante de um grupo de Ta

> Os índios *Kogi*, de Colúmbia, uma antiga civilização desconhecida que só foi descoberta recentemente habitando *Sierra Nevada*, acreditam que não é preciso ensinar a espiritualidade às mulheres porque elas já são a encarnação da essência da vida. Os *Kogi* são bastante meticulosos na disciplina espiritual dada aos homens, uma vez que creem que eles, se não forem treinados de maneira adequada, podem se desviar do caminho com mais facilidade e ficar em um estado de confusão mental, divididos entre aspectos diversos de si mesmos.

e tranquilo internamente, capaz de se relacionar com os outros a partir de um ponto de equilíbrio, bem como menos impulsionado pelas exigências de seus impulsos reprodutivos. Essas fases podem ser encaradas como as épocas da vida: a criança, o adolescente, o adulto e o idoso; ou como inocência, criatividade, realização e introspecção, conduzindo à sabedoria, à morte e ao renascimento.

Mantendo um Diário Mensal

Manter um diário mensal com registros de como você se sente a cada mudança de lua no que tange à sua sexualidade, saúde física, emoções e estados de espírito, pensamentos e fantasias, pode lhe proporcionar um grande senso de compreensão. No entanto, seus ciclos podem não estar necessariamente relacionados às mudanças da lua como foi descrito anteriormente, uma vez que as culturas urbanas tendem a não sintonizar os ciclos lunares.

Quanto mais homens e mulheres experimentarem manter um registro de seus ciclos, mais harmoniosos serão os relacionamentos entre os sexos. Se você ler o capítulo 10, que trata dos ciclos sexuais femininos, verá que homens e mulheres estão programados de maneira parecida e têm necessidades e desejos semelhantes, de acordo com as mudanças da lua. Uma melhor compreensão desses ciclos resultará na expansão de uma sexualidade equilibrada.

Ciclos Hormonais

Os primeiros impulsos sexuais e de desenvolvimento de um homem são alimentados pela testosterona. Esse hormônio dá origem a qualidades masculinas como ação, coragem, agressividade, impulsos criativos, competitividade, instinto protetor, necessidade de hierarquia, de estruturas claras e limites, e libido intensa. É responsável, ainda, pelas características corporais masculinas: ampla estrutura óssea, força muscular, altura, crescimento de pelos no corpo e voz mais grave.

Na puberdade, os níveis de testosterona elevam-se em cerca de 800%, dando ensejo a enormes mudanças físicas, emocionais e sexuais. O adolescente sente um desejo intenso de ejacular com frequência e pode ter ereções a qualquer momento. Em termos físicos, um homem atinge seu ápice sexual aos 18 anos. Se o jovem puder manter seus impulsos de fazer sexo dentro de limites sensatos, como os do Tantra, ele descobrirá a que alturas seus hormônios podem levá-lo, bem como que o sexo abre as portas ao amor e à supraconsciência.

Dos 19 até por volta dos 40 anos, os níveis de testosterona mantêm-se constantes. Isso confere ao homem a oportunidade de, com o tempo, se sentir confortável consigo mesmo e se aprimorar nas esferas mental, emocional e sexual. Após os 40 anos, os níveis de testosterona começam a cair lentamente e o homem pode se sentir menos compelido pela ambição, mais sintonizado com o princípio feminino e ter uma compreensão maior da vida como um todo.

Contanto que o poder criativo de um homem esteja a serviço das qualidades femininas do amor e da compaixão, ele estará usando seus atributos em conformidade com as leis da natureza. Caso comece a dominar o feminino, estará se desconectando de suas próprias raízes. Para que as qualidades masculinas de um rapaz encontrem uma direção positiva ao longo de seu crescimento, ele precisa de limites muito claros e definidos vindos de uma autoridade fundamentada em amor e compaixão.

Estados Emocionais

Um homem está sob constante pressão: provar seu desempenho sexual, evidenciar suas habilidades como o provedor da família, mostrar-se um pai sensato e um marido fiel, provar que é um cidadão que paga seus impostos para o país e, às vezes, estar pronto e disposto a morrer por uma causa que ele talvez nem compreenda. É provável que ele consiga sentir paz somente nos braços de uma mulher afetuosa, que o ama e aceita como ele é. As emoções dos homens quase nunca encontram uma via fácil de expressão, visto que muitas sociedades lançam um olhar de reprovação ao homem emotivo. Quando um homem não tem permissão para derramar suas lágrimas (sejam elas de alegria ou de tristeza), essa energia reprimida pode se transformar em fúria, violência ou comportamentos compulsivos.

A repressão às emoções masculinas, empreendida por nossa sociedade, e o desconhecimento do ciclo hormonal dos homens são alguns dos motivos pelos quais as guerras e conflitos são tão comuns. A guerra só pode existir quando as válvulas de escape naturais de energia – sexualidade e emoções que fluem com espontaneidade – são bloqueadas. Todos os exercícios deste livro ajudam a liberar o fluxo sexual e emocional. Relacionamentos harmoniosos com as outras pessoas e uma sensação de segurança e aconchego com seu próprio eu são resultado de uma energia espontânea e sensível.

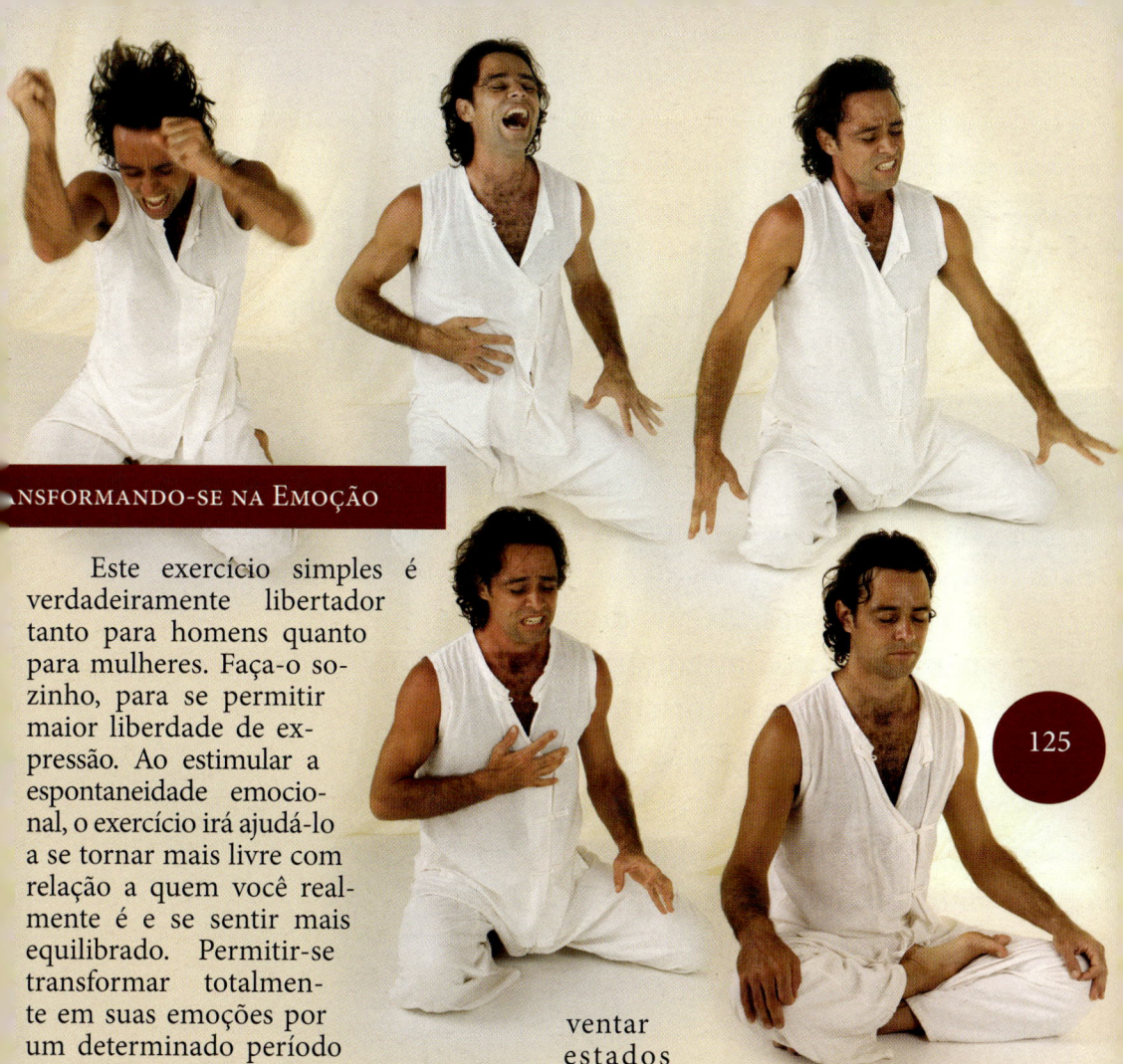

Transformando-se na Emoção

Este exercício simples é verdadeiramente libertador tanto para homens quanto para mulheres. Faça-o sozinho, para se permitir maior liberdade de expressão. Ao estimular a espontaneidade emocional, o exercício irá ajudá-lo a se tornar mais livre com relação a quem você realmente é e se sentir mais equilibrado. Permitir-se transformar totalmente em suas emoções por um determinado período de tempo possibilita-lhe, então, mergulhar mais fundo em um estado de serenidade.

✒ Primeira parte: (30 minutos) Transforme-se no estado de espírito ou emoção que está vivenciando neste momento. Faça todas as espécies de expressões faciais. Deixe seu corpo assumir posturas diferentes, para retratar como você se sente. Seja total.

Por exemplo, você pode se transformar na própria fúria: esgane um travesseiro, ou pule, revire os olhos, faça caretas, emita sons. Você também pode se transformar em tristeza, chorar, encolher-se como uma bola, ficar arrasado. Transforme-se no riso, dê uma boa gargalhada, daquelas de doer a barriga, role no chão, erga as pernas no ar e ria sem parar. Você não precisa inventar estados de espírito, apenas ceder, abandonar-se, intensificar e encenar o que está ali, dentro de você, instante a instante, ao longo dos 30 minutos. Durante esse espaço de tempo, suas disposições de espírito e emoções podem se alterar diversas vezes, ou não.

✒ Segunda parte: (30 minutos) Sente-se com a coluna ereta ou deite-se, de olhos fechados e em silêncio. Seja apenas uma testemunha de seu corpo, sua mente e suas emoções, um observador isolado do drama da vida.

Parte 4

Amor Criativo

Ao adentrar o jardim do amor sensual, você pode se sentir exultante, mas também confuso. Por vezes, o jardim apresenta-se como um emaranhado de folhas, espinhos e flores onde, ao estender a mão para sentir o aroma de uma flor, você é ferido por um espinho. Os desejos e necessidades sexuais de homens e mulheres parecem ser contraditórios e as relações sexuais podem se tornar delicadas.

Nessa parte, a selva do amor sexual é transformada em um jardim de delícias ao explorarmos o significado de *Yin* e *Yang* e o modo de traduzi-lo em um envolvimento sexual que proporciona enorme satisfação para ambos os parceiros. Essa exploração tem inúmeras facetas.

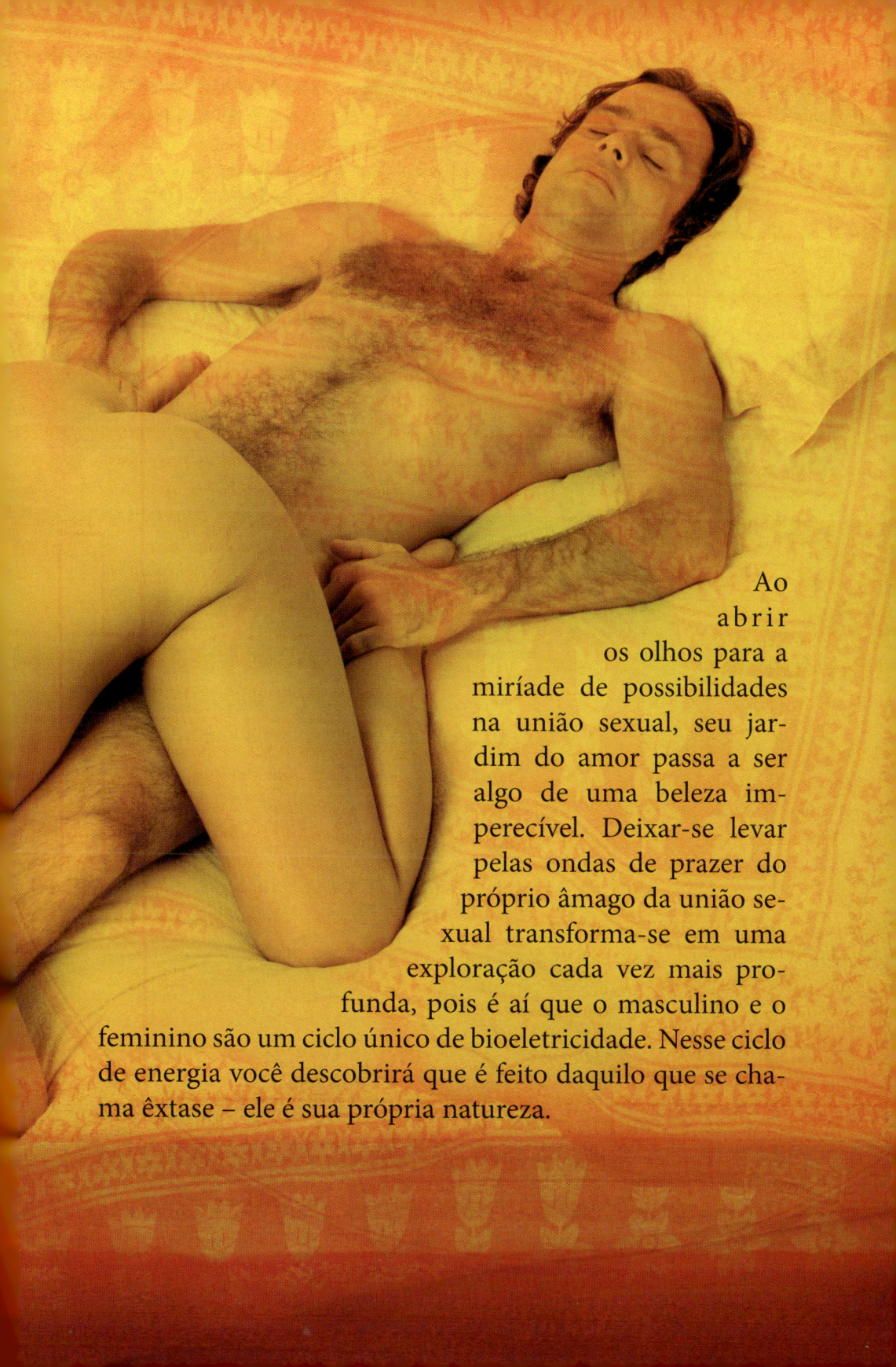

Ao abrir os olhos para a miríade de possibilidades na união sexual, seu jardim do amor passa a ser algo de uma beleza imperecível. Deixar-se levar pelas ondas de prazer do próprio âmago da união sexual transforma-se em uma exploração cada vez mais profunda, pois é aí que o masculino e o feminino são um ciclo único de bioeletricidade. Nesse ciclo de energia você descobrirá que é feito daquilo que se chama êxtase – ele é sua própria natureza.

Capítulo 12

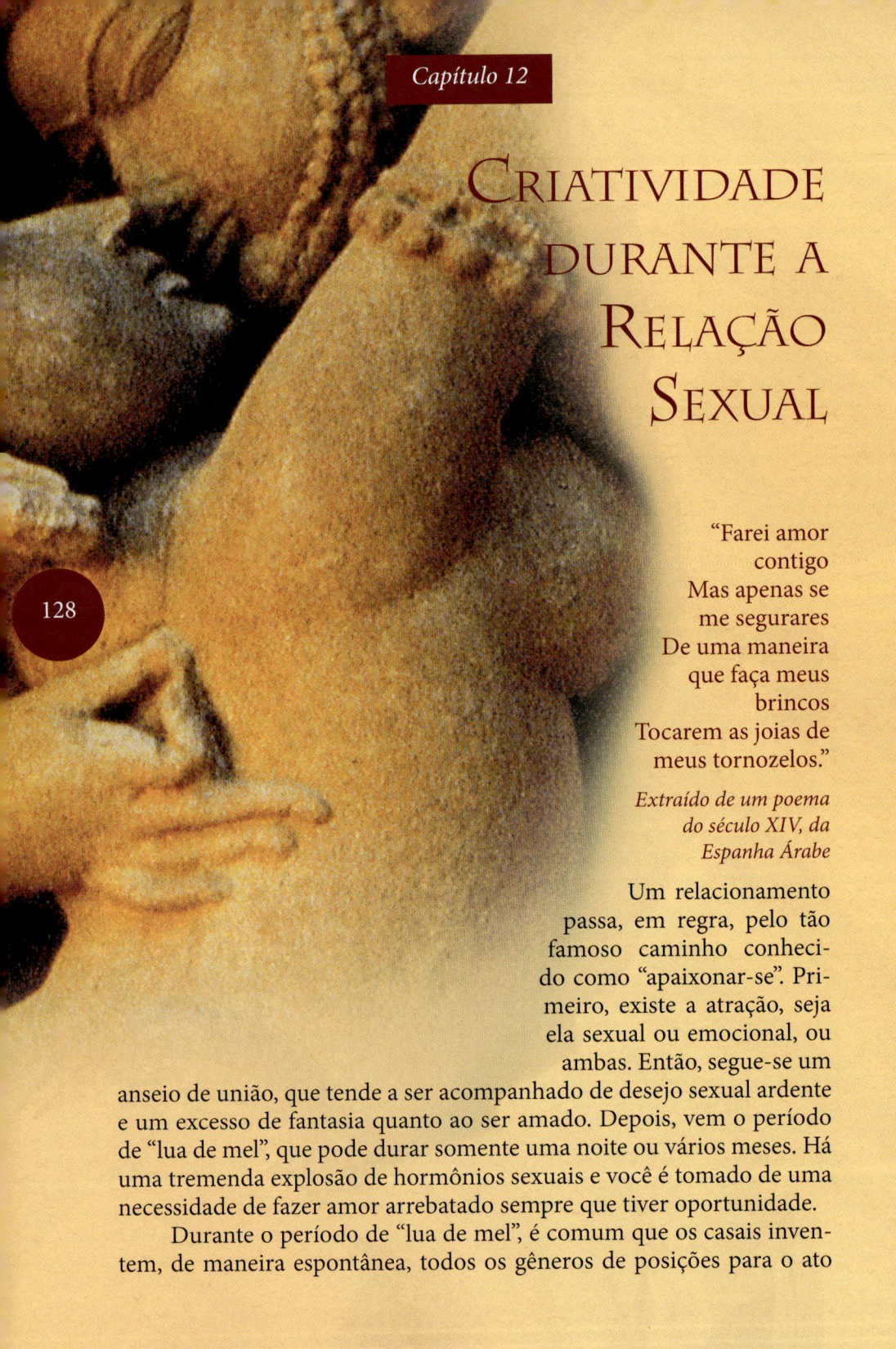

Criatividade durante a Relação Sexual

> "Farei amor contigo
> Mas apenas se me segurares
> De uma maneira que faça meus brincos
> Tocarem as joias de meus tornozelos."
>
> *Extraído de um poema do século XIV, da Espanha Árabe*

Um relacionamento passa, em regra, pelo tão famoso caminho conhecido como "apaixonar-se". Primeiro, existe a atração, seja ela sexual ou emocional, ou ambas. Então, segue-se um anseio de união, que tende a ser acompanhado de desejo sexual ardente e um excesso de fantasia quanto ao ser amado. Depois, vem o período de "lua de mel", que pode durar somente uma noite ou vários meses. Há uma tremenda explosão de hormônios sexuais e você é tomado de uma necessidade de fazer amor arrebatado sempre que tiver oportunidade.

Durante o período de "lua de mel", é comum que os casais inventem, de maneira espontânea, todos os gêneros de posições para o ato sexual, ao deslizarem de um estímulo sensorial para outro. Aos poucos, eles descobrirão, juntos, as posturas que parecem oferecer o máximo de satisfação no menor espaço de tempo. O casal, então, estabelece uma rotina, que pode ser satisfatória, ainda que não extraordinária, para um dos parceiros, ou para ambos. Essa parceria íntima pode ser acolhedora e revigorante, mas carece da emoção das novas descobertas. Os hormônios da "lua de mel" começam a diminuir quando a comodidade e o aconchego se instalam. Cerca de três anos depois, o corpo e a mente começam ansiar pela excitação daquele toque do parceiro ou parceira que costumava fazer a pele arder de desejo. Muitas pessoas resolvem essa situação tendo casos fora do relacionamento.

Em um cenário desse, pode ser humilhante perceber que você está se comportando como um mero fantoche, movimentado pelos cordões do impulso biológico de procriação. Nesse contexto, o amor não passa de uma luxúria glorificada. Inúmeras pessoas notam como os sentimentos de amor crescem dentro de si conforme o desejo aumenta apenas para evaporarem uma vez que tenha acontecido o orgasmo genital. Dar-se conta de que está submetido a essa escravidão a impulsos biológicos tão básicos pode ser deprimente. O Tantra oferece uma maneira de desfrutar sexo arrebatador e, ao mesmo tempo, nutrir uma intimidade amorosa que não diminui com o passar do tempo. Eu chamo isso de "Ascender em Amor".

Ascender em Amor

Quando você ascende em amor, deixa de ser um fantoche comandado por impulsos biológicos. Em vez disso, sua dimensão biológica e sua mente colocam-se a serviço de seu eu superior, ou alma.

Isso abre espaço para que a alma participe da atividade sexual, ou seja, para a sexualidade sagrada. Ao ascender em amor, você traz mais sabedoria e discernimento para o ato sexual, tirando-o da esfera da simples resposta biológica. A relação sexual não é mais destinada apenas à liberação genital, mas, antes, transforma-se em um parque de diversões onde você pode descobrir todo seu imenso potencial interior – espiritual, mental, emocional e físico. O sexo converte-se em um momento sagrado de experimentação e exploração, que faz você se expandir para além de seus limites. Você e seu parceiro ou parceira tornam-se desbravadores e o ato sexual passa a ser sua jornada de descoberta.

Existe um velho ditado que diz que "variedade é o tempero da vida". E isso é verdade. Atrair essa variedade para sua vida amorosa é um grande ato de criatividade.

Você se transforma não só em pioneiro, mas em artista, pintando seu caminho de amor com todas as cores do céu e da terra. Quando você ascende em amor por seu parceiro ou parceira, o ato sexual nunca se transforma em rotina nem é entediante, não importa há quanto tempo vocês estejam juntos. Cada dia é cheio de frescor, virginal, com a promessa de primavera no ar. E cada relação sexual é uma jornada miraculosa de descoberta.

> ## Dicas para Ascender em Amor
>
> ✦ Dê prioridade para o cultivo de seu relacionamento. Reserve momentos específicos para uma exploração sexual de qualidade. Você pode fazer isso marcando uma espécie de "encontro" para fazer amor com seu parceiro ou parceira, ocasião em que não sejam perturbados por, pelo menos, uma hora.
>
> ✦ Ouse aventurar-se por territórios inexplorados – posições e lugares em seu envolvimento íntimo que nunca experimentou antes.
>
> ✦ Certifique-se de que vocês dois ofereçam e recebam os tipos de toques, a ternura e façam os movimentos que precisam para se sentirem completos. Crie espaço para formas *Yin* e *Yang* de fazer amor (veja capítulo 13).
>
> ✦ Demonstre apreço e admiração por seu parceiro ou parceira de todos os modos que puder – com palavras, toques, presentes, olhares de valorização e carinho, preparando refeições e perguntando o que você pode fazer para se aprofundar ainda mais no amor, nesse momento.
>
> ✦ Experimentem práticas tântricas para parceiros como parte de sua descoberta sexual conjunta.

Criando o Ambiente para uma Relação Sexual Excitante

✦ Faça uma lista de todas as coisas que lhe excitam e provocam aquela empolgação de um novo envolvimento amoroso.

✦ Tire proveito de sua experiência com envolvimentos amorosos passados e atuais, pensando em tudo o que era excitante e no que ainda é. Inclua até mesmo as formas mais íntimas como seu então parceiro ou parceira costumava tocá-lo ou olhá-lo.

✦ Que tipos de atividades você considera eróticas ou estimulantes? Talvez você goste de observar seu parceiro ou parceira se despindo, adore receber beijos no pescoço, aprecie o cheiro dele ou dela depois da prática de exercícios físicos, ou vá à loucura ao ouvir palavras sensuais sussurradas em seu ouvido.

✦ Marque um "encontro" com seu parceiro ou parceira. Durante a ocasião, vocês devem, juntos e de maneira consciente, criar a atmosfera para uma ou mais das experiências excitantes de sua lista. Pode ser que você precise explicar cuidadosamente a seu parceiro ou parceira o que é necessário. Ele ou ela não estará assumindo a personalidade de um ou uma amante anterior, mas apenas ajudando-o a criar um modo de ser, testado e aprovado, que lhe excita.

✦ Alternem-se na escolha da atmosfera que inspira a excitação. Elaborem sua própria agenda de encontros. Um fim de semana pode ser destinado à sua opção de atmosfera e o seguinte, à de seu parceiro ou parceira. Apenas cuide para que isso seja uma via de duas mãos – cada um deve ter o mesmo número de vontades atendidas, aqui.

Uma Meditação para Ascender em Amor

✦ Escolham um cômodo com espaço suficiente para que vocês possam caminhar por ele. Suavizem a iluminação e coloquem música que lhes seja tocante.

✦ Fiquem de pé, de frente um para o outro, em lados opostos do cômodo, nus ou com poucas roupas. Cravem o olhar nos olhos do outro e comecem a caminhar, devagar, na direção do parceiro ou da parceira. Sintam as nuances e as diversas propriedades de cada milímetro da aura do outro enquanto se aproximam, devagar, mas na certeza de estarem percorrendo essas camadas energéticas. Essa aproximação lenta pode levar até 15 minutos.

✦ Quando os abdomens de vocês estiverem quase se tocando, fechem os olhos. Levantem os braços e, em silêncio, peçam que a energia cósmica inunde seu corpo e os conduza para a espécie de união amorosa que ela desejar.

◆ Entreguem-se completamente a essa energia misteriosa. Vocês estarão sendo movidos por uma força superior, que não nasce de sua vontade. Somente abra mão de qualquer ato de controle e se deixe possuir pela energia divina.

◆ Confiem no fluxo enquanto fazem movimentos sinuosos, juntos, unindo seus corpos e suas almas. Permaneçam em estado de desconhecimento. Deixem cada instante trazer uma nova surpresa. Esse gênero de união amorosa pode ou não chegar ao sexo penetrativo. Pode levar ao orgasmo ou não. Apenas confie no que seu eu maior quer que aconteça.

◆ Durante toda essa experiência, permitam-se emitir sons, mas não conversem, uma vez que isso faz escoar a energia dos espaços delicados e transformadores dentro dos quais vocês estão se movendo.

◆ Quando seu ato de amor estiver terminado, façam a saudação "Namastê" um para o outro. Namastê significa "eu reverencio a divindade dentro de você". Unam as mãos, como que em oração, na frente do peito, e olhem nos olhos de seu parceiro ou parceira enquanto fazem uma pequena mesura, curvando-se a partir da cintura.

Aventurando-se em Diferentes Posições

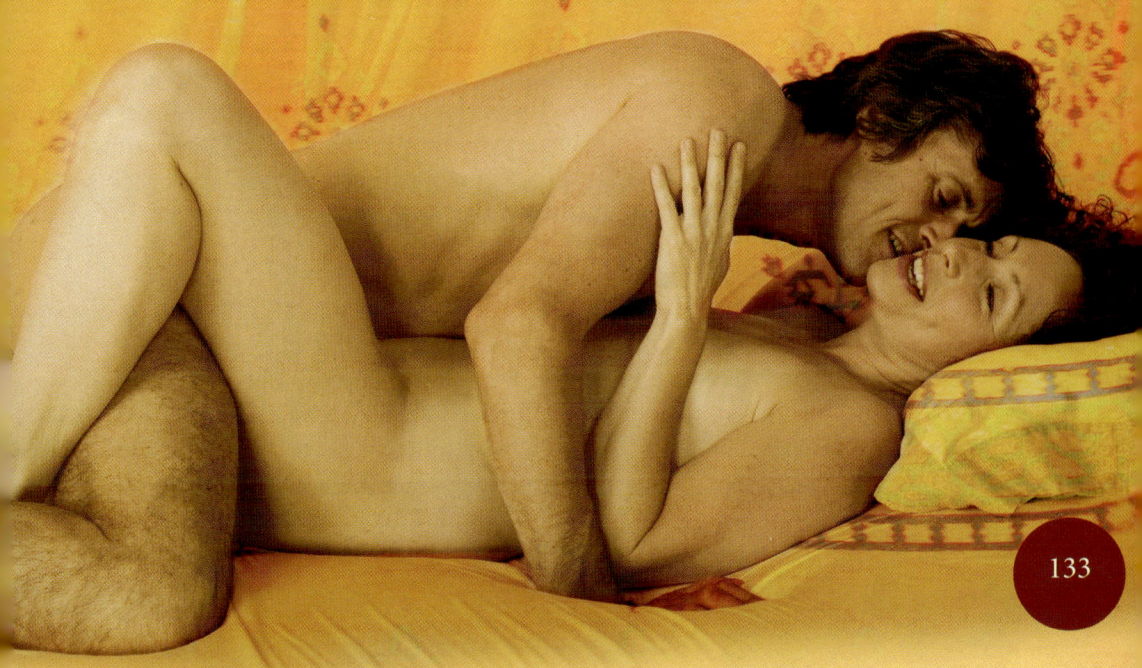

Quando vocês se aventuram em posições diferentes durante a relação sexual, dão abertura para que toda uma gama de qualidades se manifeste em sua união. Cada postura desencadeará uma espécie de resposta diversa. Quanto mais espontâneos vocês conseguirem ser no modo de expressar seu amor, e quanto mais dimensões puderem incluir nele, mais picante e plena de satisfação será a relação de vocês. Em vez de serem unidimensionais, movendo-se sempre dentro dos mesmos hábitos de comportamento, vocês se tornarão multidimensionais – capazes de entrar em contato com novas e inesperadas facetas de seu ser. Isso os ajudará a se abrirem para novas experiências e aspectos do ato sexual. Vocês serão desafiados a revelar mais de seu potencial, não apenas como parceiros sexuais, mas como indivíduos.

Posição Clássica do Homem sobre a Mulher

Nesta postura, o homem pode ficar muitíssimo excitado. É possível que ele chegue muito depressa ao momento da ejaculação, pois, nela, a maneira como ele movimenta e estimula seu *Lingam* é um convite tentador para a liberação genital.

As ilustrações das páginas 133 a 137 mostram 13 posições sexuais básicas. Existem, ainda, inúmeras variações delas. Permitam-se fluir para novas posições inspiradas por sua criatividade espontânea.

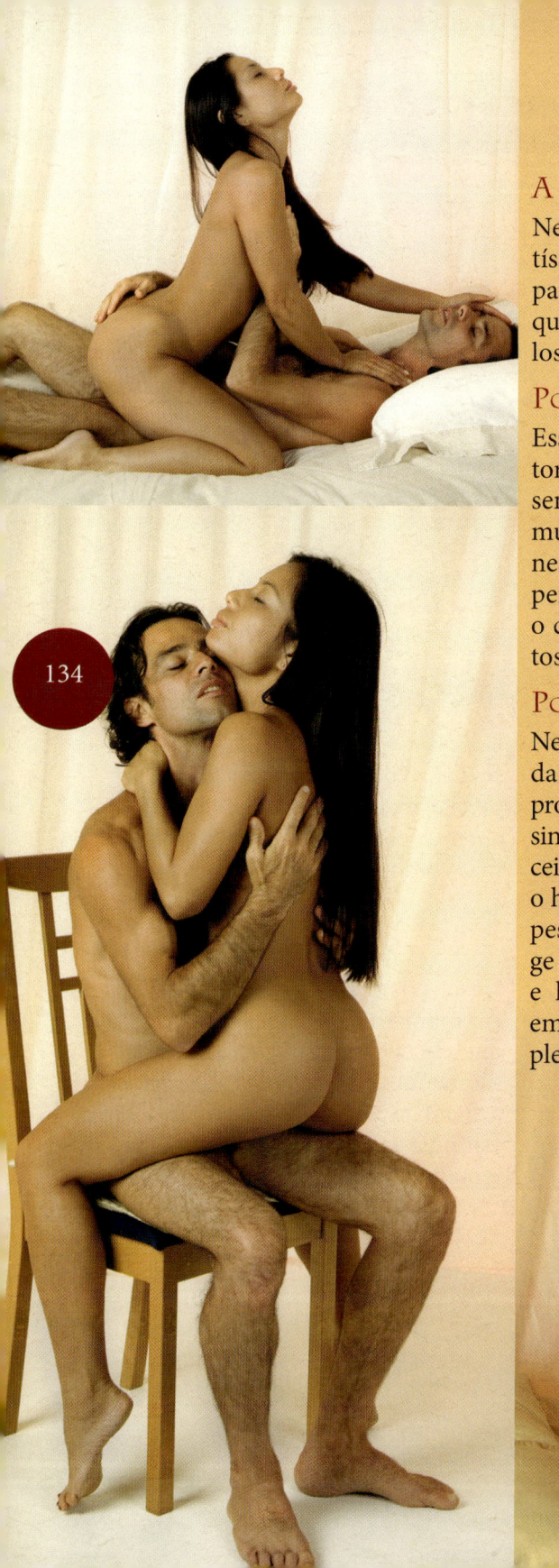

A Mulher sobre o Homem

Nesta postura, a mulher pode ficar muitíssimo excitada. É uma ótima posição para levar a mulher ao orgasmo, uma vez que ela conseguirá estimular o clitóris pelos movimentos de seu corpo.

Posição do Trono

Essa é uma forma relaxante de vocês se tornarem um rei e uma rainha do amor, sentando-se, juntos, em uma cadeira, a mulher sobre o homem. A movimentação nessa postura é muito prazerosa, além de permitir penetração profunda e estimular o clitóris da mulher com seus movimentos.

Posição do Leão

Nesta posição, o homem penetra a *Yoni* da mulher por trás, propiciando penetração profunda e fazendo com que a mulher se sinta completamente possuída por seu parceiro. Para um arroubo adicional de prazer, o homem pode morder a parte de trás do pescoço de sua parceira. Essa postura exige que a mulher esteja totalmente pronta e lubrificada, com a *Yoni* em estado de excitação plena.

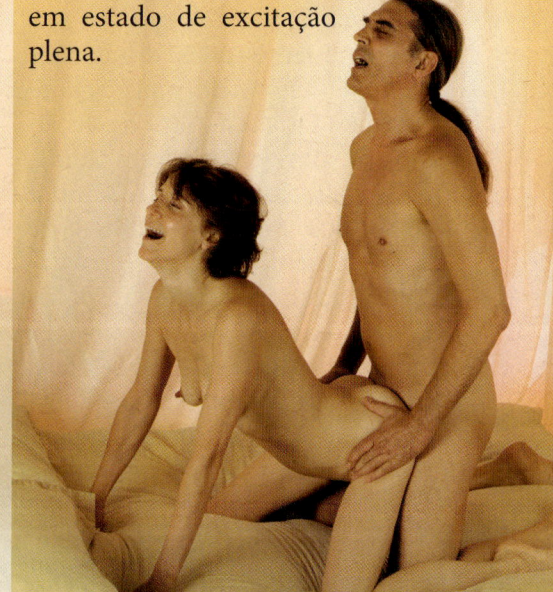

Posição da Tesoura

Essa posição permite que o homem e a mulher relaxem, juntos, durante o orgasmo de vale (ver página 152). Nela, a mulher pode introduzir o *Lingam* não ereto em sua *Yoni*. Essa "conexão" possibilita que o casal crie profunda intimidade e ajuda a mulher a se expandir em sua natureza feminina, já que essa é uma posição *Yin* (veja página 142). Permaneçam nesse estado por ao menos 20 minutos para sentir todo o seu caráter benéfico.

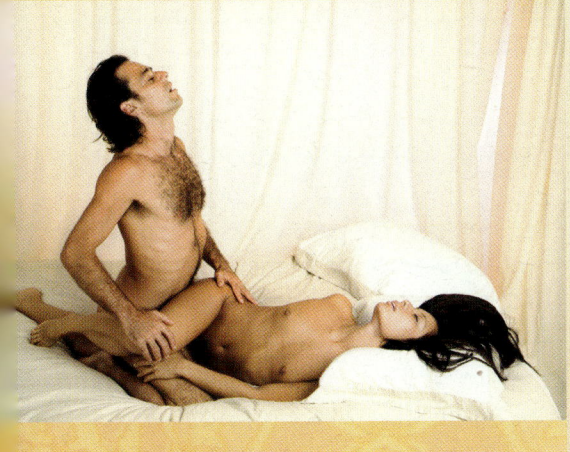

Céu Profundo

É uma postura à qual se pode passar com facilidade a partir da Posição da Tesoura. Propicia movimentos suaves que penetram fundo na *Yoni* e são relaxantes, revigorantes e inspiradores. Experimentem permanecer parados ao alcançarem a zona de prazer e vivenciem o céu sobre a terra.

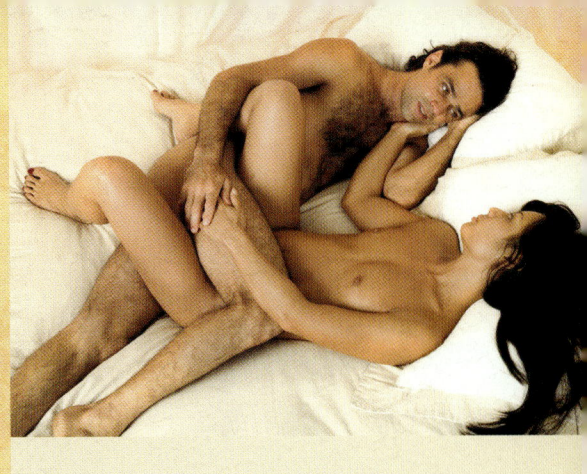

Yab Yum

A clássica Posição Tântrica. Essa postura estimula a fusão de todos os sete chacras (veja página 101), unindo a energia sexual à supraconsciência. Experimentem encostar suas testas uma na outra e respirar em uníssono para dar ensejo à abertura do terceiro olho.

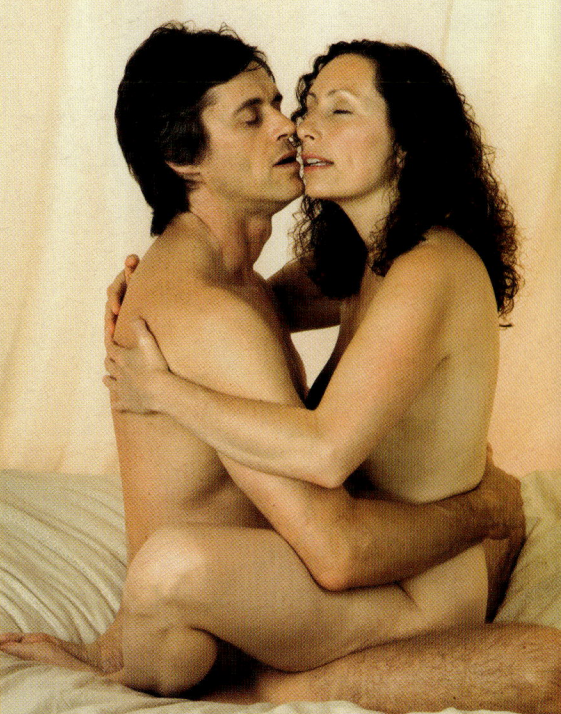

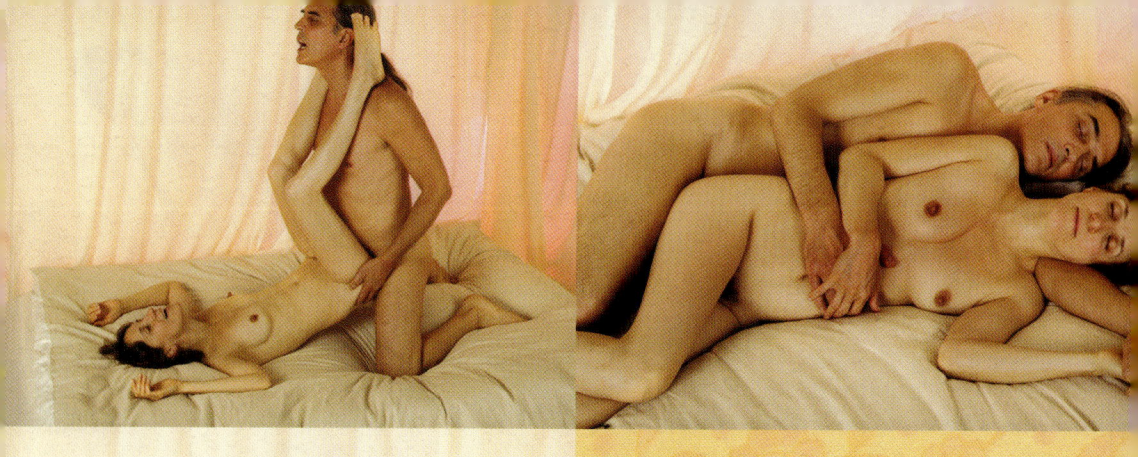

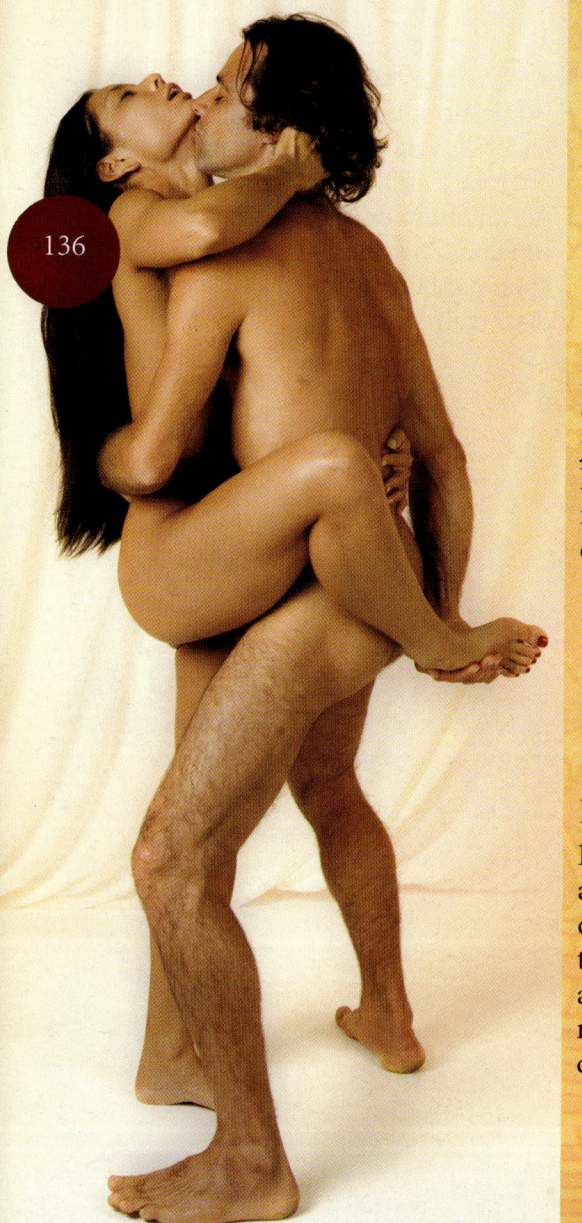

O Arado

Quando usada na relação sexual, essa postura de ioga é uma posição ideal para que o homem plante sua semente no útero de sua deusa da terra. A postura permite a penetração profunda, mas é preciso ter cuidado, uma vez que a *Yoni* está distendida e pode estar sensível.

Posição de Concha

Essa é uma posição confortável, adequada, em especial, para vocês adormecerem juntos. O braço do homem envolve a mulher e descansa sobre o ventre dela. Ele relaxa com o *Lingam* no interior da *Yoni* dela, por trás.

Posição em Pé

Essa posição pode ser usada praticamente a qualquer momento e em qualquer lugar, quando o calor do momento toma conta de vocês – na mata, apoiados em uma árvore, por exemplo. O homem pode penetrar a *Yoni* da mulher tanto pela frente quanto por trás.

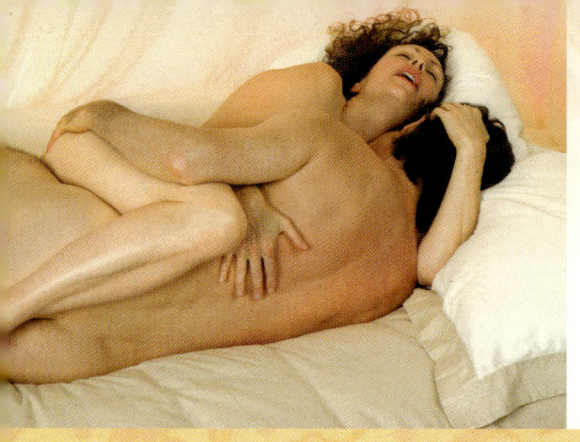

O Abraço dos Amantes

É uma postura muito fácil e natural para o sexo. Ambos os parceiros podem se perder um no outro, movimentando-se ou permanecendo parados, relaxados ou arrebatados, de acordo com seu estado de espírito. A posição permite que um ou ambos os parceiros acariciem o clitóris da mulher durante a penetração e consigam beijar e afagar um ao outro sem dificuldades. A posição das pernas pode ser trocada conforme o que for mais confortável para ambos os parceiros.

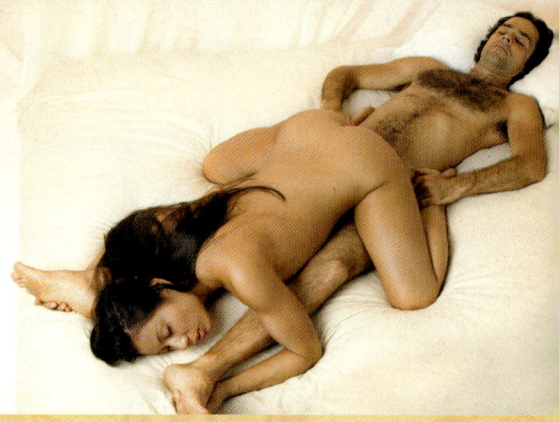

Posição de Recarga

Uma postura mágica para recarregar suas energias depois de fazer amor por algum tempo. A mulher senta-se sobre o parceiro, com uma perna de cada lado de seu corpo dele, voltada para os pés dele e com o *Lingam* dentro de si. Então, ela se curva, devagar, até que sua cabeça descanse sobre os pés do parceiro. Quando ambos estiverem confortáveis, permaneçam deitados, imóveis, e recarreguem-se por dez minutos ou mais.

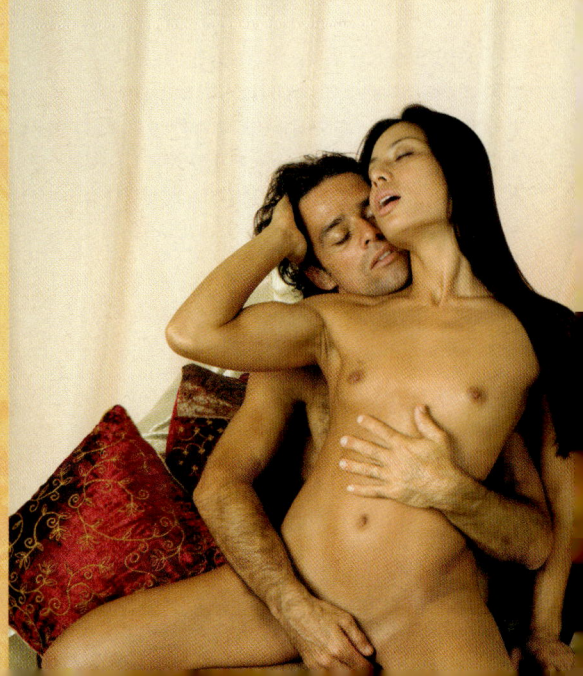

Para o Prazer da Mulher

A mulher senta-se sobre o *Lingam* ereto do parceiro, com as costas voltadas para o peito dele e apoiando-se em seu corpo. Suas pernas ficam bem abertas e ela relaxa por inteiro. O homem fica livre, então, para acariciar os seios e o clitóris da parceira com as mãos, provocando-a, devagar, até que ela chegue à excitação máxima. O homem não terá muita facilidade para se movimentar, portanto, a mulher pode desejar remexer um pouco os quadris de vez em quando, apenas o suficiente para manter a ereção do parceiro. Nesta posição, a mulher pode se permitir chegar à excitação total sem se sentir subjugada pelos movimentos do homem.

Capítulo 13

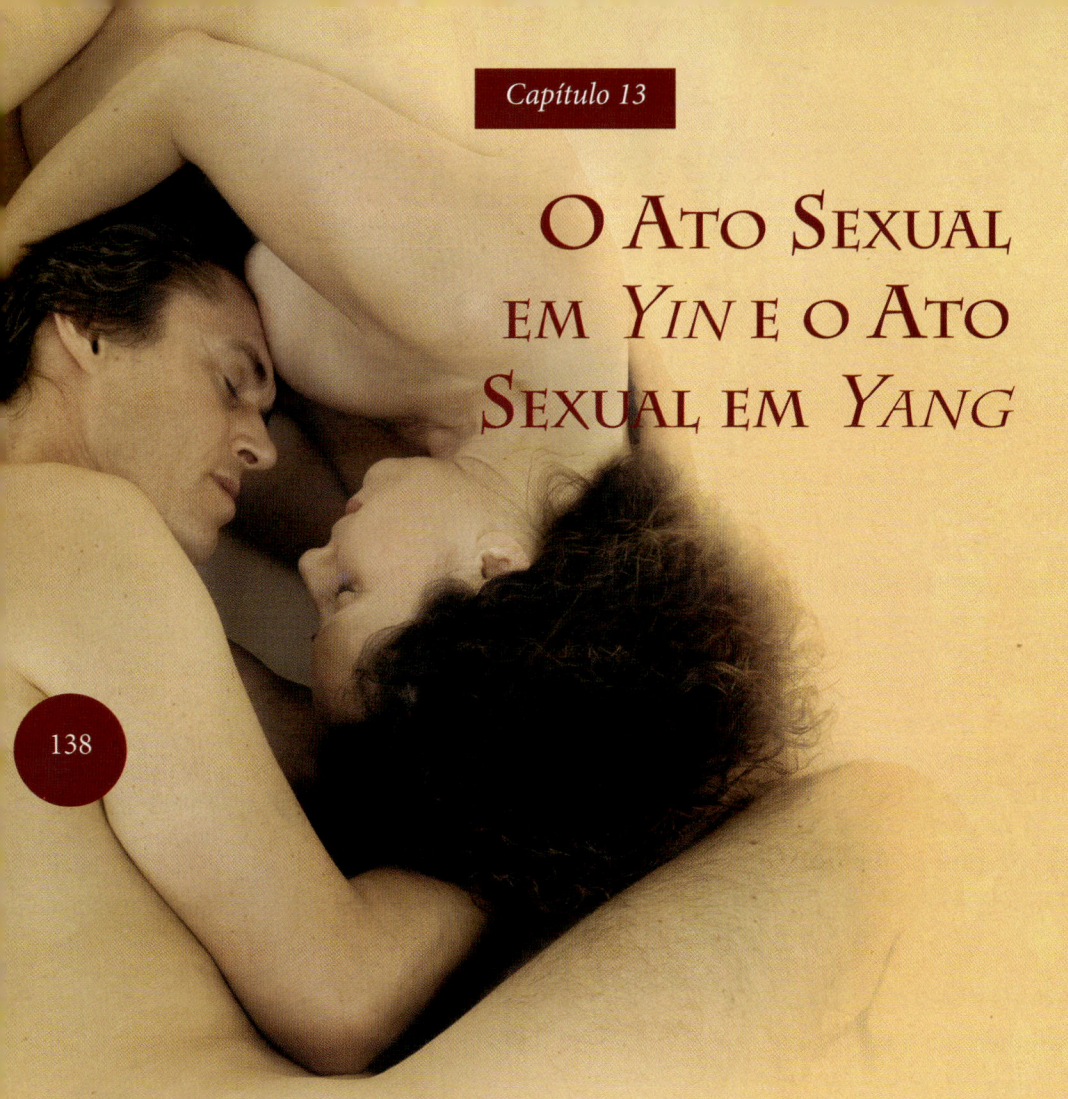

O Ato Sexual em *Yin* e o Ato Sexual em *Yang*

"O espírito do vale nunca morre
Ele é chamado a mulher misteriosa
E o portal de entrada da mulher misteriosa
É a base de onde o céu e a terra florescem
Ele está lá, em nosso íntimo, todo o tempo
Bebe dele tanto quanto queiras
Pois ele nunca seca."

Tao Te Ching, Lao Tse, China, século VI a.C.

Uma mulher adora afagar, sussurrar doces palavras sem importância, acariciar e ser acariciada, ter todo o tempo do mundo para apenas ser, perdendo-se naquele espaço para além do tempo e da mente, onde o amor reina. Em regra, as mulheres nunca se cansam desse gênero de interação com seus parceiros. Elas costumam reclamar: "Por que um homem não consegue ser romântico ou carinhoso?" Muitas mulheres dizem que os momentos da relação sexual de que mais gostam são os abraços e afagos. Contudo, como as mulheres têm uma ideia de que sua sexualidade deveria ser igual à de um homem, elas podem não aceitar sua necessidade de serem suaves e carinhosas. Assim, renegam essa parte de si mesmas e, como consequência, sentem-se insatisfeitas e, muitas vezes, vingam-se, tornando-se maldosas e intratáveis.

Quando um homem e uma mulher fazem amor, ocorre um encontro de dois aspectos diametralmente opostos. Caso a mulher consiga aceitar sua natureza e celebrá-la, ela se transformará em uma incrível instrutora para o homem. Para estar em equilíbrio, o homem precisa do que a mulher tem. É por isso que existe a atração. Mas, ele não consegue obter isso se a mulher nega e reprime seu caráter feminino. As mulheres têm que realmente ser elas mesmas no sexo e conquistar o espaço de que necessitam.

O homem busca uma forte atividade *Yang* durante a relação sexual. A mulher precisa equilibrar isso com sua capacidade de mergulhar fundo em *Yin*, um abismo de amor, tranquilidade e repouso, apenas mantendo um unido ao outro a fim de avançarem, cada vez mais, dentro do desconhecido. No Tantra, esse estado é chamado de orgasmo de vale (veja página 152). Quanto mais alto

> "Quando adentro o espaço *Yin* durante a meditação tântrica com Andrew, é algo lindo para ambos. Eu me permito não controlar nem atuar. A partir do relaxamento vem o êxtase, que se transforma em felicidade natural com a união de nossos corpos sem que alguém esteja atuando. À medida que cada pico alcança maior elevação e intensidade, mais o vale se torna pleno de êxtase." Kavida

> "Todo o processo de mergulhar em *yin*, no vale, permitindo que as coisas aconteçam por si sós, e, então, voltar ao pico, tem sido incrível para mim. Acredito que todo homem tenha medo de perder a ereção. Deixar-se ir ao vale, adentrar no nada e confiar, quando a ereção se vai, que ela voltará, é muito transformador." Andrew

o pico, mais profundo é o vale. E quanto mais profundo o vale, mais elevado é o pico. Eles seguem *pari passu*. Se você tiver apenas atividade ardente no sexo, não terá acesso às profundezas do amor. A mulher é quem ensina o orgasmo de vale para o homem. E o homem é quem ensina o orgasmo de pico para a mulher. Mas, antes, a mulher precisa explorar e aceitar sua própria natureza. Quando tiver abraçado completamente sua natureza *Yin*, será capaz de descobrir sua aptidão interior para a paixão *Yang*.

Fazendo Amor em *Yin*

O método de fazer amor em *Yin* (veja página 142) foi descrito, pela primeira vez, por um médico chinês, Mestre Sun e, desde então, tem sido "redescoberto" inúmeras vezes no decorrer dos séculos. A excitação é admitida, mas não a partir de uma posição de atividade. É tão somente algo que acontece, como as ondas do mar, que se erguem e, logo, se desfazem. A técnica é muito gratificante para a mulher e regeneradora para o homem, possibilitando que o casal se aprofunde na experiência do orgasmo de vale.

Na senda espiritual, o caminho de uma mulher é o da devoção. Entretanto, ela também é dotada das características opostas: a mulher pode ser ardente, passional e implacável. Seu extraordinário poder só poderá ser visto depois que ela tenha atingido o nível mais profundo de sua natureza devocional, em que encontrará o aspecto oposto e complementar de si mesma e, assim, se tornará plena e completa. Se a mulher aceita sua natureza *Yin* durante o sexo, naquele mesmo ato sexual ela entrará em contato com inacreditáveis fontes de fogo e paixão, as quais ela, talvez, nunca imaginara possuir. Ela se tornará absolutamente selvagem. Seu êxtase não conhecerá limites.

Você pode pensar que, se o objetivo é que a mulher manifeste seu aspecto oposto complementar, ela deveria trabalhar para cultivá-lo. Entretanto, lembre-se de que qualquer coisa cultivada não é natural – é algo artificial, imposto à natureza. Isso não trará os mesmos resultados, tampouco uma satisfação intensa. A verdade é encontrada quando você aceita e acolhe ao máximo aquilo que você é. Quando alcançar isso, então, e só então, a verdadeira e preciosa flor de todo o seu potencial será revelada a você. Isso acontecerá sem qualquer esforço. É tudo uma questão de se entregar à sua própria natureza, e isso se aplica tanto ao sexo quanto ao amor e à espiritualidade. Uma mulher precisa conhecer e compreender as leis de *Yin*, ver a si mesma como o abismo, o mistério incomensurável e impenetrável, o útero, e permitir que isso a conduza ao próprio âmago do amor.

O Caminho de *Yin*

O grande mestre taoísta Lao Tse disse que "a água desgasta a rocha". Da mesma forma, *Yin*, embora pareça mais fraca e frágil que *Yang*, é, na verdade, mais poderosa. Essa lei da vida confere paciência à mulher, ainda que ela nunca tenha pensado nisso. Uma mulher ensina o caminho de *Yin* em milhares de pequenas lições durante a vida cotidiana, exatamente como a água desgasta, devagar, a rocha da realidade aparente. Em seus relacionamentos, ela tende a encontrar a solução para os dilemas apenas permanecendo em silêncio, ou dizendo "sim" para o homem e, então, esperando o inevitável, o qual sua intuição já havia apontado como a direção correta. Ela cede e, ao fazê-lo, a realidade da situação mostra-se evidente.

Essa característica confere dignidade e graça à mulher. Se ela conseguir sintonizar esse aspecto de si mesma, que tende a ceder, a fluir e desviar como a água, a mulher descobrirá uma tremenda força interior. Ela continuará seguindo na direção à qual está sintonizada, não importa o que aconteça. Olhe para um rio. As rochas e pedras colocam-se como um desafio à água, que responde formando corredeiras e cachoeiras, em um efeito impressionante e poderoso. Lembre-se desse poder para que você não cometa o erro de pensar que *Yin* significa ceder, equivalendo a ser fraca ou inferior. *Yin* é apenas uma espécie de poder diferente do *Yang* do homem.

Podemos abordar os relacionamentos homossexuais entre mulheres nos mesmos termos. Existe outra observação taoísta que diz que águas oriundas de duas fontes unem-se de maneira natural e espontânea. As tradições do Tantra indiano e do Tantra taoísta acreditam que a união e fusão de duas mulheres é natural. A atividade sexual entre mulheres apenas lhes oferece alento para expandir suas qualidades *Yin* de amor, devoção, suavidade e união.

No entanto, isso não significa que se deve preferir o lesbianismo ao heterossexualismo. Se uma mulher faz amor exclusivamente com outras mulheres, ela deixa de tirar proveito dos grandes benefícios e do aprendizado resultantes da união com o sexo oposto. A tendência atual na qual mulheres heterossexuais, vez por outra, fazem amor com outras mulheres é saudável e natural. Embora nem toda mulher tenha essa necessidade, isso pode ser celebrado como uma afirmação de feminilidade.

Como Fazer Amor em Yin

Quando você permanece apenas deitada com seu parceiro, presente, mas em um estado de inatividade, algo começa a acontecer, um encontro e troca de energia. Esse método aprofunda a intimidade e ajuda ambos os parceiros a se familiarizarem com momentos *Yin* ao longo do ato sexual.

✦ Deitem-se de lado, de frente um para o outro, cada um de um lado da cama, e olhem nos olhos um do outro. Aproximem-se aos poucos, com pequenos movimentos, permitindo o tempo necessário para que todas as tensões desapareçam. A cada pequena aproximação, sintonize seu corpo e descubra como ele pode se conectar a seu parceiro ou parceira àquela distância. Não há pressa para que seus corpos se encontrem. Esse processo de entrar em sintonia com seu eu e com o parceiro ou parceira pode levar, pelo menos, 20 minutos.

✦ Por fim, entre em contato com o corpo de seu parceiro ou parceira. Apenas relaxem e não façam nada, nem mesmo carícias ou movimentos voluntários com o corpo. Depois de alguns instantes, caso o homem tenha uma ereção, ou uma meia ereção, é o momento para a penetração. A posição da tesoura é a mais indicada (veja página 135). Se ele não tiver ereção, ainda assim a penetração é possível. A mulher pode afastar o prepúcio do homem, devagar, e, com a ajuda de dois dedos, colocados logo acima da glande do *Lingam*, e dois dedos da outra mão na base dele, empurrar, com delicadeza e aos poucos, o *Lingam* para dentro de sua *Yoni*.

✦ Uma vez que o *Lingam* esteja dentro da *Yoni*, apenas esperem e vejam o que a natureza quer que aconteça. É possível que o corpo comece a se movimentar por si só, mas não provoque movimentos por sua vontade. Ondas de energia podem tomar seu corpo, levando-o a realizar movimentos de êxtase, mas, volte sempre ao estado de relaxamento e inatividade. Ereções vêm e vão – deixe que isso aconteça. Permaneçam assim, corpos conectados pelos genitais, por 40 minutos, no mínimo.

> Sempre que vocês se sentirem atraídos por um método particular de ato sexual, é aconselhável experimentá-lo em diversas ocasiões marcadas para isso, com duração previamente combinada. Depois de cumprirem aquilo a que se propuseram, deixem a técnica de lado e sejam naturais e simples. Dessa forma, vocês sempre conseguirão encontrar o equilíbrio.

Yin e Yang

O símbolo do *Yin Yang*, criado na antiga China, encerra tudo que é valioso nos grandes preceitos religiosos do mundo e também uma lição essencial de vida. Além disso, ele contém um ensinamento categórico a respeito da natureza dos relacionamentos sexuais entre homens e mulheres.

A área negra simboliza o feminino, o aspecto *Yin* da existência, do qual se pode dizer que abrange as qualidades amenas ou frias, de descanso, fluidez e renúncia, os aspectos receptivos da vida. A área branca simboliza o masculino, as qualidades *Yang*, que englobam os aspectos ardentes ou quentes, ativos, rígidos, fortes e expansivos da vida. As áreas negra e branca estão aninhadas uma na outra, de maneira muito parecida àquela em que homem e mulher deitam-se nos braços um do outro. A parte negra encerra um pequeno círculo branco, enquanto a parte branca tem um pequeno círculo negro, indicando que *Yin* interpenetra *Yang* e *Yang* interpenetra *Yin*.

Na relação sexual, quando você se abandona profundamente ao estado *Yin*, de repouso, você se verá, de forma automática, entrando em um estado *Yang*, expansivo. Da mesma forma, se você mergulha por inteiro no ativo estado *Yang*, estará automaticamente entrando no estado *Yin*, de descanso. A vida sempre busca o equilíbrio por intermédio do fluxo entre *Yin* e *Yang*.

Os exemplos dessa lei universal estão por toda parte. Cada respiração consiste de uma expiração, que é uma entrega, *Yin*, seguida de uma inspiração, regeneradora, *Yang*, estando cada uma delas aninhada na outra, formando um movimento ondulatório. Você vai dormir (*Yin*) e acorda (*Yang*). A noite (*Yin*) abre caminho para o dia e o dia (*Yang*) dá passagem para a noite. Você pode ser homem ou mulher, mas também encerra em si os aspectos do sexo oposto.

Quando uma pessoa alcança um estado de consciência expandida, surge a compreensão de que, não importa onde as contradições da vida se encontrem, aí estará a verdade última. A mente tendencia a querer entender apenas um aspecto da vida. O símbolo *Yin Yang* é um lembrete claro de que devemos abraçar os opostos complementares, pois é ali, naquele ponto de interseção, que você conhecerá a essência mesma da vida.

Um homem em perfeito equilíbrio é capaz de ser tanto passional quanto sensível. Ele sabe como vivenciar o estado *Yang* e o estado *Yin*, expandindo sua consciência para abarcar o todo daquilo que a vida tem a oferecer. Uma mulher em equilíbrio pleno consegue ceder, ser receptiva e amorosa, bem como efetivamente direta e franca.

Energias Criativas Masculinas

A energia masculina é uma força penetrante, poderosa e criativa e é de sua índole buscar expressão. Ela é ardente, quente, ativa, emissora, resoluta, expressiva, forte, direta, principiadora, excitante, desencadeadora, ascendente, radiante e luminosa. Quando a energia masculina está em ação em sua forma pura, todas essas qualidades miraculosas estão presentes, iluminando o mundo. No entanto, por causa de sua natureza extrovertida, a energia masculina tende a começar uma busca de algo "fora", exterior a si mesma, e, às vezes, ficar perdida, sem conseguir encontrar o caminho de volta. A energia feminina está sempre "fincada no chão", de modo que a mulher traz o homem de volta a uma experiência de vida equilibrada.

Como a energia masculina é ousada, ela segue em direção a novas descobertas e objetivos, sejam eles espirituais ou materiais. Em busca de si mesma, ela parte à procura de novas instâncias do ser ou coisas que refletem o mistério da criação. Desde a aurora dos tempos, o homem utiliza essa energia para desenvolver objetos, utensílios e invenções, bem como nas artes, em um esforço para embelezar e melhorar sua vida exterior. A evolução de sua mente concedeu-lhe a liberdade de raciocinar e criar o gênero de estilo de vida que acredita ser o melhor. No entanto, é com frequência que ele se perde em seu mundo desconexo e desperdiça sua energia em direções ou projetos que acabam por se mostrar destrutivos ou desarmônicos com os princípios da vida. Quando isso acontece, é um sinal de que está ignorando a dimensão espiritual de sua energia.

Os mesmos princípios aplicam-se à sexualidade. No sexo, um homem tende a ficar preso na rotina que ele estabelece. Isso pode ser bom no início, mas, então, ele fica cego ao modo como a energia já mudou ou mostra a disposição de mudar. O homem depara com um dilema: seguir ou controlar seus impulsos instintivos. Somente um homem poderia fazer a pergunta: "Ser ou não ser?" Essa pergunta não passaria pela cabeça de uma mulher. O homem não tem certeza de seu papel na criação da vida. O homem "machão" ou "durão" tenta esconder sua insegurança representando um papel que toda mulher sabe que é só um disfarce.

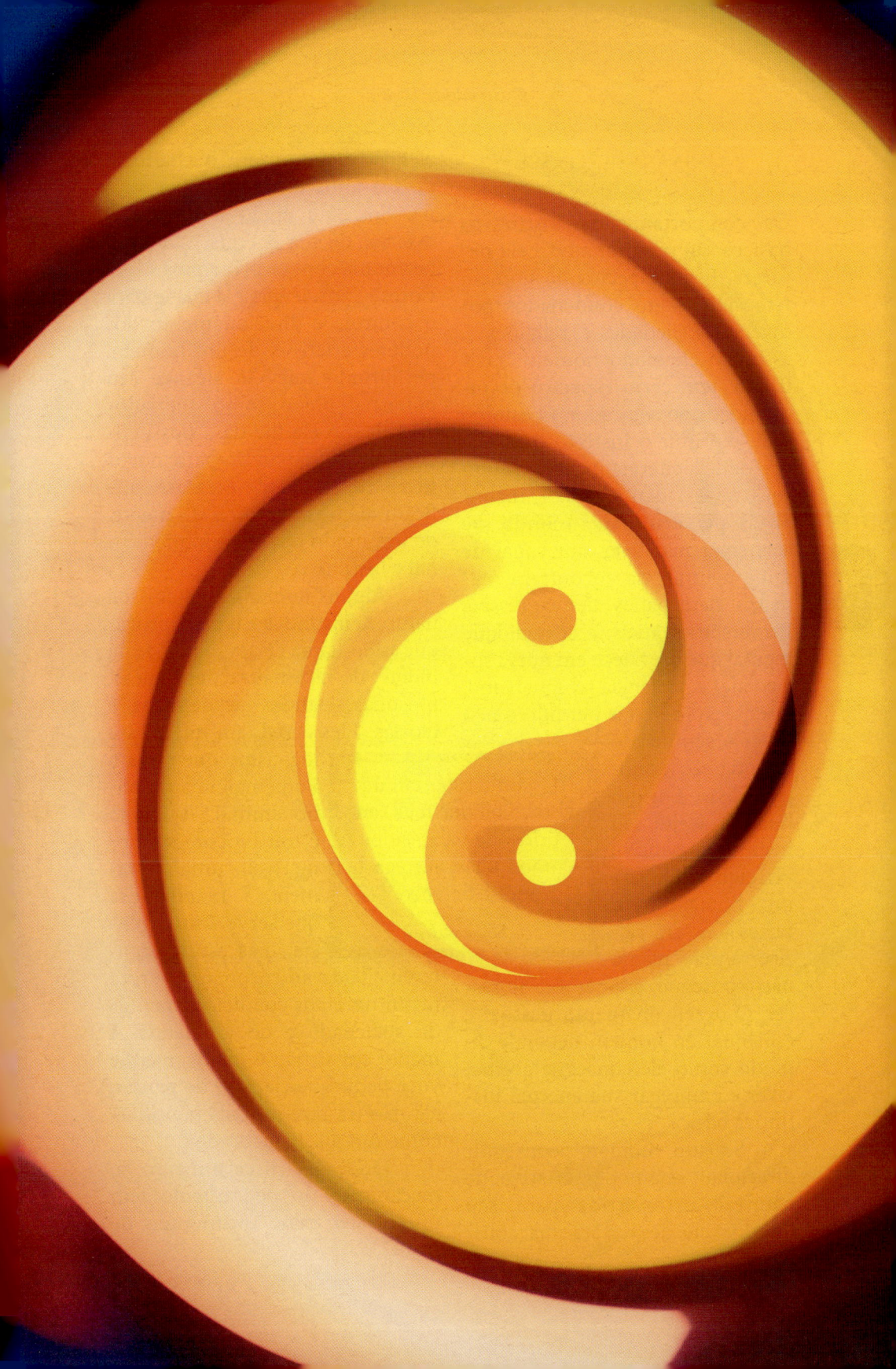

Unindo Instinto e Consciência

Os comportamentos instintivos básicos são programados pela natureza. Esses aspectos do homem têm sido muito condenados por diversas sociedades e religiões e, assim, o chamado homem "civilizado" tem certo espectro de indignidade ao seu redor. O esforço para reprimir o instinto masculino (onde a energia masculina tem suas raízes) deu ensejo a incontáveis perversões no mundo. Se a energia não tiver um canal de saída natural, ela encontrará maneiras deturpadas de expressão. Perversões sexuais, a sexualidade mental que prevalece em nossa sociedade, a violência, o fanatismo, a sensação de estar perdido e não saber o significado da vida são exemplos disso. Ou um homem aceita seu instinto natural, visceral, ou ele será um homem sem raízes – e sem raízes, uma planta não consegue crescer ou florescer. O desenvolvimento pessoal e espiritual do homem depende do modo como ele consegue aceitar, viver e empregar sua energia instintiva básica.

Se um homem conseguir direcionar seu poder criativo de natureza extrovertida para seu interior, ele despertará sua consciência e sintonizará o chamado de sua alma e sua natureza divina. Somente então a expressão exterior de sua energia estará em harmonia com os princípios superiores. Consciência é a chave para o controle e direcionamento dos poderes criativos de um homem, permitindo que ele alcance seu potencial pleno como cocriador da vida. Só ela lhe dá a possibilidade de se expandir para novos níveis de felicidade e êxtase, que ficam além do corpo e da mente, de um modo de ser unidimensional e instintivo.

Alguns homens rejeitam sua natureza instintiva e tentam provar que estão acima dela, valendo-se da mente, de racionalizações lógicas, filosofias, estudos acadêmicos e teorias. Eles acreditam que é esse logicismo que eleva o homem acima do reino animal. A mente é um biocomputador incrível, uma ferramenta maravilhosa que serve à inteligência, mas está bastante vinculada ao corpo, à natureza instintiva e aos condicionamentos da sociedade e do ambiente. A mente em si não é inteligente. Se você pedir que ela pare de pensar, ela não irá fazê-lo – ela continua, como um disco quebrado.

Onde há discernimento, o mecanismo do pensamento tem um caráter mais aprimorado de

> "Quando estás em um abraço tal que teus sentidos são balançados como folhas, entrega-te a esse balanço."
> *Shiva Sutra*

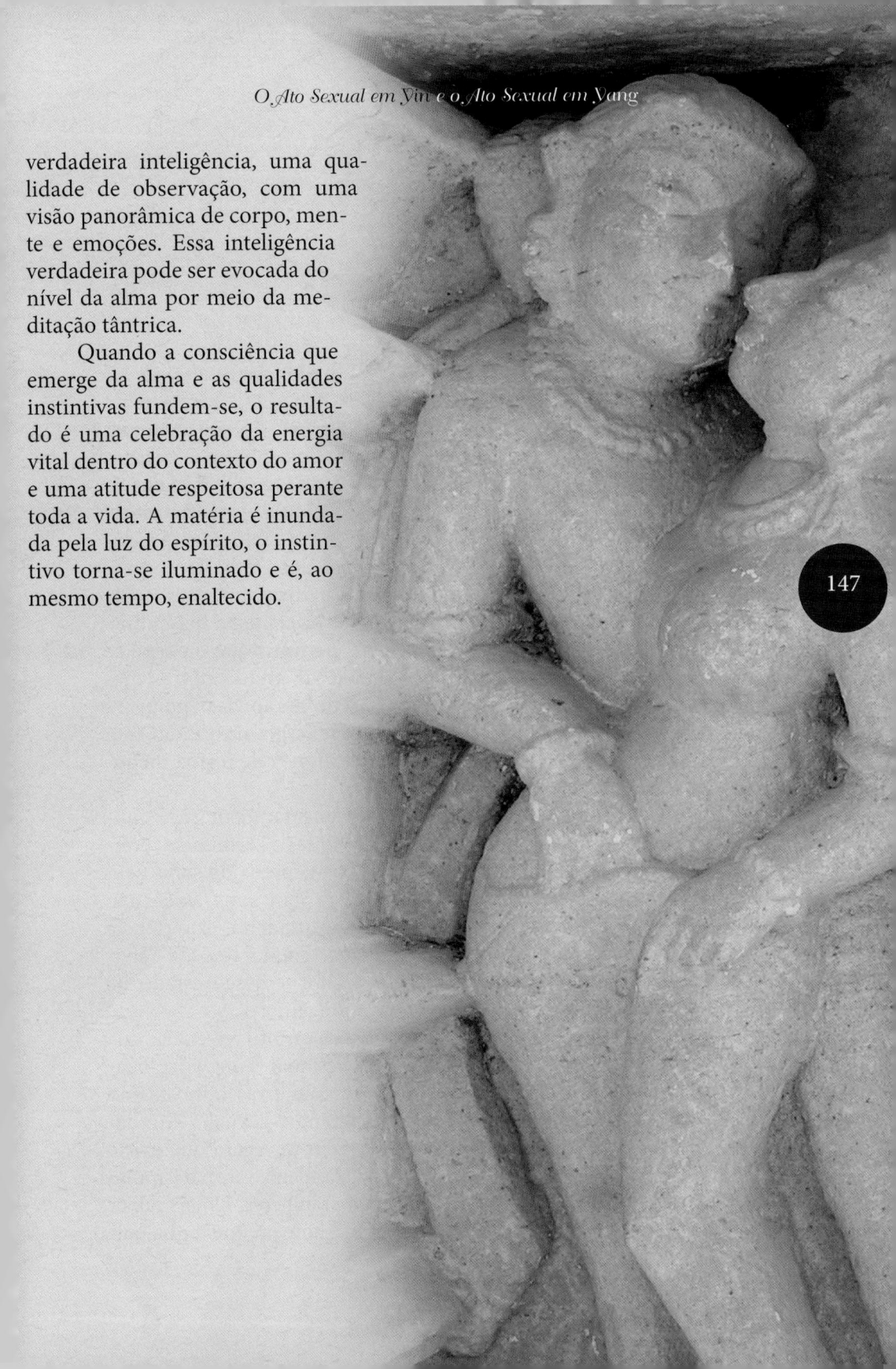

verdadeira inteligência, uma qualidade de observação, com uma visão panorâmica de corpo, mente e emoções. Essa inteligência verdadeira pode ser evocada do nível da alma por meio da meditação tântrica.

Quando a consciência que emerge da alma e as qualidades instintivas fundem-se, o resultado é uma celebração da energia vital dentro do contexto do amor e uma atitude respeitosa perante toda a vida. A matéria é inundada pela luz do espírito, o instintivo torna-se iluminado e é, ao mesmo tempo, enaltecido.

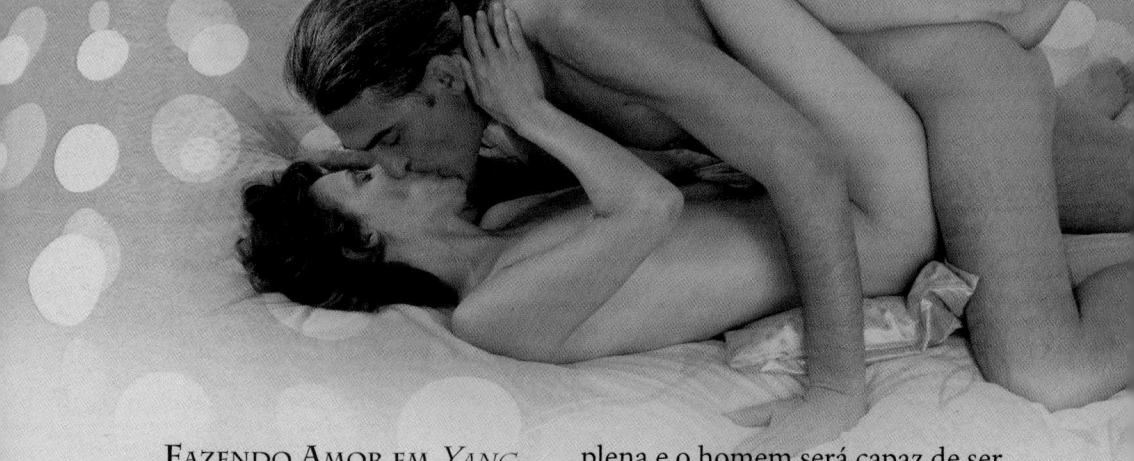

Fazendo Amor em *Yang*

O Tantra tem consciência do todo que é o homem e não renega nada. Por isso, trabalha os aspectos instintivos masculinos e os transforma em um néctar de satisfação. No sexo, a natureza ardente e impetuosa da energia masculina conduz o casal a um estado de ser arrebatador: uma experiência de pico. A fim de conhecer essa experiência, o casal precisa libertar sua impetuosidade em sua forma pura, com uma total entrega à paixão. Essa é uma experiência de pura energia visceral, que percorre todo o corpo, sem deixar qualquer parte desprovida de uma qualidade orgástica. A experiência genital localizada da sexualidade transforma-se em uma experiência orgástica para o corpo todo.

Para alcançar o orgasmo do corpo inteiro, o homem precisa permitir que seu corpo todo se torne o *Lingam* e a mulher tem que deixar que seu corpo inteiro se transforme na *Yoni*. O casal perderá seu senso de individualidade e se transmutará em pura energia. Então, os parceiros poderão vivenciar a paixão em sua forma mais plena e o homem será capaz de ser multiorgástico. Essa forma pura de paixão é mais do que a simples situação em que o homem penetra a mulher com vigor, dando ensejo a um momento ardente de intensidade que leva rapidamente à ejaculação. Isso não é bastante para liberar as dádivas incríveis compreendidas na centelha masculina. É preciso permitir que o corpo se movimente de muitas outras maneiras além de apenas "golpear". A própria energia da paixão fará o corpo se mover de forma incontrolável.

Os sons também são muito importantes. Permita-se emitir todos os gêneros de sons, sem reprimi-los. Sem sons, você não terá uma verdadeira experiência apaixonada. Esqueça-se da "civilização". Retorne a seu estado de animal selvagem.

Ao se permitir vivenciar sua energia passional *Yang*, você ficará livre das amarras impostas ao relacionamento sexual. Conhecer o homem selvagem que existe em você também o tornará muito atraente às mulheres. Uma mulher procura um homem que tenha paixão, pois somente com um homem assim ela conseguirá encontrar sua própria totalidade no orgasmo, pelo seu aspecto *Yang* indomável.

Os praticantes do Tantra, na Índia, sempre foram pessoas impetuosas porque sabiam que as grandes leis existenciais não estão adstritas ao que chamamos "civilização". Eles praticam danças arrebatadas e extáticas, visto serem uma maneira muito poderosa de abrir o corpo e a energia para novos estados expandidos de ser. Por meio da dança, eles alcançam um estado semelhante ao transe, no qual sua individualidade desaparece e apenas *Shiva* existe. Nesse instante, o dançarino é elevado ao reino dos deuses.

Nataraja: o *Shiva* que Dança

Nataraja, que significa "Senhor da Dança", é um dos nomes de *Shiva*, que criou o mundo pela dança. Tanto homens quanto mulheres podem praticar essa meditação. Entregar-se totalmente à experiência das duas partes dessa técnica lhe proporcionará equilíbrio, fazendo com que *Yin* e *Yang* se unam dentro de você. Essa meditação lhe dará o poder de se transformar no criador ou criadora de seu próprio destino.

✦ Parte *Yang*: Dance de modo extasiado por 40 minutos. Torne-se *Shiva Linga*, que com sua dança cria as estrelas, o sol e a lua, as árvores e as plantas, as montanhas, o céu e os animais. Torne-se um com o poder que cria a totalidade da vida.

✦ Parte *Yin*: Deite-se por 15 minutos, em completa imobilidade e entrega.

✦ Levante-se e dance mais uma vez, com suavidade, por três minutos, promovendo a integração.

Capítulo 14

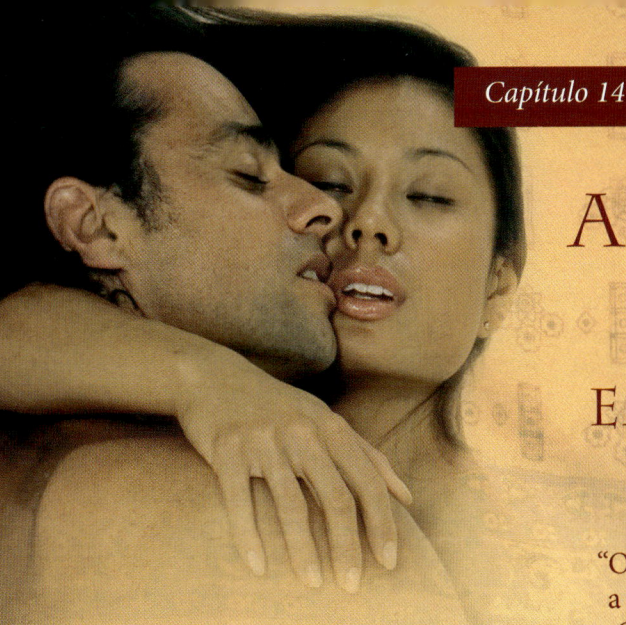

A Plenitude Sexual em Parceria

"O Céu (masculino) cria, a terra (feminina) é receptiva
O masculino é ativo e, portanto, busca a quietude
O feminino é inerte e, assim, busca a atividade
Cada um deles precisa alcançar a essência do outro para ser completo."

White Tigress Manual, Female Taoist Masters, China, século XVIII, a partir da tradução para o inglês de Hsi Lai

Para que o ato sexual seja pleno de satisfação, tanto o homem quanto a mulher necessitam de igual espaço para expressar e vivenciar suas qualidades únicas. Assim como o sol e a lua precisam de seu próprio período para brilhar ao longo de um ciclo de 24 horas, o mesmo ocorre com o homem e a mulher durante o ciclo de uma relação sexual. O diagrama mostra uma série de três picos e três vales, cada um deles em movimento ascendente ou descendente. Eles representam os ciclos de *Yang* movendo-se em direção a *Yin* em ondas que se elevam e declinam no curso da relação sexual. Esses ciclos de *Yin* e *Yang* não podem ser criados por meio de uma técnica. Eles são um fenômeno natural que acontece por si só sempre que se faz amor. Portanto, para vivenciar a satisfação e a plenitude, você só precisa consentir no que sucede naturalmente.

Uma vez que a maioria das pessoas não é educada nas artes sensuais, o sexo é visto, em regra, como o domínio da energia *Yang*, um pico de excitação. Quando um casal se une, o objetivo do orgasmo está reverberando dentro de cada um dos parceiros, com uma intensidade febril, como um fogo ardente que logo se extingue. A mulher tenta corresponder à intensidade e excitação do homem da melhor maneira possível. O casal, então, parte para o sexo abrasador, próprio para se alcançar logo um estado de energia *Yang* ou clímax masculino. Considera-se, então, que o ato sexual chegou ao fim. Caso a mulher tenha sorte nessa espécie de cenário, ela terá logrado escalar a montanha da excitação tão depressa quanto seu parceiro. Muitas mulheres não conseguem fazer isso com tanta rapidez e, assim, acabam desistindo e simulando um orgasmo ou fingindo que seu orgasmo não tem importância.

Não há nada de errado com sexo ardente. Contudo, se essa é a única forma de fazer amor de um casal, ela é limitada e não permite a expansão da energia feminina.

Explorando os Picos e Vales do Amor

Se acrescentarmos discernimento ao sexo, poderemos nos deparar com um cenário muito diferente, como é descrito a seguir. Discernimento ou consciência significa apenas observar e fluir com aquilo que existe, sem permitir que a mente julgue ou controle a situação.

O casal quer sexo. A mulher tem um forte desejo de ternura física e aumento gradual e lento da excitação. O homem quer a penetração. Ela inicia a demonstração de ternura acariciando, deslizando as mãos sobre o corpo do parceiro com grande afeto, inclusive o local em que se concentra a excitação dele – o *Lingam*. A mulher diz palavras de admiração pelo fascínio desse lindo deus enquanto acaricia e massageia aquela região, não para excitar o parceiro, mas para abrir o fluxo de energia sensual, que ela, então, distribui por todo o corpo do amado, acariciando-o. Ele começa a se sentir revigorado e mais relaxado, despertando para as maravilhas daquela espécie de toque sensual que revela apreço.

O homem, então, acaricia o corpo da parceira, concentrando-se em seu baixo-ventre, para ajudá-la a se abrir. O toque é relaxado e não visa excitá-la, mas demonstrar amor e admiração pela natureza da amada. Ele passa, então, aos seios da parceira, mostrando-lhe seu amor ao acariciar e massagear essa região, dizendo palavras de enaltecimento. Tais carícias espalharão a energia despertada por todo o corpo da mulher.

Tendo sido satisfeita uma necessidade básica dela, o casal começa a se beijar, cheio de paixão. Ele toca a *Yoni* da parceira e, percebendo-a intumescida e convidativa ao sexo, continua tocando a amada nessa região, ou reverencia sua *Yoni*, beijando-a. Quando a mulher tiver um forte desejo da penetração, o homem o fará. O casal começa a se movimentar rumo ao ápice, desfrutando o intenso prazer. Os parceiros começam a se sentir fundidos um ao outro, como se tivessem se transformado em um pilar de energia.

Mas, então, antes que o chamado para a ejaculação se faça presente, existe um "intervalo", quando um ou ambos de repente se sentem desconectados e o calor da paixão diminui. Esse momento delicado pode ser mal interpretado. O homem talvez pense que há algo "errado" e continua tentando manter a energia fluindo em direção a um pico mais elevado. Caso ele relaxe nesse "intervalo", sua ereção pode abrandar. Uma sensação de relaxamento começa a se insinuar em ambos. O *Lingam*, flácido, pode até sair da *Yoni*.

É aí que *Yin* toma conta do casal. Os parceiros relaxam em uníssono, no profundo vale ou depressão do amor. Eles permanecem imóveis, ainda unidos, mesmo que em total relaxamento, respirando em conjunto, devagar e profundamente. Os parceiros podem encostar suas testas, a região do terceiro olho, uma na outra, o que os levará a um estado de completo arrebatamento, de imensa abstração. Então, de uma forma misteriosa, eles emergem, aos poucos, das profundezas frias do oceano. O desejo de expressar o amor está voltando.

Um calor repentino se apossa do casal. Os parceiros sentem o aumento gradual da excitação e do prazer renovado. Eles recomeçam a exploração do corpo um do outro.

Dessa vez, quando dão início à subida rumo ao pico, estão mais livres, mais exultantes e mais apaixonados do que nunca. Novas fontes de energia foram liberadas, as quais parecem não ter limites.

Nessa segunda ascensão em direção ao ápice, a mulher teve tempo de se expandir em sua natureza *Yin*, estando, assim, relaxada e sintonizada com seu parceiro. Masculino e feminino estão em pé de igualdade. Um estado de intensa felicidade imorredoura toma conta de ambos. Um anseio de continuar indefinidamente naquela condição pode diminuir a velocidade de seus movimentos, conduzindo-os, com delicadeza, a um segundo vale. Ali eles permanecem, imersos em enlevada unidade de corpo e alma. Essa ascensão e o vale que se segue podem durar de 15 a 20 minutos, cada um.

Quando alcançam o terceiro pico, os amantes já estão embriagados na divina atividade do amor. Eles são um ciclo de energia, equilibrado e completo. A relação sexual adquire um caráter de eternidade, vivacidade, expansão e êxtase. Cada pequeno movimento torna-se o mais intenso dos prazeres. O orgasmo passa a ser um fenômeno contínuo que abarca o corpo todo; cada célula vibra ao som da música do amor. O casal pode optar entre chegar à liberação genital ou não. Esse objetivo desaparece por completo. Sendo um único ente, eles estão, agora, em paz com qualquer coisa que o movimento proporcione. A partir dessa altura, deixar-se cair em um terceiro vale é como o cair de uma pluma, que flutua com suavidade, descendo, em um raio de sol. Quem pode dizer o que é o alto e o que é o embaixo? Pico e vale, *Yin* e *Yang*, fundiram-se em um todo único.

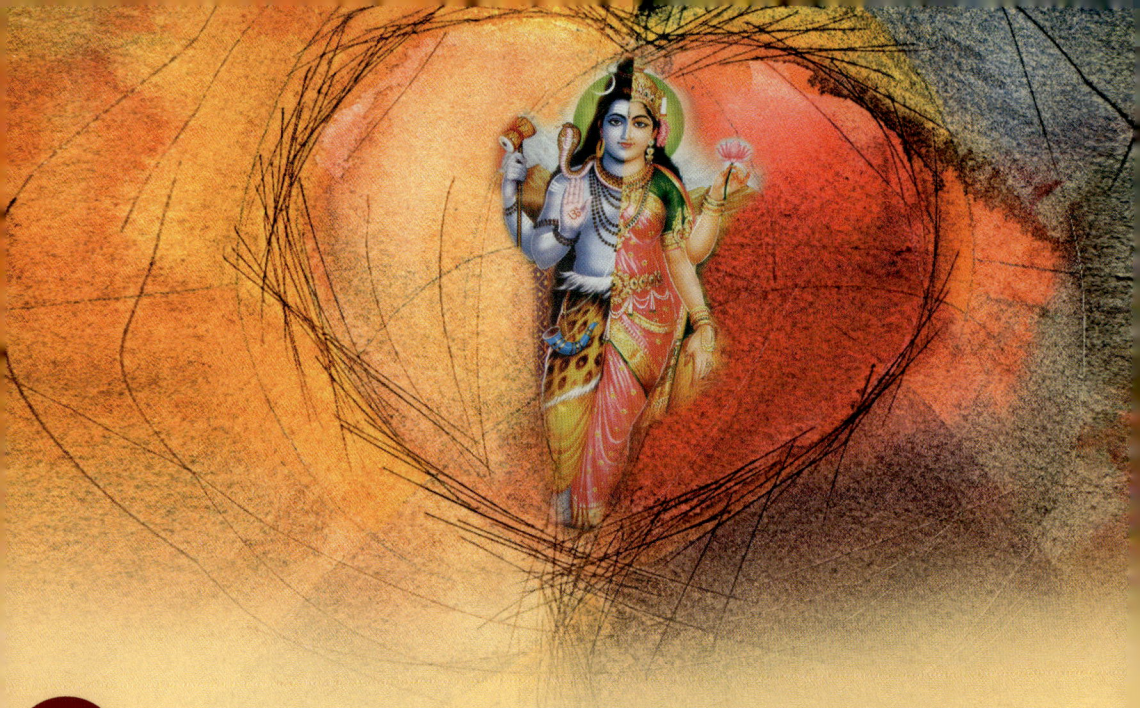

Reverenciando o Feminino e o Masculino

O cenário descrito na página 152 dá ideia de como é possível interagir com as ondulações de *Yin* e *Yang* que ocorrem de forma natural quando emergem durante o sexo. Você pode continuar a praticar essa forma de amor por quanto tempo desejar. Ela pode levar ou não ao orgasmo. É possível encerrar a relação sexual após a ocorrência de um pico e um vale, de dois picos e um vale ou dos três picos e três vales, tudo depende do que parece mais adequado ao momento.

Essa maneira de fazer amor reverencia tanto o feminino quanto o masculino e, portanto, propicia extrema satisfação para ambos os parceiros. Quando *Yang* predomina, ele satisfaz as necessidades do corpo e da psique do homem. Também confere intenso vigor à mulher, como se estivesse recebendo o alimento que sua alma deseja. Isso acontece porque a energia masculina é um alimento vital para ela, pois desperta seu próprio aspecto masculino interior, sem o qual é impossível que se sinta completa.

Quando *Yin* prepondera, a mulher pode abandonar-se profundamente a uma expansão de sua natureza feminina. Aqui, sua feminilidade torna-se ainda mais apetecedora, vasta e misteriosa. O homem, por estar descansando, consegue, então, absorver a mesma essência do feminino, que alimenta um forte anseio de sua alma. Ele percebe que pode confiar nas formas naturais de atuação da energia, libertando-se, assim, da ansiedade com relação a seu desempenho. Ao se entregar a *Yin*, o homem possibilita que novas fontes de energia *Yang* aflorem como nunca.

Naturalmente, quando um casal é capaz de reverenciar os aspectos masculino e feminino durante o envolvimento sexual, os parceiros aprofundam sua intimidade. Tendo experimentado a satisfação de seus anseios, eles sentem um transbordamento de amor e gratidão um pelo outro. Cada relação sexual transforma-se em uma exploração do desconhecido, em que se deve apenas ouvir e ficar atento ao que está acontecendo, de modo espontâneo, na alquimia de sua união. Quando o casal vivencia os três ciclos de *Yin* e *Yang* em uma relação sexual, não há perda de energia para o homem, ainda que ele ejacule. Isso se dá porque, ao alcançarem o terceiro pico, os parceiros já criaram um ciclo equivalente de energia, em que homem e mulher recarregam um ao outro de forma contínua. Esse estado é chamado de "A Grande União Renovadora da Vida".

Para alcançá-lo, você só precisa da coragem de ser muito fiel ao que está acontecendo com sua energia no momento. Esqueça todas as técnicas voltadas ao desempenho. Seja simples, inocente, descontraído e total. Se você for morno em sua atividade sexual, não alcançará nenhum pico nem descerá a qualquer vale. A totalidade é fundamental.

O medo pode, às vezes, impedir que o casal vivencie essa espécie de união. O vale representa a morte bem como o renascimento. Relaxamento e entrega total são uma espécie de pequena morte. São como que um abrir mão de sua identidade individual e experimentar uma união com a fonte, que encerra intenso desejo e medo profundo. O receio se faz presente apenas porque você está abdicando do controle e algo maior que você o está assumindo. Se você permitir que esse processo aconteça, descobrirá um estado de ser dissociado do ego, parecido com o modo como uma criança pequena experimenta a vida. Entretanto, ao vivenciar esse estado quando criança, você era inconsciente. Quando o vivencia como adulto, você está consciente e, portanto, isso se converte em uma experiência espiritual transformadora. Os místicos chamam-no segundo nascimento. Fazer amor é uma das melhores maneiras de derrubar todas as barreiras e entrar em um estado de vasta unidade, não apenas com seu parceiro ou parceira, mas com todo o universo.

Vernon é gerente financeiro e tem 59 anos de idade. **Valerie** é terapeuta holística e tem 58 anos. Estão casados há 17 anos. Eles conheceram o método de integração de *Yin* e *Yang* durante a relação sexual em um grupo de Tantra.

Valerie: Fazer amor observando as energias *Yin* e *Yang* fez com que nos lembrássemos de quando ficamos juntos pela primeira vez. Costumávamos prolongar a relação por horas e fazer amor mais de uma vez. Hoje percebo que isso trazia tanta satisfação porque naturalmente dava espaço ao aspecto *Yin*. Praticar a relação sexual com três picos e três vales nos fez voltar no tempo, como se fôssemos novos amantes, de novo. Vivenciei, mais uma vez, o mesmo sentimento de satisfação.

Vernon: Fomos até o topo, mas não o ultrapassamos, chegando à ejaculação. Dali, apenas descemos para o vale, flutuando com suavidade. Em seguida, subimos para um pico ainda mais elevado. Esse aumento gradativo da excitação até o pico, repetido três vezes, rejuvenesce a libido. Foi uma sensação maravilhosa.

Valerie: Esse método é adequado, em especial, para pessoas de mais idade, cuja libido possa estar diminuindo.

Vernon: Já tive problemas de ereção, mas, dessa vez, minha ereção foi muito mais firme e intensa. Passar pelo processo dos três picos e três vales foi simplesmente extraordinário.

Valerie: O método nos liberta da ansiedade com relação ao desempenho, tanto a mim quanto a ele. Era muito comum eu me apressar para acompanhar o ritmo de Vernon durante a relação sexual, tentando chegar ao orgasmo antes ou junto com ele. Dar espaço a *Yin* e a *Yang* faz desaparecer por completo esse tipo de pressão.

Vernon: Essa forma de relação sexual confere espaço para nós dois. Estamos descobrindo um incrível senso de proximidade, em especial quando descemos aos vales de *Yin*. Ficar deitados, juntos, mergulhando cada vez mais fundo em intimidade, abre toda uma nova perspectiva para nosso relacionamento.

Capítulo 15

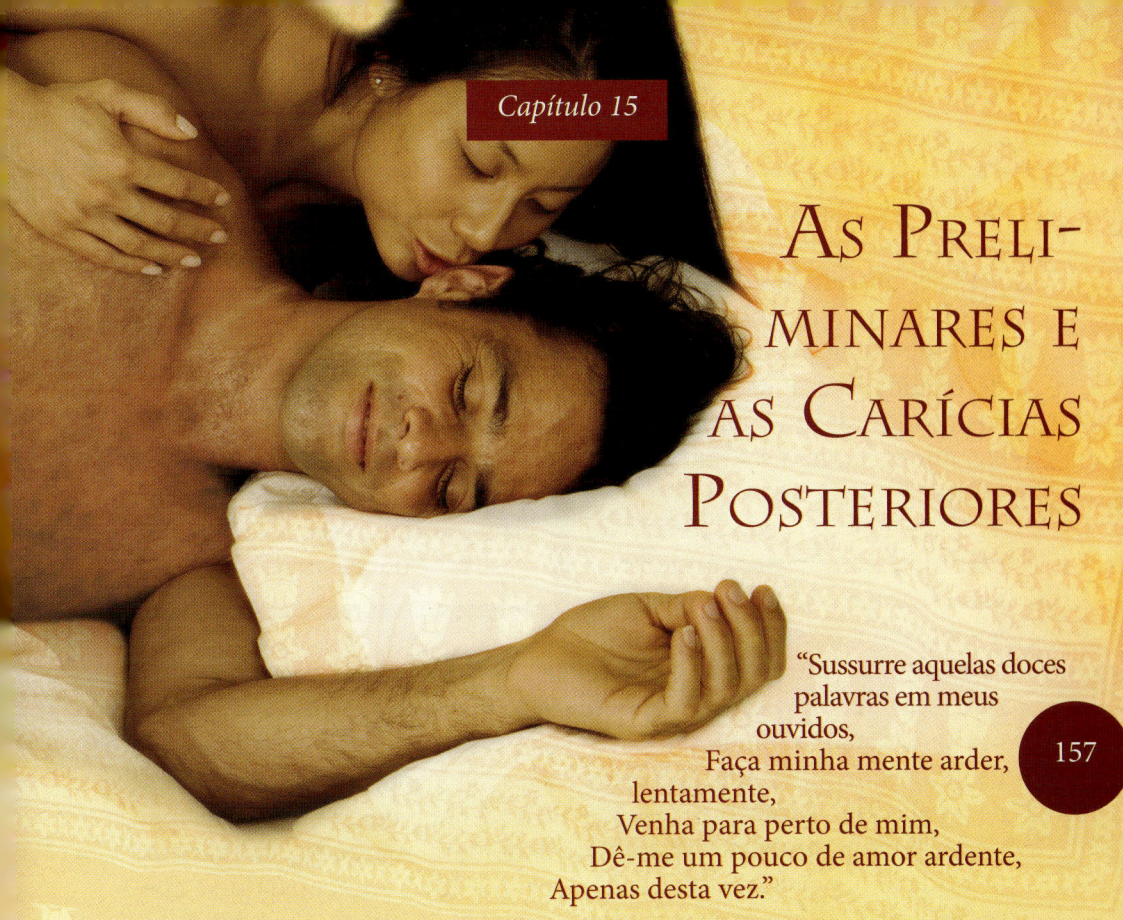

As Preliminares e as Carícias Posteriores

"Sussurre aquelas doces palavras em meus ouvidos,
Faça minha mente arder, lentamente,
Venha para perto de mim,
Dê-me um pouco de amor ardente,
Apenas desta vez."

Francis Bacon

Como um ato que é capaz de trazer vida nova ao mundo, o sexo merece um mínimo de cuidadosa atenção. Você pode encará-lo como *fast food*, para satisfazer depressa sua fome. No entanto, se existisse apenas *fast food* e você nunca pudesse desfrutar um jantar tranquilo e elegante com todos os seus rituais, a vida seria muito menos rica. Essa comparação entre sexo e comida é natural, visto que temos apetite de ambos e os dois envolvem sensação de prazer sensorial.

Quando você vai jantar em um restaurante elegante, é provável que reserve um tempo para se arrumar, tomar um banho, vestir uma bela roupa. No restaurante, antes da chegada do prato principal, você degusta os aperitivos e petiscos. A atmosfera do lugar também contribui para o seu prazer: a toalha branca e engomada da mesa, as velas e, quem sabe, um pianista tocando músicas lindíssimas.

E, no entanto, é muito raro que as pessoas deem ao ato sexual esse tipo de atenção elegante, ritualística e agradável. Textos antigos revelam que nossos ancestrais da Índia, China, Japão e Oriente Médio davam enorme importância à criação de uma atmosfera especial para o sexo. Você pode achar que não tem tempo para isso, mas as pessoas buscam e colocam energia naqueles aspectos da vida que consideram importantes. Se sexo de qualidade é o último item de sua lista de afazeres diários, então ele, por certo, não será uma experiência gratificante.

As pessoas não costumam ter problemas em marcar horários para reuniões de trabalho ou negócios, para ir ao cabeleireiro ou às compras. Entretanto, é muito raro encontrar um casal que marque uma data para preparar e desfrutar, juntos, uma relação sexual de qualidade. Faça com que reservar tempo para vocês seja uma prioridade. Contratem uma babá, se for o caso. Criar um espaço belo e aconchegante assim, juntos, irá revolucionar seu relacionamento.

Preliminares

Desde que as mulheres passaram a dispor do direito de desfrutar o orgasmo, as preliminares têm recebido muita atenção. Elas são consideradas o "aquecimento" anterior ao ato da penetração e ao orgasmo. Esse conceito de preliminares encerra em si a postura de que elas são algo que é "acrescentado" ao ato sexual. Essa convicção deturpada precisa mudar, pois, do contrário, as mulheres continuarão se sentindo culpadas por algo que é, para elas, um aspecto essencial da relação sexual.

> O sexo merece uma atmosfera que o eleve sobre um pedestal de atenção humana. Afinal, ele é o solo sagrado de onde surge nossa espécie, além de oferecer uma possibilidade de intensa nutrição física, emocional, psicológica e espiritual. O sexo proporciona uma razão, um impulso para o caminhar, coloca rosas no rosto e uma canção no coração.

Como a capacidade da mulher para sentir prazer é desencadeada pela excitação do corpo todo, em especial dos seios e do abdômen, o ato sexual parecerá unilateral caso o homem mergulhe diretamente para a *Yoni*, preocupando-se apenas com "o objetivo" e com o que lhe dá prazer.

Muitos homens têm desejo de agradar a parceira e, de forma errônea, acreditam que conseguirão isso tocando seu clitóris algumas vezes antes da penetração. Inúmeras mulheres simplesmente se fecham como uma concha com essa espécie de toque direcionado. Quando a relação sexual é unilateral, ou seja, as energias masculina e feminina não estão recarregando uma à outra em um fluxo igual de *Yin* e *Yang*, ela não traz satisfação para nenhum dos parceiros. Haverá sempre um sentimento incômodo de que algo não está certo.

Em vez de reclamar, a mulher pode afirmar suas necessidades com clareza. Caso não tenha certeza de quais são suas necessidades, ela pode pedir a seu parceiro para que embarque com ela em "testes experimentais". É natural que seja a mulher a iniciar a exploração tântrica. Uma mulher precisa, em primeiro lugar e acima de tudo, sentir-se amada, querida e respeitada. Seu "ser emocional" necessita perceber-se em conexão com seu parceiro para que, então, sua *Yoni* se abra como uma flor ao sol. Muitas mulheres dizem que nunca se sentiram mais sensualmente vivas do que na época em que eram adolescentes e apenas se divertiam por aí, trocando beijos e carícias com algum namorado, sem o objetivo do sexo penetrativo. Após realizarem a meditação da carícia (veja página 207) com um parceiro, diversas mulheres relataram que essa técnica preencheu algo pelo qual elas ansiavam há um tempo incalculável.

Esse aspecto da sensualidade precisa ser incorporado como parte integrante da relação sexual e não como suplementar a ela. Pesquisas realizadas por terapeutas sexuais revelaram que 20 minutos de preliminares antes da penetração é o tempo normalmente necessário para que uma mulher alcance um estado de excitação do corpo todo.

Os homens também precisam se sentir aceitos, amados e respeitados pelo que são antes e durante o sexo penetrativo. Uma mulher inteligente afirmará, com palavras, o amor e admiração que tem por seu homem. Como o principal polo positivo de um homem encontra-se nos genitais, ele precisa ser reverenciado nessa região para que possa, de fato, enaltecer seu eu. Assim, ele irá relaxar e seu coração se abrirá como nunca antes. Uma vez que você tenha reverenciado o *Lingam* de seu parceiro por meio do toque amoroso, espalhe essa energia sensual por todo o corpo dele, com beijos, carícias ou massagem. Depois de receber esse tipo de atenção, ele não terá dificuldades em estender o ato sexual por um longo tempo.

A sexualidade da mulher está mais vinculada ao sentido sinestésico, de maneira que o toque, as carícias adequadas e a conexão emocional são importantes para ela. A sexualidade do homem está mais ligada ao sentido da vi-

> Leve sensibilidade e discernimento para cada ato sexual e você testemunhará o início e o fim formarem um círculo de amor que está para além do tempo. Dessa forma, o sexo extático passa a não ter começo nem fim – toda a sua vida é abarcada por um círculo de amor.

são, portanto, imagens sexuais ou pornografia lhe são mais atraentes. "Olhar fixamente para a *Yoni*", uma das meditações usadas no Tantra, aprimora essa inclinação natural e abre caminho para a "visão interior". Dispondo da visão interior, o homem passa a ter consciência de camadas energéticas mais profundas em seu corpo e no corpo da parceira. Nessa meditação sagrada, a mulher abre suas pernas e o homem senta-se diante dela, em atitude de silêncio e respeito, meditando sobre a *Yoni* por 20 minutos.

Estado de relaxamento, aceitação e amor são fundamentais para dar início ao sexo. No princípio, pode parecer estranho começar a atividade sexual de uma maneira relaxada, sem um objetivo voltado ao desempenho. O homem pode perder a ereção, mas é bastante natural perdê-la durante as preliminares, reavê-la e perdê-la de novo. Devido à tendência dos homens em pensar que precisam manter a ereção o tempo todo, eles, em regra, têm dificuldades para relaxar durante as preliminares. Não se preocupe. Tudo o que tiver de acontecer, acontecerá, e você pode confiar nos ritmos que se alternam. O que vocês dois precisam perguntar a si mesmos é: "Estou conectado(a) a mim mesmo(a)? Estou conectada(o) a meu(minha) parceiro(a)?" Caso essa conexão não esteja lá, demonstre mais amor e descubra um modo de expressar esse sentimento, com toques, com o olhar, com risos e lágrimas e por meio de palavras revigorantes.

O êxtase surge do encontro de duas polaridades opostas muito ativas. Alimente os polos positivos masculinos e femininos e haverá muita eletricidade. As meditações tântricas deste livro auxiliam os parceiros a unificar suas energias e aprofundar sua conexão, descobrindo o inacreditável potencial que a união sexual encerra, de modo que a satisfação e a realização sejam alcançadas.

Carícias Posteriores

Quando o ato sexual parece completo, ele ainda não terminou. Reservem um tempo para expressar sua gratidão um pelo outro com "carícias posteriores". Isso pode consistir em acariciar um ao outro, murmurando palavras de apreço e admiração, ou dançar, juntos, uma música romântica. Deixe que as carícias posteriores sejam uma celebração de amor à vida e à existência.

Pode ser maravilhoso dormir depois do sexo. Quando o ato de amor proporcionou uma sublime satisfação para ambos os parceiros, existe uma deliciosa entrega quando ambos descansam juntos, fundindo-se em um grande abraço. Mas, o clichê do homem que se vira para o outro lado e começa a roncar logo após ter ejaculado, fazendo a mulher chorar, em silêncio, sobre seu travesseiro, é, infelizmente, verdadeiro para muitos casais. Isso acontece quando o circuito bioelétrico entre as polaridades masculina e feminina não foi estabelecido, de maneira que o sexo não passa de uma ocasião em que o homem experimenta sua liberação genital dentro da mulher. É natural que ele se sinta um tanto exaurido depois desse tipo de experiência e queira apenas dormir. A mulher também pode ter experimentado a liberação genital. Contudo, os polos positivos e receptivos do casal não se conectaram o suficiente para que recarregassem um ao outro. A mulher alcança uma intensidade de desejo sexual que continua a vibrar por cerca de 20 minutos após o homem ter se virado e caído no sono. Naturalmente, a mulher ficará frustradíssima com isso. Ela poderá aliviar a si mesma pelo autoprazer, ou, então chorar e sentir raiva, considerando que talvez haja alguma coisa errada com ela ou com seu parceiro.

Se, enquanto um casal, vocês se veem em universos separados após o sexo, experimentem o exercício "Explorando os Picos e Vales do Amor" (página 152). Isso criará uma corrente bioelétrica entre vocês, o que resultará em um senso de unidade durante o sexo e uma sensação de equilíbrio quando ele terminar.

Você pode estar pensando que a natureza pregou uma peça injusta. Os homens são ávidos pela rápida consumação do sexo, com um orgasmo, seguido da vontade de dormir, ao passo que as mulheres desfrutam um aumento lento e gradual da excitação, com vários orgasmos, seguidos de um aumento da energia. Entretanto, essa contradição aparente é que dá o tempero do sexo. Um casal precisa aprender a misturar os condimentos para que a refeição fique deliciosa, e não uma que seja impossível de ser degustada. Para isso, você precisa trabalhar com os ingredientes que a natureza lhe deu em vez de reclamar deles, aceitar as coisas como são e utilizá-las com criatividade.

Aprimoramento Inteligente do Sexo

✦ É óbvio que 23 horas nem sempre é o melhor horário para se fazer sexo. É aconselhável estar descansado antes dele.

✦ Caso a mulher adore ter vários orgasmos e sinta-se frequentemente frustrada por conta de a atividade sexual acabar quando ela está só começando, o casal precisa passar mais tempo nas preliminares. Nessa etapa, não se concentre apenas no prazer da mulher como se isso fosse uma rotina entediante que precede a penetração. Tanto o homem quanto a mulher precisam de oportunidades iguais para saborear as delícias de um despertar ao prazer que envolva o corpo todo. Isso irá sincronizá-los, de modo que recarreguem um ao outro, a cada instante, durante o sexo.

✦ Buscar o orgasmo simultâneo pode gerar tensão e pressão em ambos os parceiros. Permitam-se ser mais descontraídos. Esqueçam o objetivo e apenas sigam seus impulsos sexuais naturais. Uma mulher pode desejar ter alguns orgasmos antes da penetração, apenas para estar, de fato, aberta e pronta para seu homem. Esse é, em geral, um método mais eficaz do que tentar satisfazê-la depois de o homem já ter alcançado o orgasmo. Quanto maior a pressão sobre a mulher quanto ao tempo que ela precisará para chegar ao orgasmo, menor será a probabilidade de que ela consiga alcançá-lo.

✦ Atingir o orgasmo em toda relação sexual pode não ser a melhor opção, para ambos os parceiros. Talvez o homem queira conservar sua energia ou a mulher não esteja em um momento de seu ciclo em que sinta necessidade do orgasmo.

✦ É importante ter momentos compartilhados além do contexto sexual para conversar sobre como vão as coisas e o que talvez esteja precisando

As Preliminares e as Carícias Posteriores

de atenção especial, assegurando tempo igual para que ambos os parceiros sejam ouvidos. Também é fundamental que vocês não tenham segredos um para o outro, uma vez que eles, aos poucos, destruirão a intimidade. Estar em verdadeira sintonia durante o sexo implica que vocês estejam muito abertos e expostos um ao outro, sem nada para esconder.

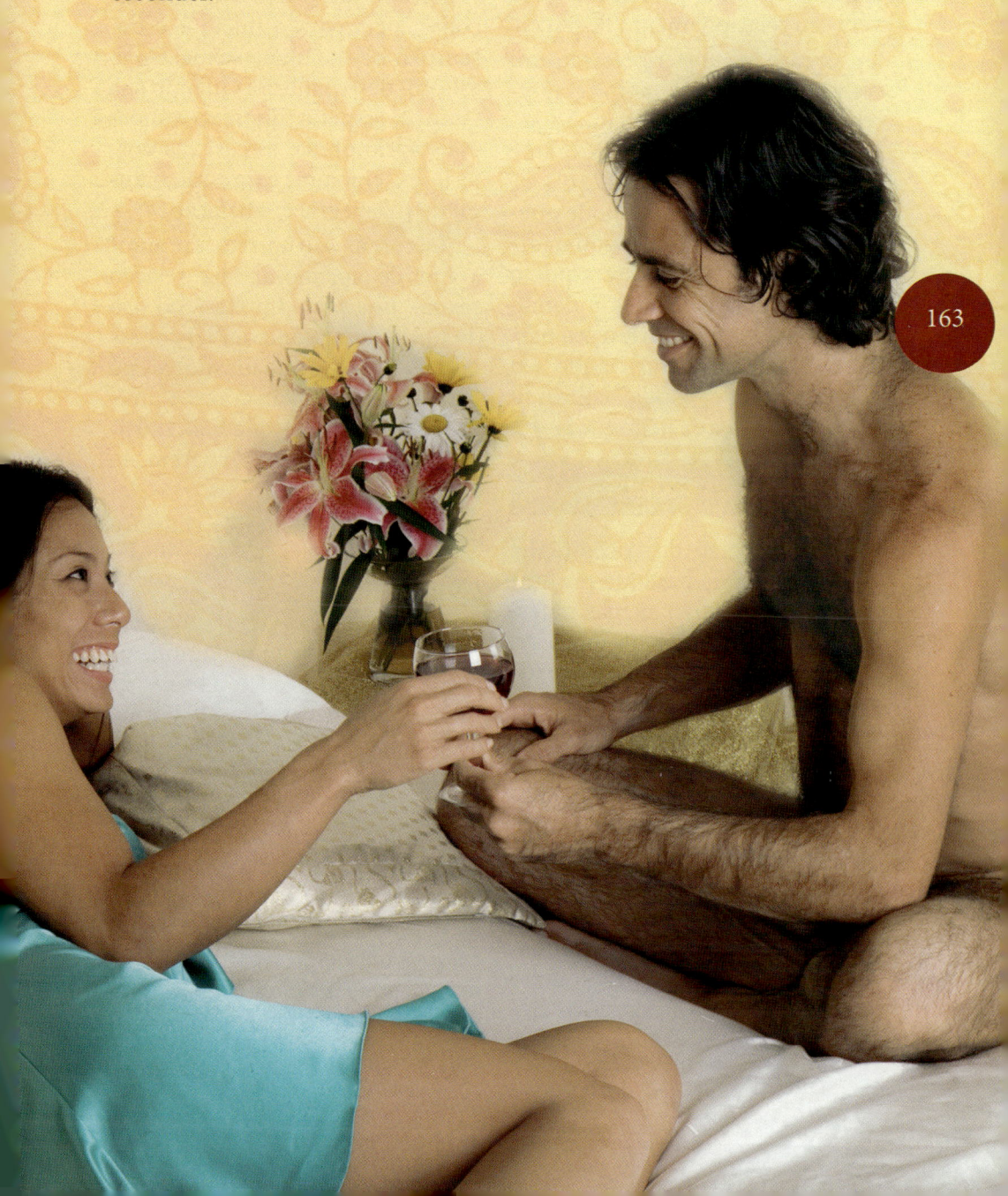

✦ Quanto mais amor e aceitação existir entre os parceiros, mais fácil e tranquila será a relação sexual. Descubra novas maneiras de expressar o amor que sente por seu parceiro ou parceira e você verá seu relacionamento florescer.

✦ As carícias posteriores são um transbordamento de amor e apreço que se segue a uma união sexual profundamente revigorante que traz satisfação intensa. Se você está radiante de alegria, pode querer demonstrar isso de alguma forma acalentadora, como servindo o café da manhã na cama ou dando um banho de chuveiro em seu parceiro ou parceira, acariciando seu corpo todo, ou, ainda, cobrindo seu bem-querer de beijos.

Aprimore suas Relações Sexuais

✦ Caso a união de vocês tenha alcançado níveis bastante profundos, unindo-os não apenas na esfera física, mas também em nível espiritual, a melhor expressão de amor talvez seja meditar, sem silêncio, lado a lado, saboreando a doçura do momento e deixando que um sentimento de gratidão os eleve. A meditação após o ato sexual pode conduzir a uma imensidão de amor, que parece não ter começo nem fim. Vocês terão a oportunidade de ficar mergulhados nesse espaço por algum tempo e, então, deverão fazer uma mesura um ao outro, em reconhecimento à natureza divina de ambos.

✦ Se a gratidão e uma energia radiante não estiverem presentes ao término de uma relação sexual, é necessário que vocês tragam mais consciência para o início e o desenrolar de sua união sexual. Algo está em desequilíbrio. Quando sua visão a respeito do sexo estiver mais aprimorada, as carícias posteriores serão uma expressão natural de sua alegria e satisfação.

✦ Decorem seu quarto de amor a fim de aprimorar sua relação sexual. Isso pode implicar no uso de um jogo de cama ou lençol especial, velas, aromatizadores ou incenso, plantas ou flores, iluminação suave e, por que não, música. Limpem o local e preparem-no antes de seu encontro.

✦ Tomem um banho de chuveiro ou banheira para prepararem o corpo.

✦ Pensem no sexo como uma celebração sagrada do amor. Permitam-se tempo para desfrutar a beleza de seu parceiro ou parceira, bem como cada aspecto do ato sexual. Sussurrem palavras de apreço um ao outro. Acariciem cada parte do corpo de seu parceiro ou parceira. Olhem-se nos olhos por um longo tempo. Abracem-se por longos momentos, absorvendo o aroma de partes ocultas e secretas de seu corpo. Beijem, deem lambidas e mordidas leves um no outro, pelo corpo inteiro.

◆ Emitam sons de prazer delirante. Deliciem-se com o milagre do amor. Deixem que suas emoções fluam ao expressar uma entrega sem restrições na companhia de seu parceiro ou parceira. O sexo é um fenômeno que flui. O que acontece antes da penetração é tão parte dele quanto o que ocorre durante e ao seu término. Vivenciem cada aspecto da sinfonia do amor sexual em sua plenitude.

Parte 5 — As Idades do Amor

Na vida, passamos por ciclos de sete anos de duração e cada um deles termina com uma transmutação em um novo estado de ser. De maneira muito parecida com uma borboleta que deixa o casulo, nós evoluímos para novos níveis de exploração e liberdade, nas esferas do corpo, das emoções, da expressão psicológica e do desenvolvimento da alma. Tais fases desempenham um papel importante em nosso desabrochar como seres humanos sexualmente plenos.

Se você puder sintonizar as mudanças que se insinuam nesses momentos de transição e permitir-se abrir novas vias de expressão, conhecerá uma evolução contínua em direção à luz, à felicidade e à liberdade. Cada estágio de desenvolvimento precedente será absorvido como combustível para o estágio seguinte em uma dança de aprendizado e transformação que se desenvolve em uma espiral que está sempre se expandindo. Caso você impossibilite a transição, impedirá que o rio da vida flua, provocando uma estagnação do crescimento e da evolução.

Quando o fluxo da vida é estimulado, conseguimos, com o passar da idade, ter cada vez mais acesso à compreensão e à plenitude. Podemos aprender a integrar todas as nossas experiências em uma rica expressão multidimensional – um arco-íris de amor, criatividade e sabedoria.

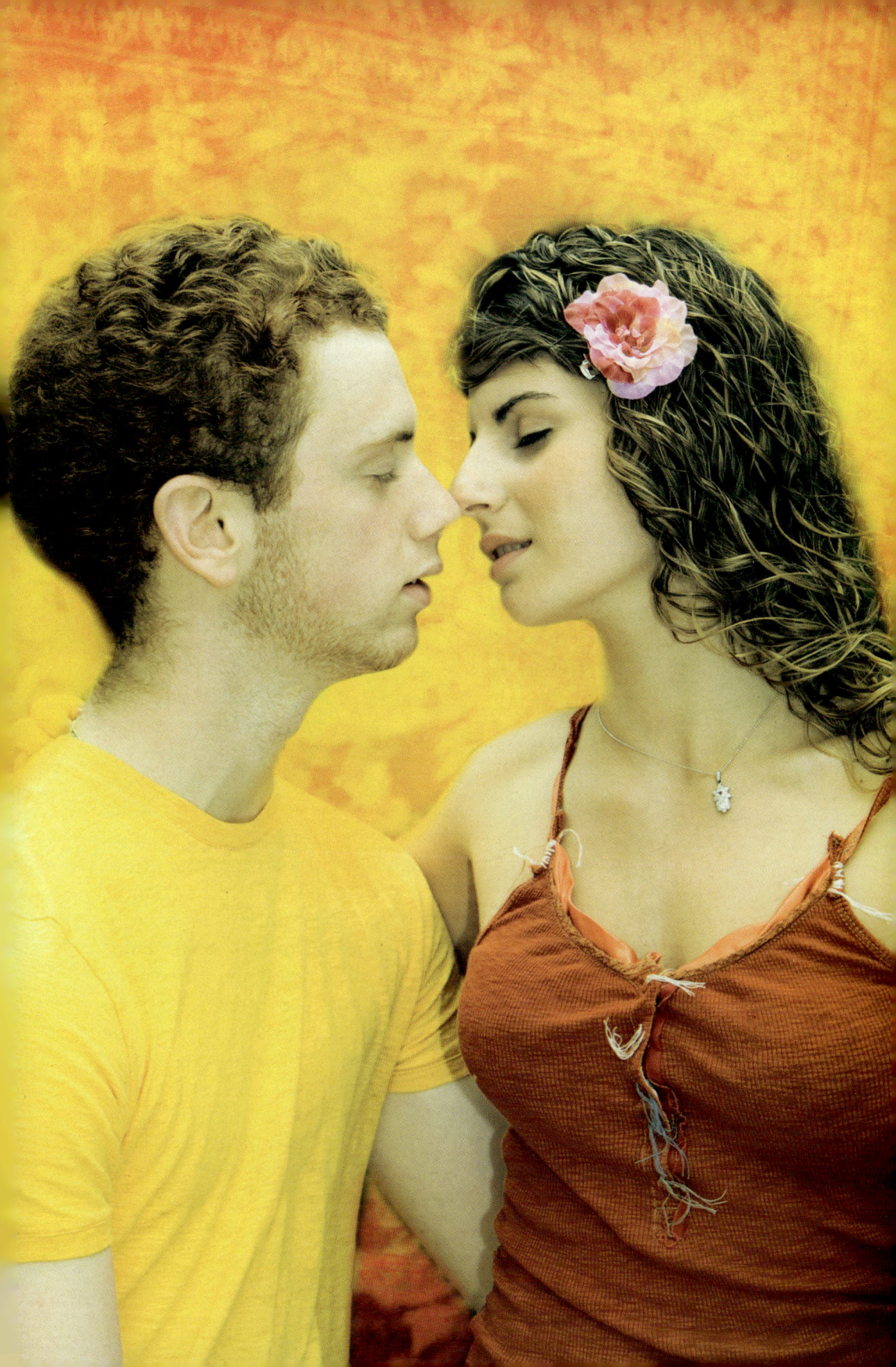

Capítulo 16

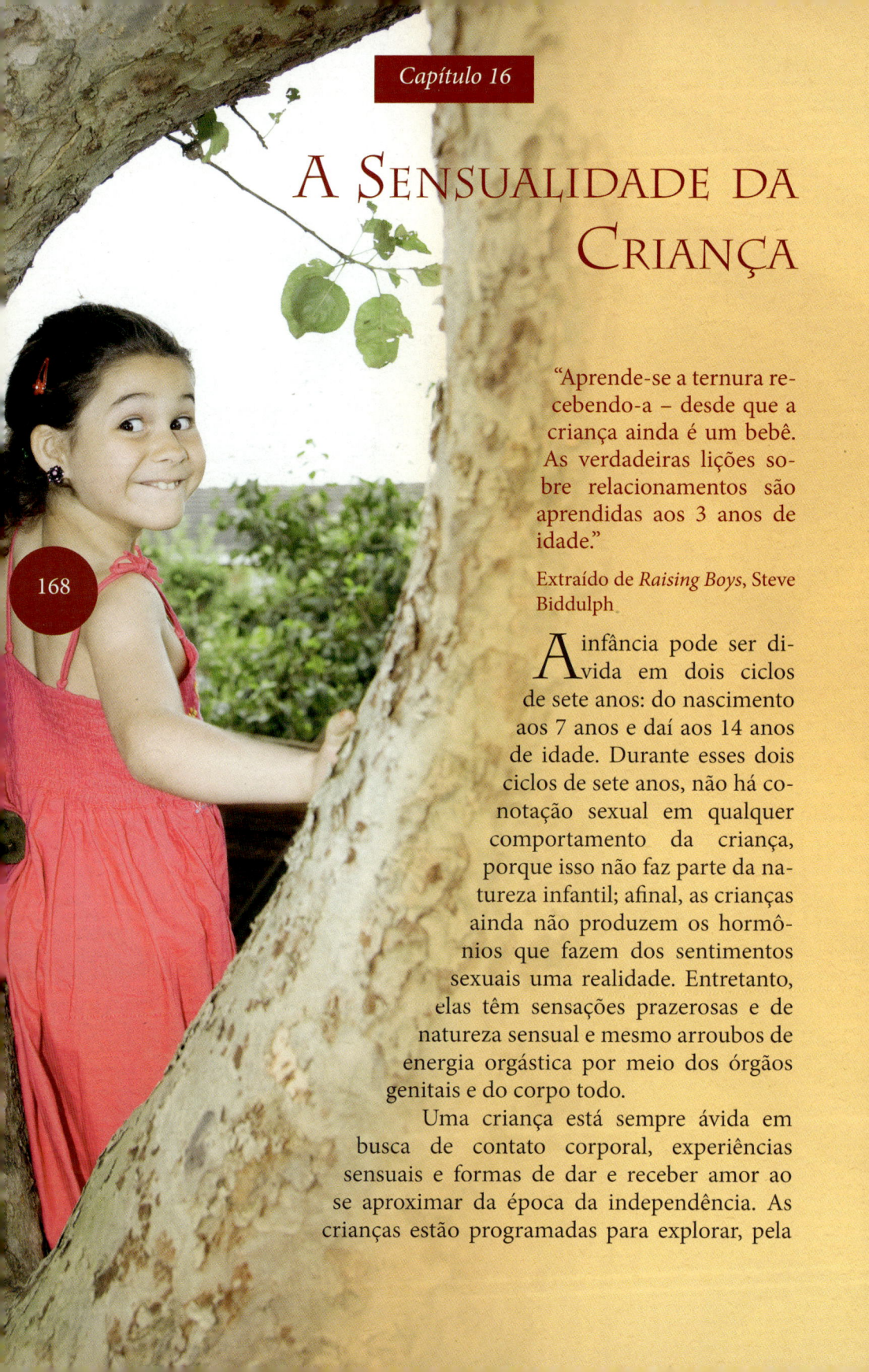

A Sensualidade da Criança

"Aprende-se a ternura recebendo-a – desde que a criança ainda é um bebê. As verdadeiras lições sobre relacionamentos são aprendidas aos 3 anos de idade."

Extraído de *Raising Boys*, Steve Biddulph

A infância pode ser dividida em dois ciclos de sete anos: do nascimento aos 7 anos e daí aos 14 anos de idade. Durante esses dois ciclos de sete anos, não há conotação sexual em qualquer comportamento da criança, porque isso não faz parte da natureza infantil; afinal, as crianças ainda não produzem os hormônios que fazem dos sentimentos sexuais uma realidade. Entretanto, elas têm sensações prazerosas e de natureza sensual e mesmo arroubos de energia orgástica por meio dos órgãos genitais e do corpo todo.

Uma criança está sempre ávida em busca de contato corporal, experiências sensuais e formas de dar e receber amor ao se aproximar da época da independência. As crianças estão programadas para explorar, pela imitação, o comportamento adulto que observam. No futuro, ainda que não desejem continuar a ostentar aqueles comportamentos e lutem contra eles, elas acabarão por repeti-los.

Quanto mais as crianças forem estimuladas a desenvolver seus próprios esforços de engenhosidade e criatividade, mais sua inteligência irá se expandir. Ficar tempo demais na frente da televisão embota a habilidade das crianças de pensar por si mesmas e pode deturpar sua visão da realidade. O aprendizado é um processo pelo qual se extrai o potencial inato e único que a criança traz dentro de si. Quanto mais espaço uma criança tiver para estar apenas com seus recursos internos, em especial, próxima à natureza, mais sua criatividade florescerá.

As três qualidades principais de apoio para uma criança em fase de crescimento são amor, sinceridade e contemplação silenciosa. Tais qualidades alimentam um sentimento de gratidão à vida e um desejo de enriquecê-la por meio da expressão criativa. O amor entre as pessoas e uma atitude de reverência e cuidado para com a natureza e o meio ambiente são fatores importantes na educação de uma criança. A sinceridade e a honestidade nas palavras e atitudes dos adultos cultivarão since-

> "Na década de 1960, o antropólogo James Prescott realizou um estudo em larga escala sobre educação infantil e violência em diferentes sociedades. Ele descobriu que aquelas sociedades que proporcionavam menos afeição e carícias para as crianças pequenas apresentavam, de longe, os maiores índices de violência entre os adultos. Fica claro que, quanto mais afeto e meiguice houver na vida das crianças, mais inofensivas e amorosas elas serão quando adultas."
>
> Extraído de *Raising Boys*, Steve Biddulph

ridade nela. Se a família meditar unida, dedicando algum tempo ao silêncio todos os dias, isso será extremamente benéfico para o desenvolvimento da criança. Você pode usar a Meditação do Silêncio ou a técnica da Meditação para as Crianças, na página 175), deixando que a criança medite pelo tempo que desejar.

Uma base sólida de amor, sinceridade e meditação será um estímulo para que as mudanças hormonais da puberdade, quando chegarem, busquem expressão por essas vias que foram estabelecidas na infância. O adulto que surgir de uma base tal será amável e cheio de sabedoria.

Do Nascimento aos 7 Anos

Os sete primeiros anos de vida podem ser descritos como a fase do autoprazer, uma vez que a criança se ocupa, em primeiro plano, de si mesma como o centro do universo. Tudo gira em torno da satisfação de suas necessidades individuais. Nessa fase, as crianças são, de certa forma, dependentes, mas, ainda assim, elas descobrem maneiras muito inventivas de se divertir. O mundo inteiro não passa de um *playground* no qual podem aprender e absorver de forma contínua. É um período de grande vulnerabilidade, em que qualquer coisa transmitida pelos adultos será absorvida, seja boa ou ruim. Como as crianças sentem que são o personagem central da vida, elas também irão se culpar caso alguma coisa dê errado. Por exemplo, se os pais estiverem infelizes e brigando, a criança pensará que a culpa é dela.

Nessa fase, é natural que as crianças toquem e explorem o próprio corpo, descobrindo prazer em acariciar a pele, tomar banho ou sentir o calor do sol e o vento. A criança está sempre plena em cada experiência sensorial, não importa que isso envolva a visão, a audição, o olfato, o paladar ou o tato. Ela também adora tocar os próprios genitais, encarando essa região como um lugar cheio de mistério e prazer, que propicia vivacidade para todo o corpo, bem como vigor e relaxamento profundos. Esse prazer inocente, que é benéfico ao seu desenvolvimento hormonal, não deve ser desencorajado. É normal que um bebê do sexo masculino tenha ereções, uma vez que tem muita testosterona no organismo, nesse estágio. Caso ele não seja circuncidado, é comum que sinta a necessidade de massagear o prepúcio, estimulando, assim, de forma gradual, sua mobilidade.

A criança não faz distinção entre bom e ruim, superior ou inferior, animal ou divino. É um período de inocência e encantamento genuínos. O prazer existe em todas as pequenas descobertas da vida, tais como aprender a comer, a se vestir, a cantar ou pintar. Cada atividade transborda sensualidade inocente. A criança tem a habilidade de viver plenamente o momento. Quando ri, ela se transforma em puro riso, que se expressa pelo corpo inteiro. Uma criança é um modelo para o adulto de como viver o momento, um dos grandes segredos para uma vida de realização e satisfação.

> "Ouçam o que as crianças querem. Não deixem de fazer isso."
> *Rob, 12 anos*

Quanto mais amor as crianças receberem ao longo de seus sete primeiros anos e vida, tanto mais elas transbordarão amor ao chegarem à idade adulta. Antes que uma fonte possa jorrar, ela precisa estar cheia de água. Antes que a criança cresça e se transforme em um adulto afetuoso, ela precisa aprender o que é o amor, recebendo-o. Esse amor tem de ser oferecido de forma incondicional. Aquele jogo do "Se você for bonzinho, vou amar você" é destrutivo. Amar significa afagar, ler histórias juntos, caminhar na natureza, ajoelhar-se para ficar ao nível da criança e olhá-la nos olhos quando você quer transmitir algo, brincar juntos e ouvir com atenção quando existe alguma coisa que a criança gostaria de expressar.

No segundo ciclo de sete anos, a criança passa a ter curiosidade a respeito do mundo ao seu redor e fará amizade com outras crianças. É uma fase de relacionamentos com pessoas do mesmo sexo, uma maneira de experimentar como é criar intimidade com outros seres humanos na qual a criança não se sente ameaçada. Ela vê a si mesma em outra criança como que em um espelho e cria estilos íntimos de brincar, tocar e se relacionar. As crianças podem desenvolver paixões inocentes por outra criança do mesmo sexo ou do sexo oposto, nas quais copiam ou representam o que viram entre adultos. Brincar de médico ou de casinha lhes dá a chance de explorar o corpo e os relacionamentos. Algumas crianças carregam traumas pela vida inteira por conta de pais que gritaram com elas quando eram encontradas brincando inocentemente juntas, nuas.

A educação convencional fundamenta-se, em especial, nos sentidos da visão e da audição, o que é adequado a muitas pessoas. Contudo, alguns professores descobriram que crianças que pareciam mais lentas no aprendizado de repente se sobressaíam quando eram levadas a aprender por meio de jogos e experiências físicas, o que lhes permitia absorver a lição de forma sinestésica. O ideal seria que a educação usasse todos os sentidos, possibilitando que as crianças aprendessem em seu estilo único.

Ao longo dessa fase, desenvolve-se o senso do "eu" como ser individual. O desejo de aprender mais sobre a vida é insaciável, mas as crianças ainda precisam, aqui, de limites seguros – precisam sentir-se completamente a salvo e confiantes na rotina diária, com apoio emocional e amor em um ambiente de aprendizado protegido. Você pode ver isso no reino animal: cachorrinhos e outros filhotes semelhantes são ousados e valentes, brincando de ser caçadores ferozes, mas nunca estão longe do olhar atento e da proteção da mãe.

Abuso Sexual

A exploração sexual de crianças e a pornografia infantil parecem estar crescendo em ritmos assustadores na sociedade ocidental. Os pais precisam monitorar como, quando e onde os limites de proteção podem ser abertos à medida que a criança cresce rumo à independência. No entanto, alguns pais temem tocar seus filhos de qualquer maneira, com medo de traumatizá-los sexualmente. Isso é um equívoco uma vez que afeto, intimidade e contato físico são essenciais para o desenvolvimento saudável de uma criança.

Ouça com atenção tudo que seus filhos tenham vontade de dizer e ensine-os que os órgãos genitais deles mesmos e de todas as outras pessoas são partes particulares e íntimas. Se qualquer pessoa pedir para que mostrem ou façam algo com suas partes íntimas, a criança deve gritar "NÃO!" e procurar a ajuda de um adulto o mais rápido possível, ainda que tenham sido solicitadas a guardar segredo sobre a atividade. Faça-as compreender claramente que elas podem e devem dizer não para outra pessoa, seja quem for.

Helena Vistara é consultora em educação, conselheira e terapeuta familiar e fundadora da *Creative Parenting*, que dá amparo a famílias, ensinando formas naturais e restauradoras de viver, amar e aprender. Ela define abuso sexual como "qualquer atividade sexualmente estimulante que explora a disposição natural de ingenuidade de uma criança ou seu desejo de contato físico ou experiências sensuais".

O ABUSO SEXUAL INCLUI:

1. Olhar para a criança com intenções sexuais.
2. Tocar uma criança com desejo ou insinuando interesse sexual.
3. Pedir para a criança ou incentivá-la a tocar seus próprios órgãos genitais com uma conotação sexual ou a participar de atividades sexualmente provocativas.
4. Tocar os órgãos genitais de uma criança, com conotações sexuais.
5. O pedido de um adulto para que a criança lhe toque os órgãos genitais.
6. Fazer sexo com a criança, seja anal, vaginal ou oral.
7. Pedir a uma criança que assista ou incentivá-la a assistir outras pessoas realizando qualquer atividade sexual ou masturbando-se, inclusive por meio de vídeos caseiros, televisão ou filmes.

Em grupos de Tantra e em sessões de terapia, trabalhei com inúmeros adultos que foram abusados sexualmente na infância. O abuso sexual destrói a habilidade de crescimento e desenvolvimento natural da criança. Nunca é benéfico, em qualquer circunstância, nem para a criança tampouco para o adulto envolvido. O abuso sexual agride a criança de maneira tão profunda que serão necessários anos de terapia para levar a cura a todos os níveis do corpo, mente e alma, a fim de que ela possa se recuperar. Uma criança que sofre abusos recorrentes ficará programada a repetir o mesmo comportamento abusivo quando adulta, a menos que se submeta a terapia adequada para liberar o trauma. No mínimo, sua resposta sexual estará arruinada.

Muitos adultos que abusam de crianças foram, eles mesmos, vítimas de abuso na infância. Esse trauma pode ter sido relegado ao subconsciente e o adulto pode se surpreender ou até ficar chocado com seu próprio comportamento. Qualquer adulto que se sinta constrangido quanto a sua sexualidade deve consultar um terapeuta apto a lidar com questões sexuais. O desejo de sexo pervertido sempre nasce de atitudes e/ou experiências doentias durante a infância.

Dicas para um Ambiente Sexual Saudável

✦ As crianças são beneficiadas pela demonstração de afeto dos pais: abraços e beijos, ternura e intimidade, flertar e rir juntos. Elas também se beneficiam de uma atitude descontraída acerca da nudez.

✦ Responda às perguntas da criança sobre sexo no nível adequado à sua fase de desenvolvimento e compreensão. É sempre bom fazer uma pausa antes de responder à pergunta de uma criança. Durante a pausa, a criança pode responder, ela mesma, à pergunta, caso

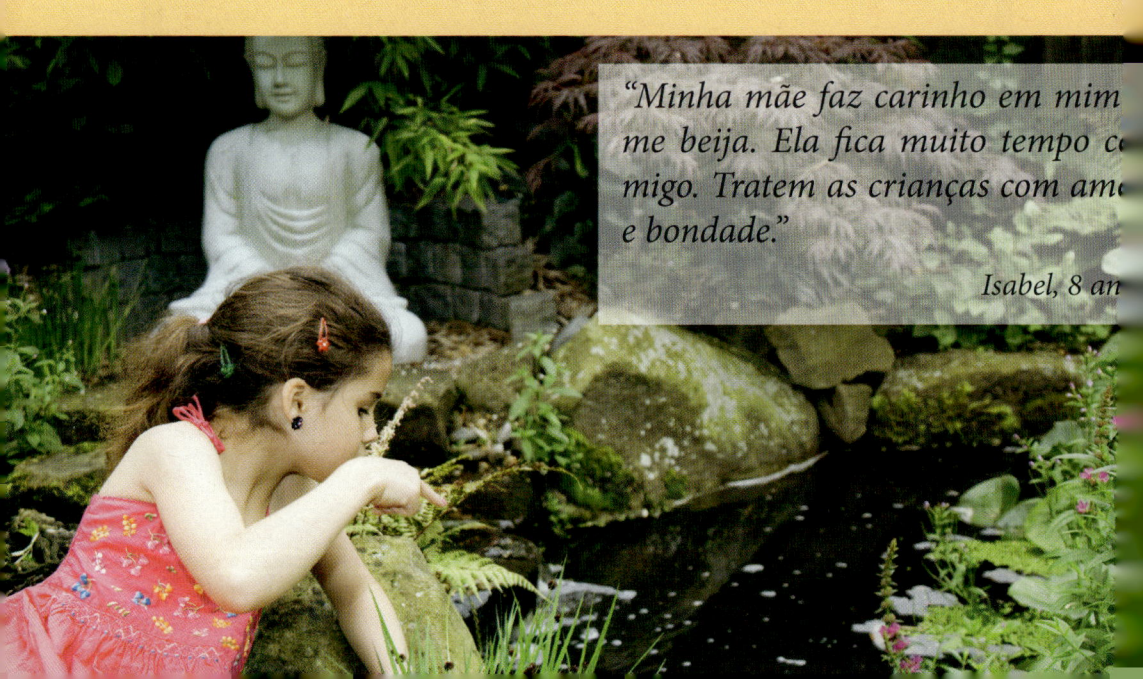

> "Minha mãe faz carinho em mim, me beija. Ela fica muito tempo comigo. Tratem as crianças com amor e bondade."
>
> Isabel, 8 an[os]

quisesse apenas saber se alguém a estava ouvindo. A pausa para ouvir também dá tempo para que a criança esclareça que informação está buscando. Não dê muitos detalhes de uma vez só; se a criança quiser saber mais, ela perguntará.

✦ Quando uma criança começa a apresentar sinais de desenvolvimento que indicam o início da puberdade, por volta dos 9 ou 10 anos, explique a ela todos os fatos da vida sexual, caso ainda não tenha perguntado a respeito e mesmo que ela já tenha aprendido sobre sexualidade na escola. Pode ser uma boa ideia usar uma abordagem passo a passo, dando tempo para que a criança reflita sobre o que aprendeu e faça perguntas depois de cada item. Os pais podem compartilhar algumas de suas próprias experiências pessoais: como descobriram o que era sexo e o que lhes é importante, em especial o prazer e a satisfação que são resultado do amor íntimo.

✦ Explique, tanto para os meninos quanto para as meninas, como seu corpo mudará ao entrarem na puberdade, bem como a respeito da menstruação, de modo que saibam sobre si mesmos e sobre o sexo oposto. Comprar o primeiro sutiã na companhia da mãe é um acontecimento importante na vida de uma menina, uma afirmação de que ela está entrando na vida adulta, tornando-se mulher. Um garoto talvez precise comprar cuecas adequadas para proteger seus testículos durante a prática de esportes.

✦ Quando as crianças chegam à puberdade, elas necessitam de privacidade para explorar livremente as novidades de seu desenvolvimento físico. Abertura para encarar o sexo, carinho e honestidade desde o princípio serão de grande ajuda para que cada importante transição ocorra em espírito de celebração.

Meditação para as Crianças

Esta técnica foi desenvolvida por Osho, um mestre contemporâneo do Tantra.

Primeiro Passo: Dez minutos "sem sentido". Produza sons que não façam o menor sentido, em qualquer linguagem que você não conheça, enquanto fica perambulando, sem direção, movendo o corpo livremente.

Segundo Passo: Dez minutos de gargalhadas, de olhos abertos ou fechados. (Não é preciso que haja um motivo para o riso. É um exercício que ensina o riso livre, sem a necessidade de uma causa externa para provocá-lo.)

Terceiro Passo: Dez minutos em silêncio, em posição sentada ou deitada, com os olhos fechados. Preste atenção e perceba seu corpo e seus pensamentos como alguém que olhe de fora, sem qualquer julgamento.

Capítulo 17

O Despertar Sexual na Adolescência

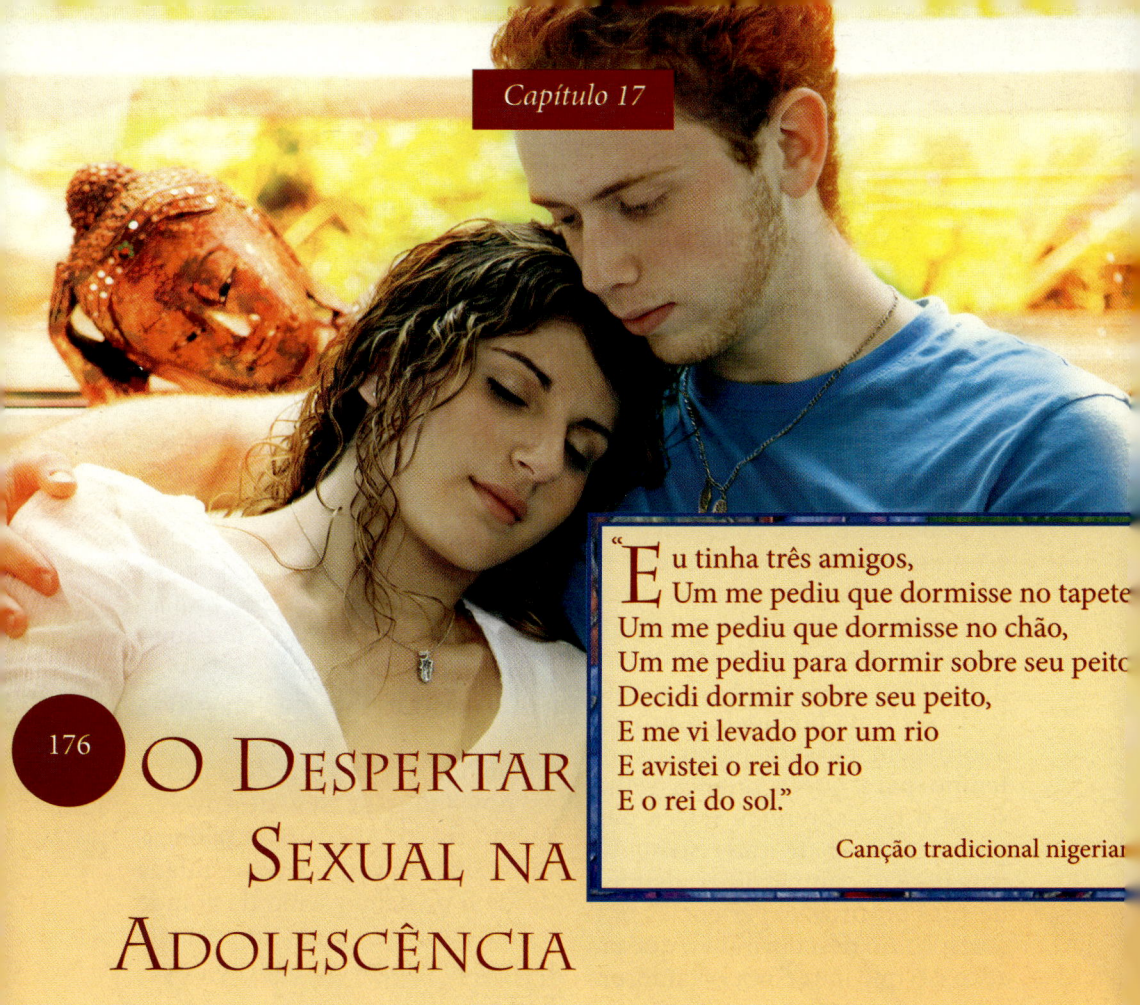

> "Eu tinha três amigos,
> Um me pediu que dormisse no tapete
> Um me pediu que dormisse no chão,
> Um me pediu para dormir sobre seu peito
> Decidi dormir sobre seu peito,
> E me vi levado por um rio
> E avistei o rei do rio
> E o rei do sol."
>
> Canção tradicional nigeriana

O início da adolescência traz consigo uma revolução. Quem a criança é realmente, no mais fundo de sua psique, irá aflorar de repente, como um rebento que, agora, revela a espécie de planta que irá se tornar. Mudanças hormonais – a secreção de estrogênio e progesterona nas meninas e de testosterona nos meninos – ocasionam transformações físicas. Como uma árvore jovem, podem, de súbito, espichar a um ritmo de crescimento fenomenal. A voz ganhará um timbre mais profundo. Nas garotas, os quadris e os seios aumentarão. Crescerão pelos nas axilas e na região pubiana. O odor do amadurecimento hormonal para a exploração sensual começará a atrair o sexo oposto.

É um período de afirmação do próprio poder e de imposição ou criação de limites. O desejo intenso de descobrir a própria verdade individual e expressá-la é avassalador. O adolescente terá dois caminhos a escolher: respeitar os pais e desenvolver um vínculo de amizade com eles para a vida toda ou se rebelar contra a hipocrisia da família. A opção dependerá de quão honestos, amorosos e sensatos os pais foram ao longo da infância daquele adolescente – eles serão pesados na balança de suas ações anteriores.

Durante essa fase, o desejo sexual começa a fervilhar. Muitas pessoas têm medo de permitir que seus filhos se entreguem à experiência sexual livre. Entretanto, a natureza exige que os jovens explorem o sexo com o máximo de liberdade possível. Eles estão à procura dos picos mais elevados que seus próprios hormônios, agindo à semelhança de drogas, podem proporcionar, o que significa experimentação sem compromisso. Caso tenham recebido uma base sólida de amor e sinceridade na infância e foram instruídos a respeito dos fatos da vida, pode-se ter certeza de que se tornarão pioneiros no sexo, ainda que precisem sentir que um adulto está por perto para orientá-los quanto precisarem. Se os adolescentes não têm essa liberdade, podem ser incapazes de estabelecer relações de intimidade quando adultos, pois permanecem "presos" na adolescência. Contudo os jovens não devem ser forçados a encarar o sexo antes de estarem prontos para isso.

Cada adolescente tem seu próprio ritmo de crescimento e desenvolvimento. Quando a garota tem sua primeira menstruação, isso não significa que ela está pronta para uma relação sexual. Ela pode precisar entrar aos poucos na puberdade, aprendendo a beijar, acariciar e experimentar a excitação do prazer de modo geral, acostumando-se a perceber seu poder provocativo. Um garoto pode necessitar de uma fase de vínculos masculinos durante a adolescência, a fim de ficar completamente seguro de sua masculinidade. Para ambos, a chegada da puberdade exige a existência de fortes modelos do mesmo sexo, com a ajuda dos quais o jovem se fortalecerá em sua jornada para maturidade.

Os adolescentes são extremamente vulneráveis e inseguros e podem tentar esconder isso por trás de um verniz de bravata ou presunção quanto ao próprio poder. Seu corpo está se modificando depressa, eles sofrem pressões de seus pares para se destacarem como pessoas sexualmente desejáveis, além da expectativa externa de que deem sinais de responsabilidade adulta, tirando boas notas na escola, planejando uma carreira, encontrando um emprego e assim por diante. Eles precisam saber que seus pais respeitam sua inteligência, consideram-nos boa companhia e gostam de tê-los por perto. Por vezes, é bom que os pais peçam conselhos aos adolescentes, com genuína curiosidade.

> Steve Biddulph, em sua obra inspiradora, *Raising boys*, conta a respeito de uma maravilhosa cerimônia de iniciação para rapazes. Os garotos, acompanhados do pai ou de um amigo mais velho, viajam juntos para acampar. Durante o fim de semana, eles passam uma noite ao redor da fogueira, ocasião em que cada adulto conta histórias e lições que aprendeu com sua própria vivência, além de afirmar as qualidades positivas do filho ou amigo adolescente e mostrar como se orgulha dele. Os rapazes, por sua vez, falam sobre sua própria vida, seus valores e expectativas para o futuro. Os pais, então, asseveram como podem apoiar o jovem em sua busca.

Você pode criar sua própria cerimônia especial para seu filho ou filha, reconhecendo a dignidade e o respeito que a passagem deles para a vida adulta merece. Uma senhora que conhecemos leva jovens adolescentes para uma cerimônia em que as garotas nadam com golfinhos para celebrar sua entrada na puberdade. Algo que possa fortalecer, inspirar e celebrar seu novo papel na vida fará maravilhas para o garoto/homem e para a menina/mulher. Dê-lhes o respeito que seu novo passo no caminho da vida merece e, em troca, eles irão respeitá-lo.

Ritos de Passagem

Com a chegada da puberdade, é necessário que haja a celebração da nova condição do adolescente: de jovem mulher em vez de menininha ou de jovem rapaz em vez de garotinho. As sociedades aborígines consideram, por tradição, a cerimônia de início da vida adulta como uma importante porta de entrada para o mundo da responsabilidade sexual.

Capítulo 18

As Primeiras Experiências Sexuais

"Agora ela percebe que os desejos do amor primeiro inundam sua mente. Ela estremece de prazer... Ela estuda seu reflexo em uma joia, franze o cenho e, ah, toca com tanta suavidade a viva marca avermelhada do beijo de seu amado, que ficou em seu lábio."

Vidyapati, Índia, século XV

Em nossa sociedade, a maioria dos adolescentes adquire conhecimentos sobre o sexo pela televisão, vídeos e revistas. Entretanto, imagens de explícito caráter sexual, criadas, em regra, por homens e para homens, costumam retratar atitudes sexuais distorcidas. Elas não mostram qual aparência poderia ter uma sexualidade sensual e plena. Os hábitos sexuais que você desenvolve na adolescência tendem a acompanhá-lo pela vida e só podem ser modificados por meio de um processo de reaprendizado como o Tantra ou ensinamentos de um parceiro ou parceira. Portanto, é fundamental dar início à sua vida sexual com informações que o orientem para a direção correta, rumo à exploração contínua de uma vida amorosa mais plena de êxtase.

Dicas de Sexo para Garotas

✦ Veja os diagramas da anatomia genital (página 27). Use um espelho para olhar seus órgãos genitais e identificar suas diferentes partes. Em seguida, toque as diversas áreas, de maneira que você possa descobrir o que lhe dá mais prazer. Conheça seu próprio corpo e o potencial que ele tem para o prazer.

✦ Aprenda a dançar um estilo que estimule os movimentos livres do corpo e a sensualidade, tais como dança africana, dança do ventre, a dança dos cinco ritmos[2] ou a mamba cubana.

✦ Aprenda massagem corporal holística com um profissional. A arte do toque é um dos presentes mais valiosos que você pode dar a si mesma e aos outros.

✦ Se um parceiro tentar pressioná-la a fazer sexo antes de você se sentir pronta para isso, lembre-se de que não é sua responsabilidade

---

2. Descrita como uma espécie de meditação em movimento, foi criada na década de 1960 por Gabrielle Roth, a partir da reunião de cinco ritmos que, segundo seus estudos, são comuns ao desenvolvimento de todo ser humano.

fazer com que ele se sinta melhor. Sua responsabilidade é só para consigo mesma e seu bem-estar. Você não tem de fazer sexo. Apenas ficar nos braços um do outro já pode ser mágico.

✦ Quando se sentir preparada, reserve um tempo para criar um ambiente adequado para sua primeira relação sexual. Tenha certeza de estar bem informada a respeito de contracepção e sexo seguro (veja capítulo 7). Escolha um local que seja especial para você, onde possa ter tempo o bastante para relaxar. Beijem-se, acariciem-se e brinquem com o corpo um do outro. Não deixe que aconteça a penetração até que sua *Yoni* esteja intumescida e lubrificada por conta da excitação, às margens do orgasmo. Dessa forma, a dor da passagem pelo hímen, caso você ainda o tenha, será mínima. (Algumas garotas têm seu hímen rompido de outras formas que não a penetração, tais como cavalgar ou andar de bicicleta.)

✦ Durante o sexo, é normal que ambos os parceiros sintam-se muito vulneráveis e emotivos. Permita-se aprender o que é bom e o que não é, confiando, ao mesmo tempo, em sua intuição. Tenha uma conversa franca com seu parceiro sobre o que você gosta e o que não gosta.

✦ Ame a si mesma o suficiente para sair em busca do que você precisa. Se seu parceiro não sabe como excitá-la, mostre a ele como você gosta de ser estimulada. Toque seu corpo e excite a si mesma sem constrangimento ou mostre a ele como fazê-lo.

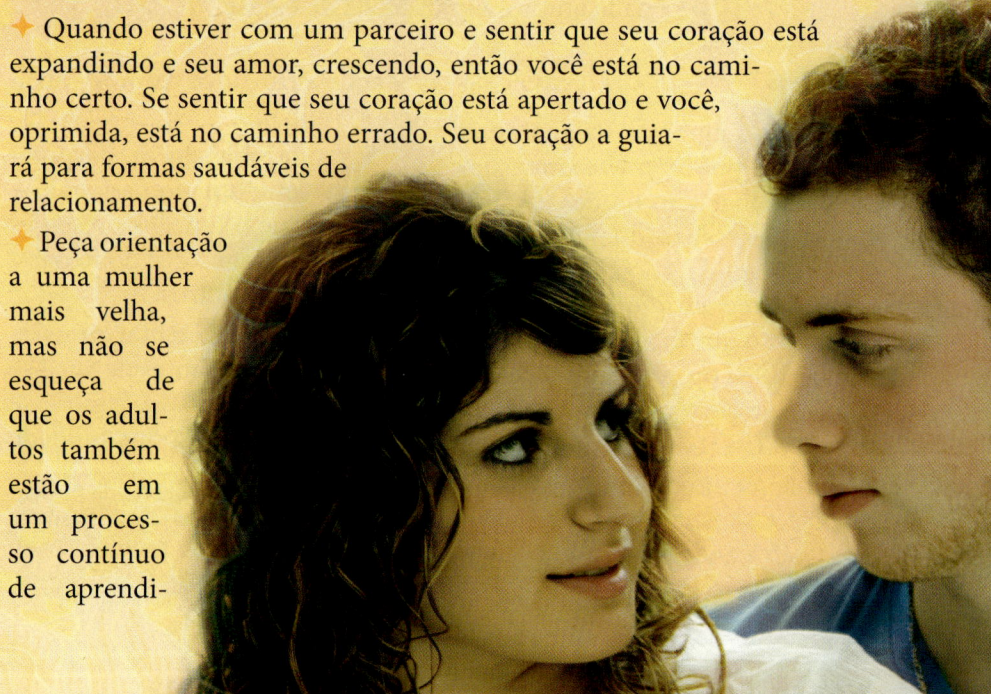

✦ Quando estiver com um parceiro e sentir que seu coração está expandindo e seu amor, crescendo, então você está no caminho certo. Se sentir que seu coração está apertado e você, oprimida, está no caminho errado. Seu coração a guiará para formas saudáveis de relacionamento.

✦ Peça orientação a uma mulher mais velha, mas não se esqueça de que os adultos também estão em um processo contínuo de aprendizado com relação à sexualidade e relacionamentos e, portanto, não sabem tudo.

✦ Aprenda o máximo que puder sobre seu corpo e o funcionamento dele. Esse conhecimento e essa compreensão lhe serão muito úteis ao longo da vida.

Dicas de Sexo para Rapazes

✦ Dar prazer a si mesmo é natural e necessário para descobrir sua própria sexualidade. Tenha calma, leve o tempo que precisar, aproveite o lento e gradativo aumento de energia. Procure tornar essa experiência algo prazeroso para o corpo todo em vez de um prazer localizado nos órgãos genitais. Deixe que seu corpo se movimente e utilize toques sensuais que o levem a níveis mais elevados de prazer. Desfrute cada momento em vez de buscar apenas a ejaculação. Aprimore cada vez mais a arte do autoprazer, postergando a ejaculação o máximo que puder. Essas experiências consigo mesmo lhe darão a base para ser um amante sensível e maravilhoso.

✦ Quando começar a se sentir atraído por uma garota, é natural sentir-se constrangido e tímido. Qualquer pessoa fica tímida nessa situação, mas algumas pessoas têm mais facilidade para vencer seus medos do que outras. Aproxime-se dela e pergunte se ela gostaria de passar algum tempo com você. Se a resposta for não, você pode se sentir orgulhoso por ter tido coragem suficiente de se expressar. Um dia você encontrará alguém de quem você gosta que responderá "Sim."

✦ Em seu primeiro encontro sexual, não fique com medo de admitir que você não tem experiência no sexo. Sua parceira ficará mais relaxada e tudo será muito mais fácil e divertido. Não tenha medo de pedir a uma mulher que lhe ensine. Ela se sentirá honrada em iniciá-lo nos prazeres do sexo.

✦ Certifique-se de que está bem informado sobre contracepção (veja capítulo 7). Faça sexo seguro e use preservativo em todas as suas relações sexuais.

✦ Em geral, uma mulher estará preparada para a penetração somente depois de, pelo menos, 20 minutos de preliminares. Não há necessidade de arremeter para a *Yoni* da parceira para tentar excitá-la: todo o corpo dela precisa ficar excitado (veja capítulo 15). Não se preocupe caso você perca sua ereção. Continuem a desfrutar o corpo um do outro. Quando chegar o momento certo, haverá ereção suficiente para que ocorra a penetração. Uma vez dentro do corpo da mulher, o *Lingam* naturalmente "capta a mensagem".

✦ Quando chegar o momento da penetração, vá devagar. Se você for muito rápido e ativo, ejaculará depressa; portanto, tenha tranquilidade e seja sensual. Continue com os beijos e carícias, faça movimentos suaves e sensuais e desfrute esse momento especial. Após cerca de cinco minutos, haverá uma união da eletricidade corporal de vocês. Daí em diante, você pode perceber as diferentes ondas de energia, ora apaixonadas e ferozes, ora desacelerando para uma fase mais feminina de profunda satisfação (veja capítulo 14).

✦ A penetração confere ao homem estímulo suficiente para alcançar o orgasmo genital, mas, para uma mulher, a penetração, sozinha, costuma ser insuficiente. Pouquíssimas mulheres atingem o orgasmo sem uma estimulação adicional do clitóris. A melhor forma de descobrir do que sua parceira gosta é observar como ela mesma faz. No entanto, ela pode se sentir constrangida de fazê-lo, em especial nas primeiras vezes que vocês fizerem amor.

✦ Para transformar um momento comum de envolvimento sexual humano em uma experiência divina, mantenha um sentimento de gratidão em seu coração. Assim, você elevará esse momento sensual ao êxtase.

✦ Abrir o fluxo de energia física por intermédio de danças livres e massagens contribuirá muito para uma vida sexual cheia de satisfação.

Capítulo 19

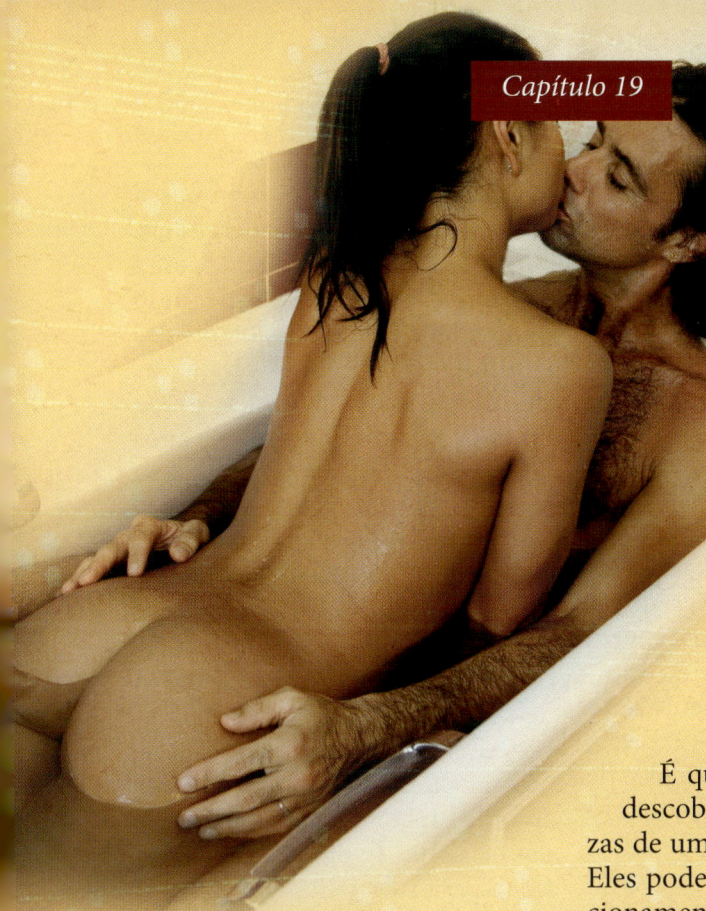

A Sexualidade no Início da Vida Adulta

"Com a cabeça recostada em tuas coxas,
Em um jardim de sonhos,
Pequena flor com seu estame perfumado,
Cantando, bebendo da corrente que flui de ti –
Pôr do sol, luar – nossa canção continua."

Mestre Zen Ikkyu Sojun, fundador da Escola de Zen da "Senda Vermelha", Japão, século XV.

A primeira fase da idade adulta estende-se dos 21 aos 42 anos de idade, em três ciclos de sete anos. Esse é um período muito rico para a exploração sexual e para aprender a respeito de relacionamentos e sobre como viver no mundo.

De 21 a 28 Anos

É quando os jovens adultos descobrem as alegrias e tristezas de um relacionamento íntimo. Eles poderão ter um ou dois relacionamentos intensos nos quais se valerão do outro como um espelho para descobrir seu próprio potencial como amantes e seres humanos. O jovem adulto também está aprendendo a assumir responsabilidades no mundo exterior, que trazem seus próprios desafios. É uma época em que lutar para a realização dos sonhos mais íntimos é de fundamental importância, sejam eles de natureza material, sexual ou espiritual – ou uma combinação dos três.

Nesse período, é prudente aprender a cuidar do corpo, estabelecendo hábitos saudáveis de alimentação e fazendo exercícios com regularidade, de maneira que, à medida que envelhece, você continuará em forma e com boa saúde.

De 28 a 35 Anos

Essa é uma época de profundos questionamentos e radical transformação. Tudo o que a pessoa viveu até então é, agora, analisado. As pessoas dessa faixa etária podem sentir que sua vida está sendo virada de cabeça para baixo. Relações podem se romper, novos relacionamentos podem surgir; a direção geral da vida e a carreira podem mudar de repente. Isso acontece porque a natureza está lhe dando uma segunda chance de encarar a si mesmo e descobrir o verdadeiro chamado de sua alma. Embora possa ser difícil, a reviravolta irá melhorar sua vida. Caso você, de fato, atenda ao chamado de sua alma, estará mais feliz e com melhor saúde que nunca. Essa fase é o momento de dizer "SIM" a si mesmo, não importa a forma que isso possa assumir ou o que poderá custar.

A essa altura você terá aprendido muito sobre sexo, amor e relacionamentos. Você pode ter questionamentos cruciais que exijam uma resposta. O amor verdade é mesmo possível? Devo formar uma família? Encontrarei, algum dia, a satisfação sexual que procuro? Sexo e espiritualidade podem caminhar juntos? O barco de sua vida pode encontrar águas turbulentas quando você sair em busca das respostas para tais perguntas. Algumas pessoas escolhem "desistir" nesse período, considerando desanimador e assustador demais o desafio de ouvir a própria alma. Se você desistir, pagará o preço dessa decisão no ciclo de sete anos que se seguirá, fase em que seu corpo começará a entrar em colapso – um reflexo externo da decisão interior de desistir.

A mulher pode se surpreender ao perceber que sua sexualidade está se tornando mais atrativa nessa fase. Ela pode querer ter diversos casos amorosos ou experimentar diferentes formas de fazer amor, bem como utilizar brinquedos sexuais. É um momento de ápice para que a mulher expresse sua sensualidade, seu poder de atração e sua paixão – sua plenitude como mulher busca expressão. Caso ela consiga abraçar esse aspecto de si mesma, isso irá ajudá-la a se tornar uma mulher sensata e sábia no futuro, pois viverá todo o seu potencial sem restrições. Assim como as mulheres tendem a precisar de mais tempo que os homens para alcançar o máximo da excitação, elas também necessitam de tempo para se sentirem à vontade na plenitude do sexo, preferindo, primeiro, sentir mais firmeza nos campos do amor e dos relacionamentos.

Durante esse ciclo que vai dos 28 aos 35 anos, a prática do Tantra

> "Fazer amor, agora, é simplesmente fantástico. Estamos explorando toda uma nova paisagem. Estou em um processo de retirar camadas de todos os tipos de coisas que recobriam e sufocavam minha sexualidade natural. É um trabalho bastante descontraído, que está acontecendo por intermédio do Tantra. Uma das camadas que foi retirada tratava-se do quanto minha sexualidade era dominada por minhas crenças. Foi assustador removê-la, pois, embora fosse uma prisão, era um lugar conhecido. No entanto, enfrentar o desconhecido é mais fácil, agora, porque nosso amor ficou mais profundo e cheio de ternura. Quando fazemos amor, o amor já está ali – apenas mergulhamos nele."
>
> Divyam (31), participante de um grupo de Tantra

pode trazer enormes benefícios ao casal, uma vez que o ajudará a unir a plenitude da expressão sexual com a espiritualidade e o amor além de estimular as naturezas discrepantes do homem e da mulher a se unirem em harmonia e compreensão, ensinando lições inestimáveis para o desdobramento contínuo da vida.

DE 35 A 42 ANOS

Algumas pessoas têm a sensação de que, após os 35 anos, tudo começa a declinar. Contudo, isso só é verdade caso a pessoa não tenha ouvido o chamado de sua alma para a transformação, que aconteceu no ciclo anterior. Os frutos daquilo que você viveu ou deixou de viver em um ciclo sempre vêm à tona no ciclo de sete anos que se segue.

> "Sinto um prazer que vai além de tudo que já sonhei. Nunca imaginei que era possível me sentir tão bem e tão completo. Estar com Divyam, agora, é como voltar para casa. O simples fato de estar em seus braços é como saborear a mais doce das frutas, é mais que o Éden. Mesmo o simples abraço é um orgasmo."
>
> Keerti (38), participante de um grupo de Tantra

Se você deixou de viver o que a natureza demandava em um ciclo, não é tarde demais. Você pode dar uma guinada em sua vida e compensar o que não vivenciou com uma explosão intensa de expressividade. Fazer isso é como remover uma barragem do rio de sua vida, permitindo que a água volte a fluir aí. Nunca é tarde demais para resgatar o chamado de sua alma, até seu último suspiro.

Esse período destina-se à expressão criativa. Todo o aprendizado que você absorveu ao longo de sua vida até então irrompe no âmbito do compartilhamento e da manifestação impetuosa. Você pode se pegar lecionando, pintando, cultivando um jardim, construindo uma casa, estabelecendo uma família ou abrindo um negócio. Você começa a dominar as coisas que se esforçou para aprender ao longo da vida. Por esse motivo, esse pode ser um período de satisfação e felicidade intensas, quando você está no topo das ondas de suas tão merecidas conquistas. Essa é uma espécie de felicidade que você jamais poderia ter imaginado ao dar início à sua caminhada rumo à idade adulta. Você pode se sentir muito mais em paz consigo mesmo do que conseguia àquela época. Esse é, de fato, o ciclo da realização e da satisfação.

É possível que você também comece a descobrir uma extraordinária dimensão espiritual do sexo. Por vezes, você sentirá que sua sexualidade é passível de se tornar uma meditação profunda que transcende todos os padrões de retenção emocional. Se estiver praticando o Tantra, perceberá a unidade que se pode alcançar com outro ser humano quando todos os seus sete chacras começam a vibrar em uníssono.

Por outro lado, caso não tenha conseguido viver de acordo com sua natureza, esse será um período em que você arriscará tudo para alcançar a felicidade. Pode ser que você comece a procurar um mestre espiritual ou a participar de aulas e grupos de desenvolvimento pessoal, ou, ainda, leia todos os livros que puder a fim de descobrir uma forma de sair da rotina maçante em que se encontra. Talvez você note que seu corpo está mostrando sinais de saúde debilitada e dê início a uma transformação radical de seus hábitos de alimentação e exercícios. Nesse caso, confie em seu senso de direção para mudança. Siga em busca daquilo que dê alento a seu coração e verá que está no caminho certo.

Os homens poderão perceber um abrandamento de seus anseios sexuais. Talvez notem que sua ereção não é mais tão firme como costumava ser, ou que precisam de mais tempo entre ejaculações para que o desejo sexual cresça de novo. Isso será motivo de ansiedade para alguns homens, que começarão a procurar métodos para reverter os ponteiros do relógio. Métodos holísticos terão o condão de auxiliar na restauração da saúde e da libido. O estudo do Tantra irá ensiná-los como expandir sua força vital durante o sexo.

Dicas para Estabelecer uma Conexão com seu Parceiro ou Parceira

No início da idade adulta, muitos casais estão bastante ocupados tentando organizar suas vidas.

A Sexualidade no Início da Vida Adulta

Quando chegam em casa no fim do dia, sobrecarregados pelas exigências e preocupações do trabalho, é conveniente tirar um tempo para que vocês se conectem um ao outro.

❧ Façam uma refeição ou tomem um banho antes da relação sexual. Não esperem simplesmente voltar para casa depois de um dia em que tiveram experiências tão diferentes e ter logo uma grande noite de sexo. Vocês precisam de uma fase de transição para relaxar juntos.

❧ Para um banho de banheira antes do ato sexual, adicionem óleos essenciais à água. Rosa está relacionado ao coração, enquanto madeira de sândalo é calmante e revigorante, um afrodisíaco suave que conecta sexo e espiritualidade. Verifiquem sua escolha de óleos junto a um profissional qualificado ou um livro de aromaterapia.

❧ Criem um espaço especial. Estabeleçam claramente que esse é seu espaço sagrado e seguro para explorarem juntos. Desliguem o telefone. Limpem e preparem seu templo de amor em conjunto.

❧ Demonstrem preocupação e cuidado durante a relação sexual. Verifiquem sempre junto ao outro se o que vocês estão fazendo é agradável.

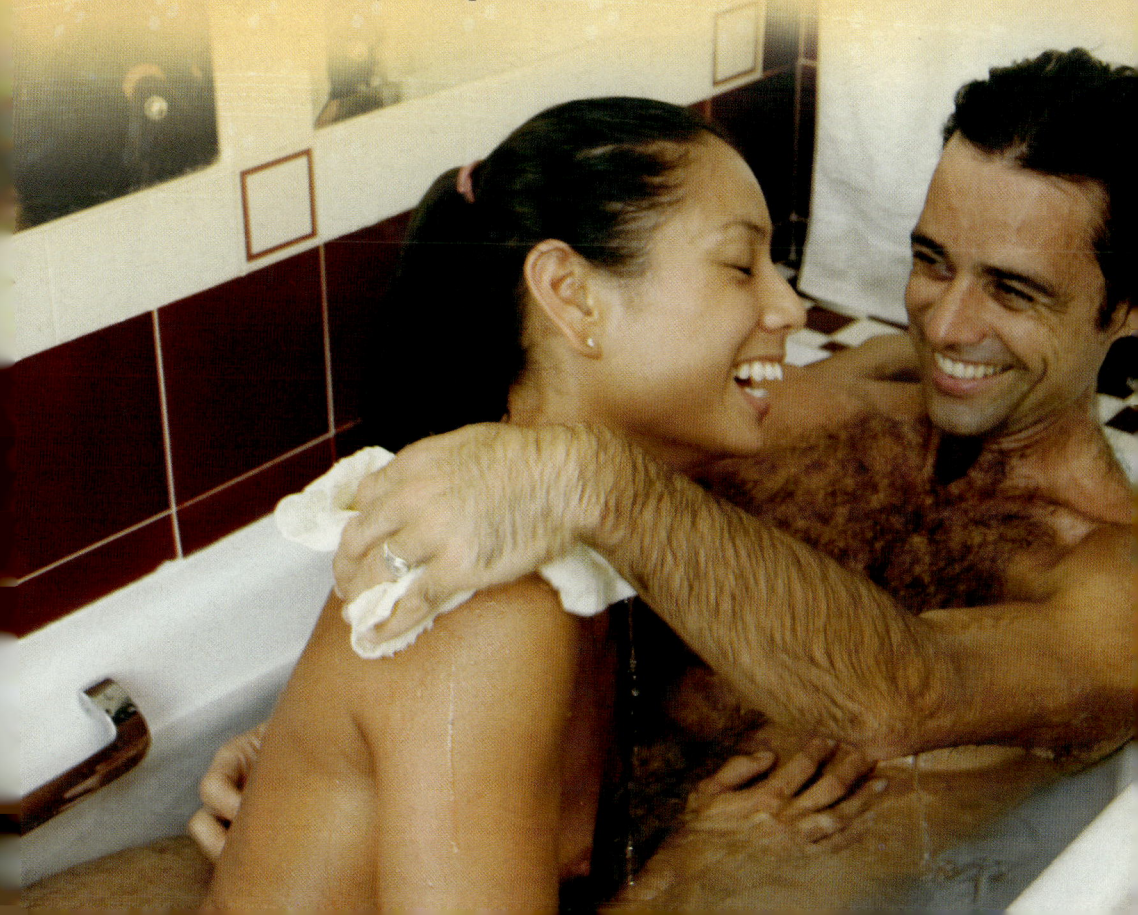

Capítulo 20

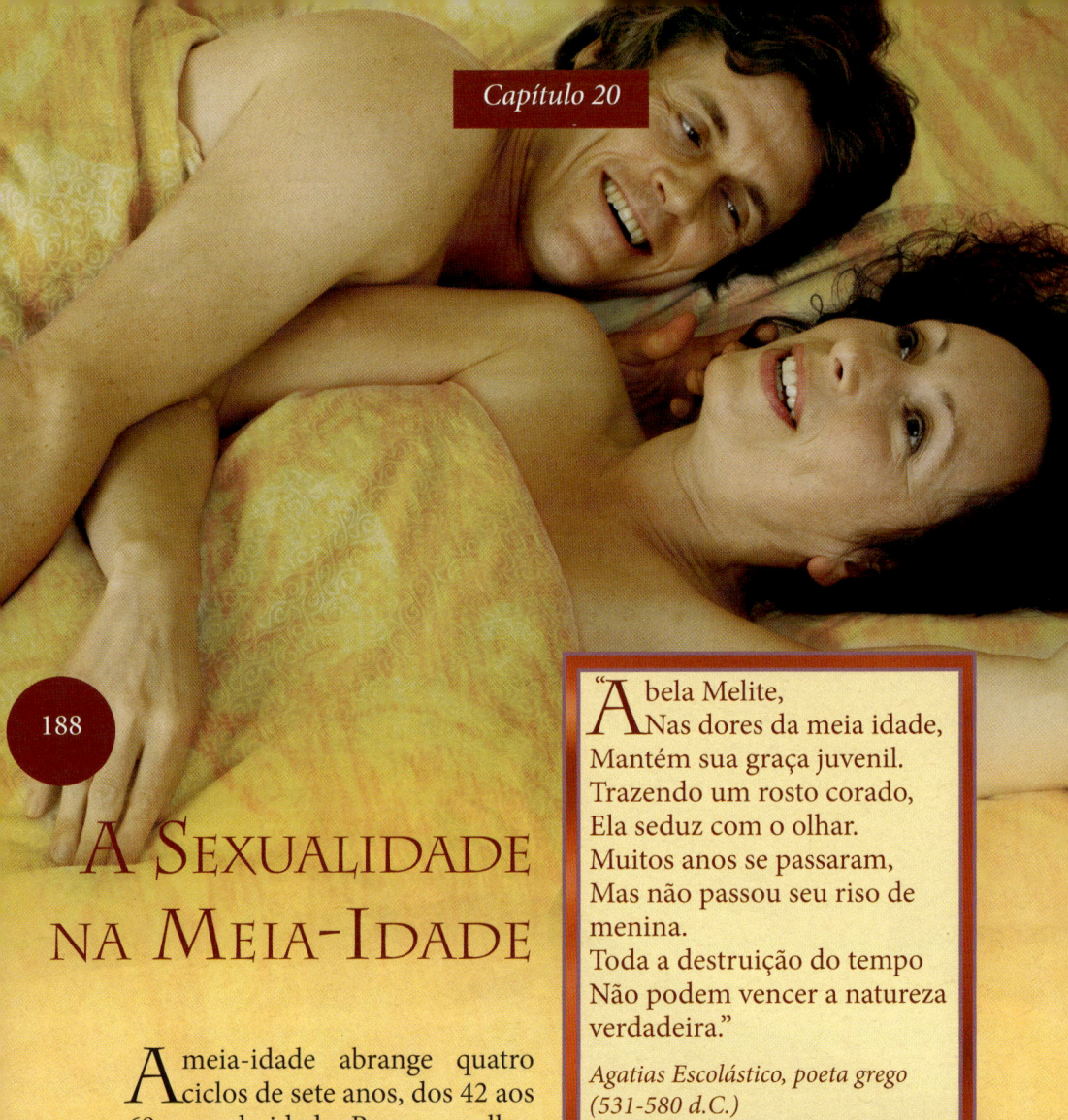

A Sexualidade na Meia-Idade

> "A bela Melite,
> Nas dores da meia idade,
> Mantém sua graça juvenil.
> Trazendo um rosto corado,
> Ela seduz com o olhar.
> Muitos anos se passaram,
> Mas não passou seu riso de menina.
> Toda a destruição do tempo
> Não podem vencer a natureza verdadeira."
>
> *Agatias Escolástico, poeta grego (531-580 d.C.)*

A meia-idade abrange quatro ciclos de sete anos, dos 42 aos 69 anos de idade. Para as mulheres, a importantíssima transição para a menopausa ocorre nesse período. Para ambos os sexos, há uma diminuição da libido. Entretanto, as mudanças da meia-idade não têm de indicar um declínio para piores condições de saúde e invalidez. Essa é uma fase para explorar outras possibilidades, expandir seu potencial e abarcar a bênção imensa que esse período da vida pode lhe trazer.

De 42 a 48 Anos

Durante esse ciclo, a energia vital armazenada na região genital para fins de procriação começa a se depurar e transformar em sabedoria. Caso você tenha vivido uma vida sexual plena e rica e se utilizou daquela energia para mergulhar profundamente em amor, então, a transição para a meia-idade é uma experiência em que o amor que se expande para abranger o espírito. Você é elevado a uma nova dimensão do ser, na qual tudo é percebido e vivenciado de um modo mais leve. Existe, em regra, menos drama emocional, a vida fica mais descontraída e as inter-relações pessoais tornam-se mais claras.

A transição promove uma explosão de sabedoria. A energia sexual, em certa medida, é reabsorvida e pode ser empregada para alavancar o desenvolvimento espiritual, propiciando uma profunda serenidade interna. A beleza interior torna-se muito importante nesse estágio. As pessoas jovens podem esconder sua realidade interior por trás de sua aparência física exterior. No entanto, na meia-idade, sua mente e sua alma podem ser vistas com clareza em seu rosto e em seu corpo. Tudo o que você pensou, sentiu e fez ao longo de sua vida produz frutos na meia-idade. Se você tem vivido em sintonia com o chamado de sua alma, então você parecerá cada vez mais radiante e as pessoas o procurarão para desfrutar sua companhia. Você se torna quase efervescente, como uma garrafa de *champagne* de boa qualidade. Nesse ciclo, algumas mulheres começarão a entrar na menopausa, período em que seu ciclo menstrual chega ao fim, enquanto outras passarão por isso apenas no próximo ciclo de sete anos. A menopausa é uma passagem mais difícil para um corpo que não esteja saudável. Se sua transição para a menopausa e para a meia-idade está carregada de ansiedade, calorões, depressão e outros sintomas, isso é um sinal claro de que está na hora de procurar um tratamento holístico de saúde para aprender a equilibrar a alimentação e os hormônios de forma natural, restaurando o equilíbrio de seu corpo.

A perda da libido nessa fase é, em certa medida, um processo natural tanto para mulheres quanto para homens. A paixão ardente que costumava levá-lo a extremos em seu comportamento sexual começa a esfriar. Entretanto, se você está com boa saúde, não haverá perda do prazer sensual. Talvez você não precise de tantos orgasmos genitais como antes. Nos homens, pode ser que a ereção não seja mais tão firme, mas isso não os impedirá de desfrutar uma intensa celebração de sua expressão sexual. Na puberdade, só existia um ingrediente – o sexo. No início da idade adulta, o ingrediente do amor foi adicionado, aprimorando e aumentando o prazer. A meia-idade acrescenta o ingrediente da sabedoria ao bolo de sua vida, fazendo com que fique ainda mais delicioso.

O Tantra é de valor inestimável durante esse estágio da vida. Ele ensina maneiras de tocar, intimidade e celebração que ampliam seu repertório para um relacionamento sensual. Se você conta apenas com o sexo instintivo, então poderá se sentir muito desprovido e carente quando seus hormônios sexuais começarem a diminuir. Mas, caso aprenda o Tantra, você se sentirá rico e exuberante ao longo dessa transição. Quando existe um fluxo livre de energia em seu corpo, o prazer nunca desaparece. Se sua energia está estagnada e, por consequência, o prazer diminuiu, recupere o fluxo livre de sua energia por meio de alimentação saudável, fitoterápicos e exercícios. Toque e seja tocado; ame e seja amado.

De 48 a 55 Anos

Esse é o momento para avançar em direção a uma espiritualidade mais abrangente. Você pode sentir uma necessidade profunda de explorar a meditação ou a oração, visitar locais sagrados e descobrir os sentimentos de reverência e encantamento em sua vida, talvez por intermédio de um neto ou aproximando-se da natureza. Essa é uma transformação natural da energia sexual em seu potencial mais apurado, na forma de energia espiritual e sabedoria. A mesma energia que antes se expressava com arrebatamento no sexo agora busca outras maneiras mais sutis de manifestação. Se você é perito nos prazeres do amor, poderá continuar a vivenciar o sexo em seus aspectos mais elevados, quando ele transforma em uma experiência de obtenção de graças e bênçãos. Um casal nessa condição talvez sinta que ambos se dissolveram como personalidades distintas e converteram-se tão somente no próprio amor. Uma pessoa que aceita a dádiva que essa fase da vida oferece torna-se um orientador para os mais jovens, que o consideram um guia inspirador.

Quando o período reprodutivo de uma mulher termina, é possível que ela sinta que seu propósito de vida está cumprido. Esse sentimento pode levar à depressão e a um estado de saúde debilitado que, muitas vezes, é agravado pelo fato de que, em nossa sociedade, mulheres que já estão na menopausa não são consideradas sexualmente desejáveis. Algumas mulheres chegam a fazer cirurgias plásticas para parecer mais jovens. Outras, no desejo de recuperar uma sensação de juventude, utilizam hormônios sintéticos. Isso não é necessariamente uma má ideia, mas é prudente ler a longa lista de possíveis efeitos colaterais antes de decidir usá-los. Um herborista estará habilitado a recomendar os tratamentos naturais à base de ervas ou fitoterápicos que são capazes de equilibrar as taxas hormonais.

Outra opção é envolver-se em alguma atividade criativa durante essa fase. Agora que a possibilidade de fazer bebês não existe mais, você precisa encontrar outras formas de expressar seu impulso criativo. Procure algo em que possa empregar toda sua paixão e energia a fim de trazer novos arroubos de criatividade para sua vida. Esse período da existência também é adequado à meditação, o que trará paz e serenidade a seu semblante. A beleza interior é uma luz que brilha e ilumina o corpo exterior com graça e esplendor, em qualquer idade.

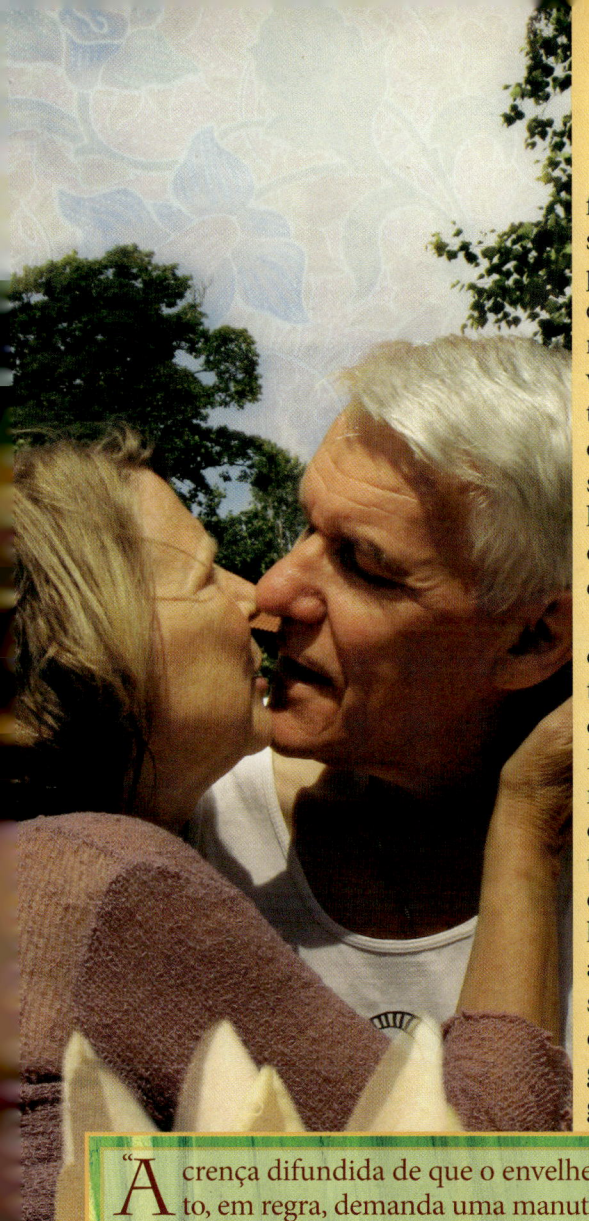

A capacidade feminina para o desejo sexual e orgasmos múltiplos continua até que a mulher chegue a idades bem avançadas. Pesquisadores do sexo descobriram que o único fator que impede que muitas mulheres idosas tenham uma vida sexual intensa é não conseguirem encontrar um homem que compartilhe de seu ardor. A libido masculina impulsionada pelos hormônios dos anos de juventude diminui de forma gradual com a idade. Os órgãos genitais do homem já não são mais tão sensíveis e ele precisa de alguns dias entre ejaculações para se recuperar. Alguns homens fazem uso do Viagra para que tenham ereção, mas isso pode ter efeitos colaterais. Ervas como a damiana podem ser úteis e seu uso não oferece riscos. Contudo, ao longo dessa fase, a sensualidade do corpo inteiro de um homem é

> "A crença difundida de que o envelhecimento, em regra, demanda uma manutenção farmacológica infelizmente levou ao esquecimento do cuidado com a alimentação e com o estilo de vida, que são os meios primordiais de se garantir um envelhecimento saudável."
>
> Extraído de *The Okinawa Way, How To Improve Your Health And Longevity Dramatically*, de Bradley Willcox MD, Craig Willcox Ph.D. e Makoto Suzuki M.D.

despertada e isso pode lhe proporcionar os estados mais agradáveis de prazer. Textos tântricos chineses recomendam que os homens mais idosos pratiquem a conservação do sêmen para que possam continuar a desfrutar o sexo por toda a vida.

Os homens nessa faixa etária podem parecer muito atraentes às mulheres. Eles ostentam as qualidades da estabilidade, ponderação, descontração, atenção, ternura e vulnerabilidade, que são mais difíceis de ser encontradas em um homem mais jovem. A mente do homem maduro abre-se para novas direções e ele tem mais tempo para explorar os prazeres sensuais. Nessa idade, meditação e Tantra ajudarão a estimular uma libido enfraquecida, ao passo que também aumentarão, em muito, a serenidade.

De 55 a 62 Anos

Agora, a energia vital tem a oportunidade de fluir em uma nova direção. É o momento de abraçar seus sonhos e transformá-los em realidade. Talvez você sempre tenha desejado de pintar, mas ganhar dinheiro para sustentar a família foi prioridade. Durante esse ciclo de sete anos, você pode se dedicar à realização de anseios e sonhos com paixão e alegria. Permita-se libertar seu verdadeiro eu em todos os níveis. Você talvez perceba que está ficando mais infantil, livrando-se dos fardos da responsabilidade e vivendo o momento. Esse é um período para derrubar fronteiras e restrições e ser realmente livre. É quase como uma nova adolescência: você está escrevendo um novo roteiro para si mesmo, resultado da sabedoria e da experiência. Algumas pessoas que sempre sonharam em compartilhar um relacionamento íntimo gratificante podem descobrir que, enfim, isso é possível.

De 62 a 69 Anos

Essa é a fase de abandonar as conquistas e realizações e adentrar a simplicidade de apenas ser. Você é resplendor, presença e inspiração, mergulhados em graça. Sua sabedoria alcança um novo nível de maturidade. Você consegue ser infantil e erudito na mesma medida. A expressão sexual não está mais apartada do amor ou da oração: tudo é uma única energia, que flui como uma forma de expressividade alegre a cada instante. As pessoas que tiveram uma vida de repressão da sexualidade podem, nesse estágio, começar a mostrar sinais daquela energia reprimida irrompendo à superfície na forma de perversões. No fundo, estarão desesperadas e tristes por terem perdido toda a gama de possibilidades da vida. Ainda é possível, conquanto exija grande empenho, alcançar sua essência e compensar o tempo perdido. É apenas uma questão de se voltar para si mesmo e encarar sua verdadeira natureza, em toda sua beleza e dor, com todos os seus anseios e paixão pela vida.

A Meditação do Abraço

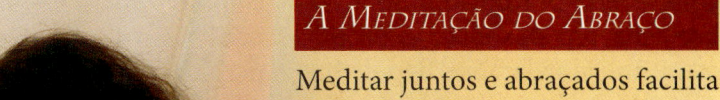

Meditar juntos e abraçados facilita a sintonia para o aprimoramento da energia sexual – uma experiência inestimável para aqueles que estão na meia idade ou além. Ela gera uma forte compreensão e empatia entre o casal, propiciando uma união mais profunda em todos os níveis.

♦ Comecem na posição *Yab Yum*, Para o Prazer da Mulher ou O Abraço dos Amantes (veja capítulo 12), de acordo com o estado de espírito de vocês no momento da prática. O *Lingam* pode ser introduzido ou não na *Yoni*, conforme vocês preferirem. Permaneçam em silêncio.

♦ Respirem juntos, no mesmo ritmo. Ao inspirarem, façam uma pequena pausa, concentrando sua atenção no instante em que todo o ar da inspiração está dentro do corpo, prestes a ser exalado. Da mesma forma, façam uma curta pausa e concentrem sua atenção no instante em que terminaram a expiração e estão prestes a inspirar outra vez.

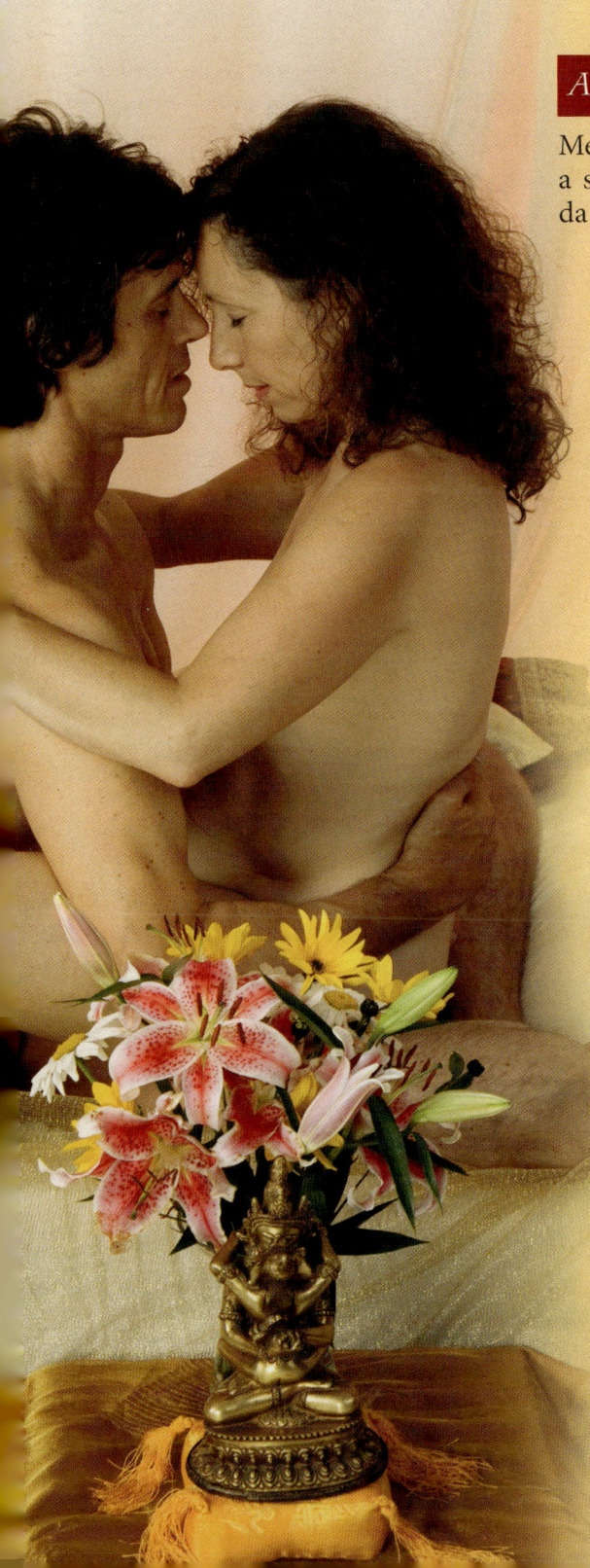

♦ Caso estejam na posição Para o Prazer da Mulher, o homem pode descansar a mão, com leveza, por dois minutos, sobre cada um dos chacras da parceira. Inicie pela *Yoni*, depois siga para o abdômen, o plexo solar, o coração, a garganta, o terceiro olho e, por fim, para a coroa.

✦ Depois de 20 minutos respirando em conjunto, vocês podem mudar de posição e fazer amor ou não, como desejarem.

Este é um relato em primeira mão de um corajoso casal inglês que conseguiu se resgatar. Les, de 58 anos, diretor de uma empresa, quase aposentado, e sua amada Sally, de 45 anos, diretora de desenvolvimento pessoal, embarcaram em uma jornada de autodescoberta pela prática do Tantra.

Sally: Quando conheci Les, foi uma verdadeira abertura porque ele já tinha praticado muito o Tantra e eu tinha sido criada como uma típica moça de família inglesa, em uma casa onde você jamais poderia mostrar o corpo ou expressar emoções. Tive um casamento que durou dez anos. Não havia qualquer intimidade. O sexo era uma coisa mundana. Existia muito pudor. Eu tinha um grande anseio de sensualidade e intimidade, mas não sabia que era meu condicionamento que estava me bloqueando. Por exemplo, quando Les me convenceu a ir a uma aula inaugural de Tantra, ele insinuou que eu poderia ser convidada a tirar minhas roupas. Eu bati o pé e disse: "Não! Eu não vou fazer isso!" Isso foi há três anos. Hoje, fico à vontade quando estou nua em uma praia.

Agora, tenho mais energia sexual do que eu tinha na adolescência, nos meus 20 e nos meus 30 anos. O prazer surge de formas muito diferentes. Basta que eu seja acariciada nas costas ou nos cabelos e eu me entrego a uma sensação de prazer, felicidade, às vezes risos, lágrimas.

Descobri muitos tipos diferentes de orgasmo. O importante é conseguir me entregar à minha energia, para onde quer que ela vá. Se a liberação genital acontecer, aconteceu. Se não, sem problema. O que dá mais prazer é aprender a dançar com minha própria energia. Para mim, energia significa conectar-me à sensação. Isso pode começar em qualquer parte do meu corpo. É como *champagne*. Eu apenas sigo as borbulhas para onde elas querem ir.

Eu costumava me preocupar muito com a minha aparência. Tudo precisava combinar. Meu cabelo tinha de estar sempre arrumado. Hoje, estou animada com as mudanças do meu corpo. Estou até ansiosa para envelhecer. Estou cada vez mais atraente e sinto que vou continuar assim na velhice. Temos praticado a cura sexual em muitos níveis diferentes. Agora, estamos realmente prontos para começar.

Les: Há 16 anos, minha vida estava em sua maré mais baixa, não tinha como piorar. Calmantes e álcool não resolviam o problema. Fiquei insuportável.

Um terapeuta que trabalhava com medicina alternativa me apresentou a um homem da minha idade que tinha um ar tão radiante que fiquei impressionado. Naquele momento, disse a mim mesmo: "Eu quero o que você tem. Eu vou para qualquer lugar, faço qualquer coisa, para ter em mim o que eu vejo em você". Então, passei dez anos fazendo todo o tipo de curso que podia. E as coisas começaram a mudar. Eu estava há 20 anos em um relacionamento, mas saí dele porque ansiava por intimidade e não conseguia tê-la com minha parceira.

Em meu primeiro curso de Tantra, senti-me vivo e diante de um novo desafio. No segundo curso, aprendi que a intimidade tinha de começar comigo mesmo. Minha jornada tântrica consiste em me tornar consciente de mim mesmo, escolher mudar, escolher persistir. Eu danço com a criação ao dançar comigo mesmo.

Precisei de três anos de prática do Tantra antes de compartilhar intimidade, amor, compaixão, raiva, tristeza, orgasmo, toda a linda variedade das emoções, com uma mulher. Foi isso que o Tantra me proporcionou: conseguir a permissão de mim mesmo e da minha parceira para ser quem eu sou. Para estar com outra pessoa que esteja preparada para avançar. O desafio continua: os altos, os baixos. Ser um bom parceiro tem a ver com intimidade, estar totalmente presente, ser intuitivo e consciente – pegar a onda, ser egoísta e altruísta na dança com aquilo que é. Se você quer sexo de qualidade, cultive um relacionamento cheio de amor, carinho e vigor. Se você não tiver isso, não pode ter sexo de qualidade.

Em um nível puramente prático, tenho 58 anos, não 18. O que acontece com a minha energia quando ejaculo, agora, é diferente. Eu perco o interesse pela atividade sexual por um período que varia entre três e oito dias. Viver com uma mulher que pratica Tantra e é 14 anos mais jovem é um tanto desafiador. Se estou fazendo amor e entrando em contato com a energia tântrica, se tenho um orgasmo do corpo inteiro ou apenas do pênis, estou aumentando minha energia sexual. Como uso métodos tântricos, inclusive a retenção da ejaculação, para aumentar a energia, não tenho nenhum problema com ereção. Costumo sentir o mesmo grau de energia sexual que eu tinha aos 20 anos.

Capítulo 21

A Sensualidade para os Idosos

"Mesmo recoberta de rugas, querida Philinna, tu és mais bela do que as jovenzinhas. Eu proviria, antes, das maçãs que pendem, pesadas, de teus galhos do que me disporia a apalpar os seios firmes das garotas. Não tenho gosto pelas jovens. Teu outono brilha mais que a primavera passageira e teu inverno é mais abrasador que o sol de verão."

Paulo Silenciário, século VI d.C.

A última fase da vida está em ressonância com as qualidades humanas fundamentais: amor, compaixão, sabedoria e despertar espiritual. Tais atributos podem despontar como flores em um jardim bem cuidado ou talvez estejam escondidos sob um emaranhado de vegetação rasteira. O modo como essa fase é vivenciada depende inteiramente da maneira como você levou sua vida até então. É como estar de pé no topo de uma alta colina, olhando de volta para o caminho que já foi percorrido. Aquela visão proporcionará alegria e contentamento, no caso de uma vida bem vivida, ou pesar, na hipótese de um caminho irregular, cheio de curvas feitas por engano. Quando questionado sobre sua vida, um velho senhor disse: "Meu recado para os jovens seria: façam o que eu deveria ter feito, não o que eu fiz".

Esse período da vida apresenta diversas possibilidades de ciclos de sete anos: 69 a 76, 76 a 83, 83 a 90 e assim por diante. Cada ciclo traz consigo a eventualidade de a vida chegar à transição para a morte e, portanto, dá ensejo ao seguinte questionamento: "Realizei meu propósito de vida ou ainda existe algo a aprender, compartilhar e desenvolver?" Quando o desígnio de vida é cumprido ou a pessoa passa a sentir que não há mais chances de evolução nesta vida, o corpo físico deixa de ser necessário e a alma retorna ao espírito que fica além da matéria.

É a qualidade de uma vida que realmente importa, não sua duração. A velhice não precisa significar más condições de saúde, hospitais e um inevitável lar para moribundos. É possível levar uma vida saudável e feliz até o instante da morte. A ideia de que as doenças atacam vítimas inocentes de forma indiscriminada retira das pessoas a disposição para buscar as causas em seu próprio ambiente e estilo de vida. Para descobrir o segredo da saúde, observe com cuidado suas atitudes e o modo como você vive. Sem longevidade saudável, uma sensualidade plena na velhice não é algo tão fácil.

Respeito pelos Idosos

Em sociedades aborígenes e culturas orientais, os idosos são, por tradição, respeitados e vistos como os guardiões da sabedoria que se origina da experiência de vida. Em tradições em que impera a oralidade, deve ter sido necessária quase uma vida inteira para aprender os milhares de anos de sabedoria transmitidos pelas gerações anteriores, sabedoria essa que era guardada pelos idosos como um tesouro inestimável. Aquelas sementes de sabedoria eram, então, passadas adiante, assegurando a continuidade da honra de seu povo. Aprender as lições dos ancestrais garantia que o povo não repetiria os erros passados e poderia se beneficiar das descobertas

> "*Okinawa*, no Japão, tem a população com a duração de vida mais longa já encontrada no mundo (onde existem registros de nascimento que fornecem informações sobre a longevidade das pessoas). Muitos dos habitantes de *Okinawa* que contam com mais de 100 anos de idade ainda podem estar trabalhando no jardim, praticando outras formas de exercícios, viajando ou mesmo fazendo sexo, com seu cérebro e corpo em perfeito funcionamento. Um estudo de 25 anos revelou que a saúde radiante dessas pessoas não está relacionada a qualquer disposição genética ou à região onde vivem, mas vinculada de forma direta a hábitos alimentares, exercícios físicos e a perspectiva pela qual veem a vida. Oyakawasan, que fez uma pescaria para comemorar seu 105º aniversário, diz: "É importante... desfrutar a vida... e ter boas noites de sono. As pessoas não devem se preocupar com coisas pequenas nem se inquietar por causa da idade ou da aparência ou reclamar das dores e padecimentos naturais do corpo... As pessoas devem se concentrar nas coisas boas da vida... e se lembrar de sorrir."
>
> Extraído de '*Okinawa Way*'

Fique Atento ao Fogo

"No início da união sexual, fique atento ao fogo do início e, mantendo-o assim, evite as brasas no final."
Shiva Sutra

Esta meditação tântrica ajuda a renovar e rejuvenescer a força vital. Sua prática regular, por algumas semanas ou mais, fará com que você perceba um aumento de sua energia.

➤ Durante a relação sexual, enquanto a energia sensual, sexual, começa a aumentar, apenas conserve essa deliciosa sensualidade, sem buscar um pico de energia ou o orgasmo. Caso haja penetração, faça com que os movimentos permaneçam suaves e espontâneos. Não se fixe em um objetivo, apenas desfrute o momento.

➤ Manter um senso de descontração e alegria recarregará a energia vital de ambos os parceiros, criando um ciclo energético. Procure ficar nesse espaço agradável por cerca de 40 minutos. Então, aconcheguem-se, em silêncio, um nos braços do outro, por outros 20 minutos.

---

dos antigos, de maneira que cada geração se tornasse mais sábia que a precedente. Os jovens voltavam-se com naturalidade para os idosos como as plantas novas se voltam para o sol, a fim de tirar o proveito máximo da sabedoria de uma vida inteira. Em virtude disso, a velhice não era algo a ser temido, mas um tempo de colher os frutos de uma vida bem vivida. Os idosos eram respeitados, amados e considerados modelos de conduta pelas gerações mais jovens.

A sabedoria espiritual é intensificada pela velhice e, por isso, os idosos estavam mais propensos a ter a capacidade de oferecer cura e bênçãos espirituais.

Na Índia, acreditava-se que a velhice era a melhor época para abandonar o mundo e seguir rumo a uma vida de meditação e espiritualidade. A proximidade da morte faz com que muitas preocupações mundanas comecem a se dissipar, uma vez que se chega cada vez mais perto da luz do espírito. É na velhice que você sente seu anjo como uma constante presença orientadora. Na expressão de um idoso amado, as gerações mais jovens podem sentir um desapego e um distanciamento sublimes, um amor que transcende o tempo e o espaço. Essas qualidades podem ser cultivadas e aprimoradas por meio da prática regular da meditação.

Vivacidade Sensual

Os casais que estão envelhecendo sofrem, em geral, com a impotência e a perda de interesse pelo sexo. No entanto, embora as causas físicas das disfunções eréteis e da libido se acentuem com a idade, a maioria desses problemas tem origem psicológica. Caso a libido de uma pessoa diminua, ela pode ficar deprimida e, assim, evitar relações sexuais. Contudo, o Tantra pode fazer com que o sexo se transforme, deixando de ser um mero impulso reprodutivo para se tornar uma arte que dá ensejo a um contínuo êxtase interior, independente dos órgãos reprodutores. Se você cultivar a arte do êxtase sexual por intermédio do Tantra, quando a natureza começar a retirar sua ênfase na reprodução, você será capaz de se apartar facilmente daquela identificação, sem qualquer perda da vivacidade sensual.

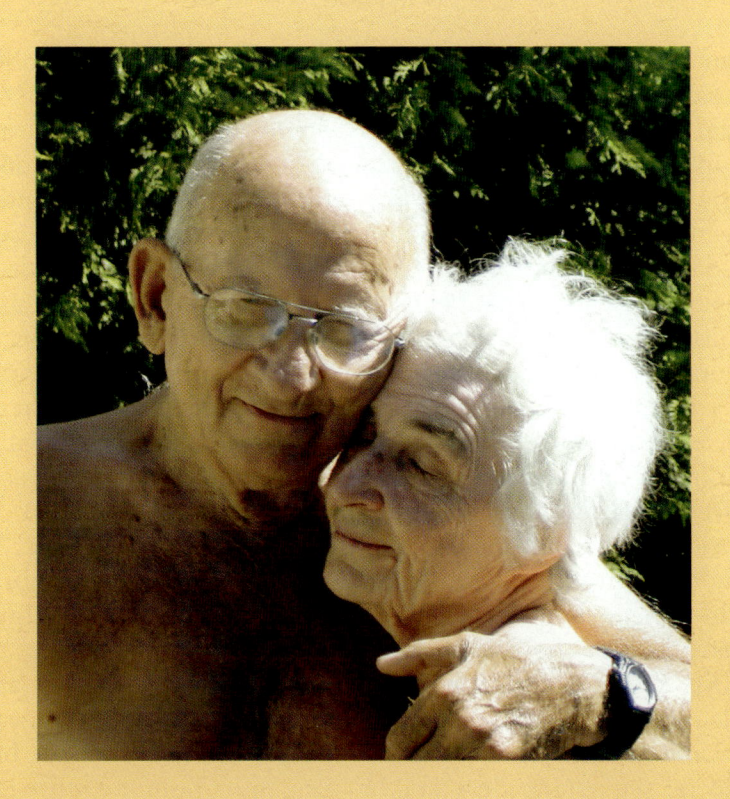

No que tange à exploração sexual, nesse estágio da vida há uma discrepância entre homens e mulheres. As mulheres tendem a viver de cinco a oito anos mais que os homens, portanto, quando uma mulher idosa busca um parceiro, é sensato que escolha um homem mais jovem. Outra discrepância é que, em termos hormonais, a sexualidade do homem chega ao ápice aos 18 anos, momento a partir do qual começa a declinar, devagar, ao longo da vida. Assim, um homem mais velho tem menor capacidade de ereção e também menos anseio de ejacular. No entanto, caso ele tenha cultivado a sensibilidade de seu corpo todo, expressará seu amor de muitas maneiras carinhosas, propiciando uma abundância de possibilidades eróticas para uma união sensual. Livre da luxúria da juventude, a atividade sexual pode ser uma deliciosa jornada de descoberta e descontração, semelhante aos beijos e carícias altamente provocantes e revigorantes dos jovens adolescentes. Se meditação for acrescida a ela, essa atividade sexual pode assumir um caráter de eternidade, transcendendo as limitações físicas. Além disso, tendo o homem aprendido a prática da conservação do sêmen, ele pode continuar a desfrutar relações sexuais com mais vigor e maiores possibilidades de ereção.

Uma mulher idosa, dependendo de seu estado de saúde, é capaz de continuar a vivenciar todas as fases da excitação sexual e mesmo experimentar orgasmos múltiplos. Ela pode não sentir o mesmo ímpeto de satisfazer seu desejo como o fazia na juventude, mas a vitalidade de sua libido permanece intacta. Algumas mulheres passam por uma diminuição gradual de seu viço vaginal e, com ele, experimentam uma completa perda da libido. Isso é um sinal de que os níveis hormonais baixaram muito além de um equilíbrio saudável. Essa condição pode ser remediada com fitoterápicos, alimentação saudável e exercícios físicos.

Ter libido não significa, necessariamente, ser "quente" ou provocante. Pode indicar uma deliciosa sensualidade do corpo todo, com a qual você sente prazer em diversos aspectos de sua vida. Essa energia sexual pode buscar expressão por meio da atividade sexual ou por quaisquer outras ocupações criativas da vida. Apenas siga aquilo que lhe traz contentamento e continue aprimorando isso de todas as formas possíveis.

Al (85) e Kay (92) são de Oregon, Estados Unidos. Al é um fotógrafo que adora capturar imagens da beleza deste mundo. Ele considera Kay, por quem se apaixonou há oito anos, o amor de sua vida. Kay, escritora, tem sete filhos, dez netos e nove bisnetos. Seu amor, humor e senso de aventura mantêm-na mais ativa e saudável do que muitas pessoas que têm metade de sua idade.

Kay: Sentimos que estivemos juntos em outra existência. Quando começamos nosso relacionamento amoroso, não foi como estranhos, foi uma espécie de reencontro. Fiquei surpresa ao me ouvir sussurrar "Você é minha felicidade" quando ele me abraçou.

Al: Nós aprendemos a abandonar todas as inibições, deixá-las de lado. Tudo o mais vem com naturalidade.

Kay: Quando tiramos nossas roupas e nos jogamos na cama, é como se tivéssemos, ao mesmo tempo, nos despido de toda inibição e autocríticas. Experimentamos coisas novas, aprendendo um sobre o outro. Nossos corpos perderam os encantos da juventude. Sofremos a ação da idade e existem cicatrizes de batalhas. Mas, nossas almas tornaram-se ricas e abundantes. Quando fazemos amor, alma e corpo são um.

Nosso conselho para outros idosos é: respeitem e valorizem seu parceiro ou parceira, aceitem com gratidão o que vocês recebem e cada toque e carícia será cheio de beleza. Esqueçam-se das inibições, esqueçam o passado. Conheçam um ao outro como dois jovens alegres, livres de culpa, livres de arrependimentos. Vivam o momento.

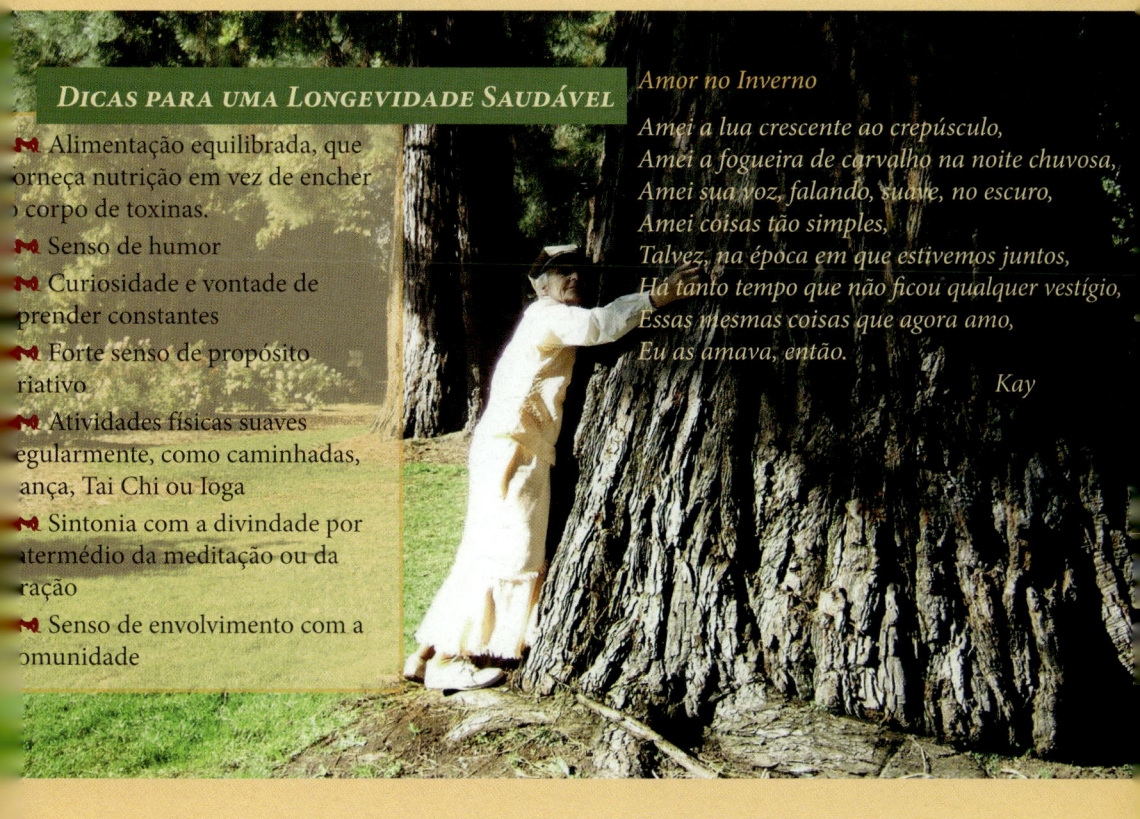

Dicas para uma Longevidade Saudável

- Alimentação equilibrada, que forneça nutrição em vez de encher o corpo de toxinas.
- Senso de humor
- Curiosidade e vontade de aprender constantes
- Forte senso de propósito criativo
- Atividades físicas suaves regularmente, como caminhadas, dança, Tai Chi ou Ioga
- Sintonia com a divindade por intermédio da meditação ou da oração
- Senso de envolvimento com a comunidade

Amor no Inverno

Amei a lua crescente ao crepúsculo,
Amei a fogueira de carvalho na noite chuvosa,
Amei sua voz, falando, suave, no escuro,
Amei coisas tão simples,
Talvez, na época em que estivemos juntos,
Há tanto tempo que não ficou qualquer vestígio,
Essas mesmas coisas que agora amo,
Eu as amava, então.

Kay

Satisfação e Realização

A busca por satisfação e realização pode se apresentar como um labirinto. Podemos ficar perdidos com a infinidade de guinadas e curvas da vida e, assim, não descobrir o caminho que leva ao centro. O labirinto é bem semelhante a um *koan zen* – uma charada ou enigma cuja solução só pode ser encontrada quando se alcança um estado de consciência mais elevada. Em tal estado, passamos a ter, de repente, uma visão panorâmica do labirinto da vida, do amor e da sexualidade.

O estado de consciência mais elevada não é algo que está separado de nós mesmos e precisa ser alcançado pelo esforço. É algo mais parecido com um lembrar-se, um retorno ao que somos de fato em nossa vida sensorial. O segredo para descobrir essa volta à essência é a prática da meditação, elevando-se, assim, o discernimento, a consciência e a sensibilidade.

Uma pessoa sensível e consciente tem conhecimento interior por estar conectada à fonte da vida e ciente de uma interconectividade entre todas as dimensões do ser. Por meio dessa descoberta, podemos nos beneficiar das pesquisas transformativas realizadas pelos místicos tântricos do passado distante. Eles podem nos inspirar a seguir em frente, em direção a um novo alvorecer do Tantra, em que a arte do amor é objeto da mais profunda estima, transformando cada indivíduo e a sociedade como um todo.

Capítulo 22

Os Sentidos na Atividade Sexual

Sensibilidade abrange tanto sua resposta ao estímulo dos sentidos quanto uma consciência exacerbada de si mesmo e dos outros nos relacionamentos interpessoais. Quando sua sensibilidade está desperta, sua experiência de vida é beneficiada em todos os aspectos. Pelos sentidos, você vê, ouve, toca, sente o cheiro e o gosto do mundo que o cerca. É também por meio dos sentidos que você consegue vivenciar uma experiência subjetiva de felicidade e prazer orgástico. Se seus sentidos estiverem embotados, você está mais propenso a ficar triste e deprimido. Ao aprimorar sua sensibilidade, você descobre o júbilo espontâneo. Seu mundo interior e exterior cintila com vivacidade.

Cada órgão sensorial funciona como uma porta-balcão. Em uma direção, ela se abre ao prazer e à dor físicas, ao passo que, na outra, abre-se à expansão da alma e à consciência espiritual. Quanto mais você ampliar sua consciência sensorial, mais intenso será seu despertar espiritual.

Durante a atividade sexual com ou sem um parceiro ou parceira, estar atento aos diferentes sentidos pode aumentar sua capacidade para o despertar sensual, tanto físico quanto espiritual. Dessa maneira, você eleva toda a sua experiência de vida a seu potencial máximo.

Cada sentido pode suscitar dor ou prazer. Muitas pessoas amortecem seus sentidos em reação a experiências traumáticas ou a condicionamentos que inspiram um medo de estar verdadeiramente vivo. Portanto, pode acontecer que, quando dá início a uma jornada para despertar sua sensibilidade, você comece a reviver e trazer à tona lembranças de épocas em que, para se proteger, você escolheu se privar de um ou mais de seus sentidos. À medida que essas lembranças se insinuam,

> "De uma forma ou de outra, todos nós pensamos em Deus como apartado das sensações e dos sentimentos e, no entanto, é somente na essência de amar que Deus pode ser encontrado."
>
> *Canção dos Místicos Baul, de Bengala, Índia, a partir da tradução para o inglês feita por D Battacharya*

você pode experimentar fortes emoções. É bastante saudável permitir essa liberação emocional. Se você sentir raiva, dê socos em um saco de areia ou almofada grande e coloque sua raiva para fora – experimente rugir como um leão. Em seguida, sente-se em silêncio por alguns minutos e perceba quão viva e vibrante sua energia se tornou. Caso surja tristeza, deixe as lágrimas rolarem. Elas funcionam como uma tempestade, purificando o ar e promovendo a abertura do coração e uma maior compreensão da vida. Se você puder chorar nos braços de seu parceiro ou parceira, isso trará ainda mais intimidade.

Uma vez que você tenha liberado tudo o que o estava impedindo de estar plenamente vivo, poderá experimentar uma súbita explosão de alegre amplitude e prazer. A mensagem de seu corpo e de sua alma é: satisfação e realização são possíveis caso você esteja disposto a se abrir e expandir sua sensibilidade em todos os níveis. A felicidade é o nosso estado natural de ser. Possibilitar a expansão da consciência sensorial irá conduzi-lo, devagar, mas certamente, a uma vida em que mesmo um ato simples como respirar passa a ser repleto de êxtase.

Os exercícios das páginas 207 a 211 mostram métodos simples para abrir e aprimorar cada um dos sentidos.

"Eu achava que a consciência sensorial estava relacionada, principalmente, a massagens e toques, mas, na verdade, ela parece ter saciado uma profunda necessidade que eu tinha de estar mais conectada a cada aspecto do meu eu e em sintonia com o ritmo da vida."

Valerie, participante de um grupo de Tantra

"Nós provamos das vibrações do amor, lambemos a sensualidade, tocamos o sagrado, dançamos aos sons universais, cantamos a emoção do coração e dominamos a luz."

Anne-France, participante de um grupo de Tantra

Toque

> "Enquanto és acariciada, Doce Princesa, recebe a carícia como vida eterna."
>
> *Shiva Sutra*

Meditação da Carícia

Caso você deseje fazer esta meditação acompanhada de música, escolha algo muito suave, doce e melodioso (eu coloco *Monsoon Point*, de Al Gromer Khan).

❧ O parceiro que receberá o toque ou carícia deve se deitar de bruços, nu. O parceiro que oferecerá o toque ou carícia senta-se ao seu lado e acaricia, com delicadeza, todo o seu corpo, dos pés à cabeça. Use apenas uma das mãos por vez, tocando o corpo do parceiro ou parceira, sobretudo com as pontas dos dedos, em movimentos lentos e suaves. Seu toque deve ser leve, mas não tão leve ao ponto de excitar. O objetivo não é provocar a excitação sexual, mas, antes, um despertar da sensibilidade ao longo do corpo inteiro. Quem recebe a carícia deve manter seu foco no momento presente, permanecendo inteiramente na experiência do toque prazeroso. Essa carícia proporciona prazer e profundo relaxamento ao mesmo tempo, permitindo que quem a recebe entre em um estado de consciência expandida por meio da sensibilidade elevada.

❧ Depois de dez minutos, peça ao parceiro ou parceira que está recebendo a carícia que se vire, deitando-se sobre as costas. Acaricie toda a parte da frente do corpo, dos pés à cabeça, por mais dez minutos. Após a carícia, permaneça sentado, em silêncio, ao lado de quem a recebeu, deixando que o parceiro ou parceira fique em seu próprio espaço por alguns minutos.

❧ Quem recebe a carícia deve permanecer em silêncio ao longo da experiência inteira. Para criar a atmosfera ideal, quem oferece a carícia pode repetir o *Shiva Sutra* (acima), de vez em quando.

❧ Invertam os papéis e repitam a meditação da carícia. Vocês podem fazer amor depois de terminá-la.

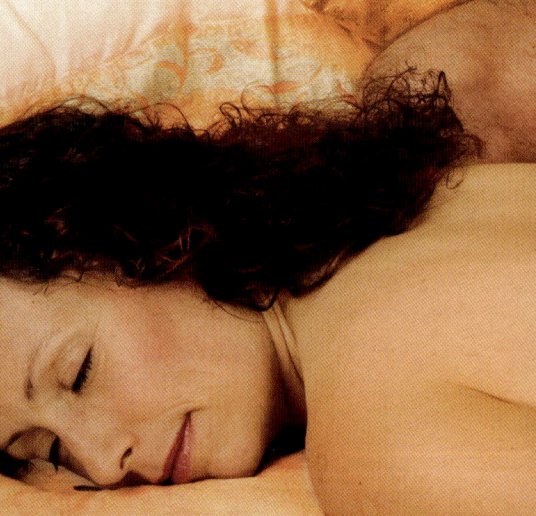

207

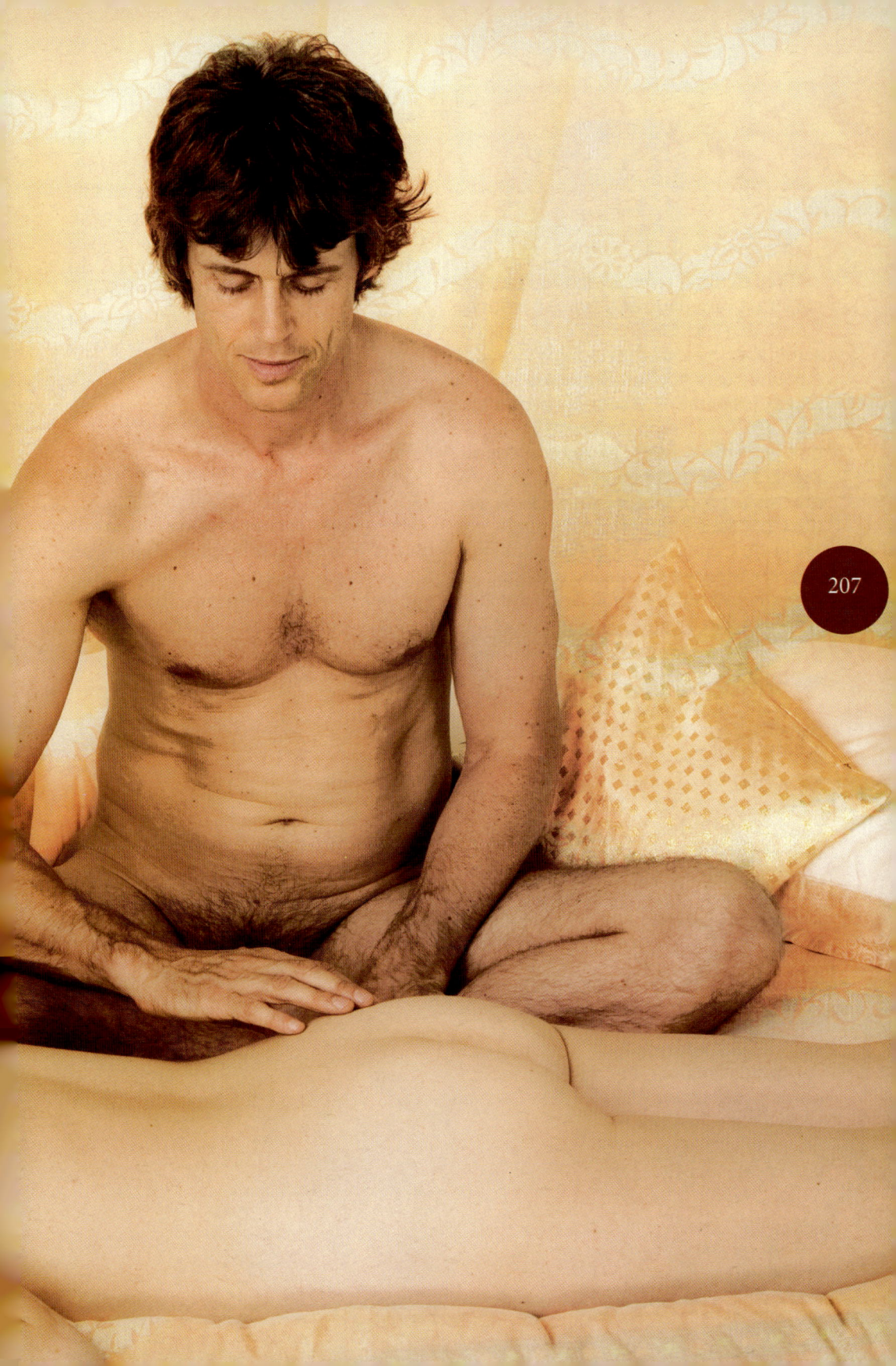

Olfato/Paladar

Uma Refeição Inesquecível

✦ Prepare uma refeição sensual que inclua uma variedade de sabores e aromas. Como os sentidos do tato e do paladar serão abertos a um nível mais elevado, é melhor usar apenas alimentos frescos recém-preparados e sem conservantes, não aqueles já embalados ou congelados. Curry e outros alimentos condimentados são ideais. Evite o alho, visto que suas propriedades anestésicas reduzem a sensibilidade. Além disso, seu gosto e cheiro fortes prevalecerão sobre tudo o mais. Inclua um bom vinho ou outra bebida de qualidade.

✦ Deem a si mesmos o tempo necessário para se deleitarem com a experiência.

✦ Feche os olhos de seu parceiro ou parceira com uma venda e faça com que ele ou ela se sente em um lugar confortável, onde possa se reclinar, se quiser. Dê-lhe a comida, de forma bem lenta e sensual, dando tempo para que ele ou ela sinta o cheiro e saboreie cada mordida. Use seus dedos ou um garfo, como preferir. Quem está recebendo os alimentos podem emitir sons de aprovação conforme se aprofunda em um estado de consciência elevada do ato de comer. De vez em quando, você pode sussurrar o *Shiva Sutra* (abaixo) para esta meditação no ouvido de seu parceiro ou parceira.

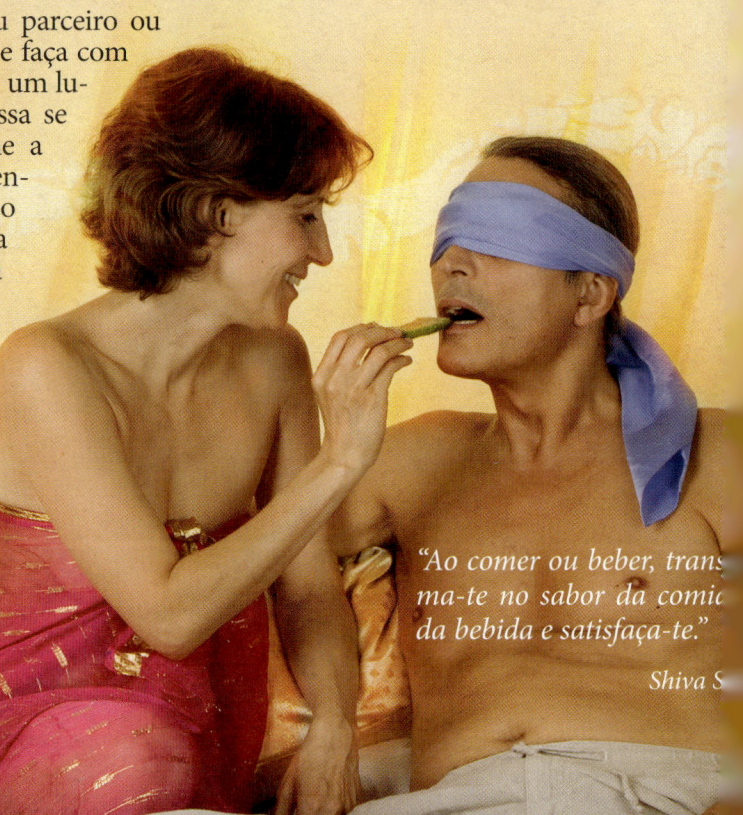

✦ Você também pode aplicar este método tendo o corpo nu, o que intensificará a criatividade da experiência. Abdomens são ótimos pratos e não existe sobremesa mais saborosa do que aquela que se tira, com a língua, de um *Lingam*, de seios, ou de uma *Yoni*. Tomar vinho a partir dos lábios da pessoa amada é como sorver o néctar dos deuses.

✦ Você pode servir a refeição toda a seu parceiro ou parceira antes de inverterem os papéis, ou podem trocar de posição a cada dez minutos.

✦ Para fazer esta prática de forma solitária, prepare sua refeição e sente-se, nu, servindo-se com as mãos. Mastigue bem devagar, com os olhos fechados, saboreando cada mordida.

"Ao comer ou beber, transforma-te no sabor da comida da bebida e satisfaça-te."

Shiva S

Visão

OLHAR COM OS OLHOS DO AMOR

Esta meditação estabelece uma conexão entre os olhos e o coração. Nela, inverte-se o processo normal de *olhar para*, passando-se à *visão receptiva*.

✦ Sentem-se de frente um para o outro e olhem-se nos olhos por cerca de dez minutos. Apenas recebam o olhar de seu parceiro ou parceira. Essa maneira de ver é chamada de visão *Yin*. Ela propicia a receptividade e estimula o funcionamento do cérebro direito. Quando essa parte do cérebro está ativa, potencializa sentimentos de amor e, estando o amor presente, você descobrirá as bênçãos inerentes àquilo que está vendo.

✦ Vocês também podem fazer essa experiência durante o ato sexual.

✦ Para realizar essa prática de forma solitária, olhe dentro de seus próprios olhos, no espelho, por cerca de cinco minutos. Essa é a visão *Yang* ou para fora. Em seguida, permita que os olhos no espelho olhem para você por mais cinco minutos, utilizando-se da visão *Yin* ou receptiva. Depois disso, olhe para uma árvore ou uma flor por cinco minutos. Então, deixe que a árvore ou a flor olhe para você por outros cinco minutos.

✦ Nesses dois exercícios, valer-se da visão *Yang* primeiro e da visão *Yin* logo após possibilita que você avalie o contraste entre ambas, proporcionando equilíbrio entre os cérebros direito e esquerdo.

> *"Olha com ternura para algum objeto. Não desvie para outro objeto. Aqui, em meio ao objeto – a bênção."*
>
> Shiva Sutra

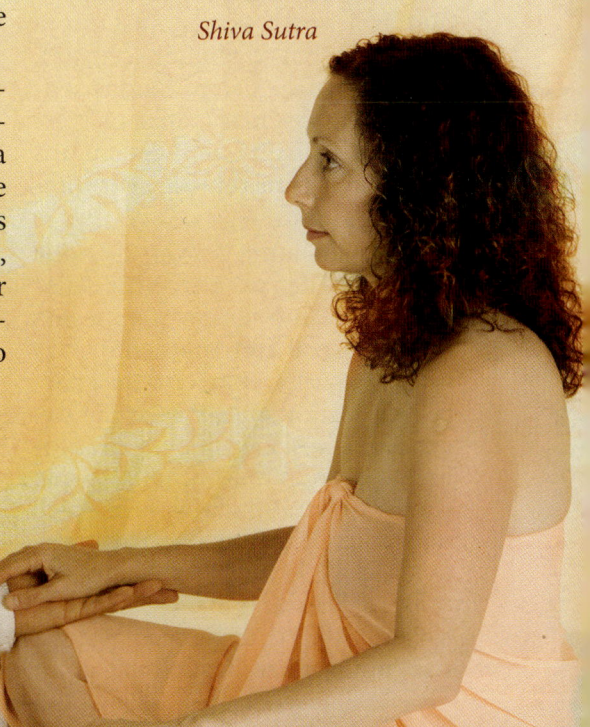

Audição

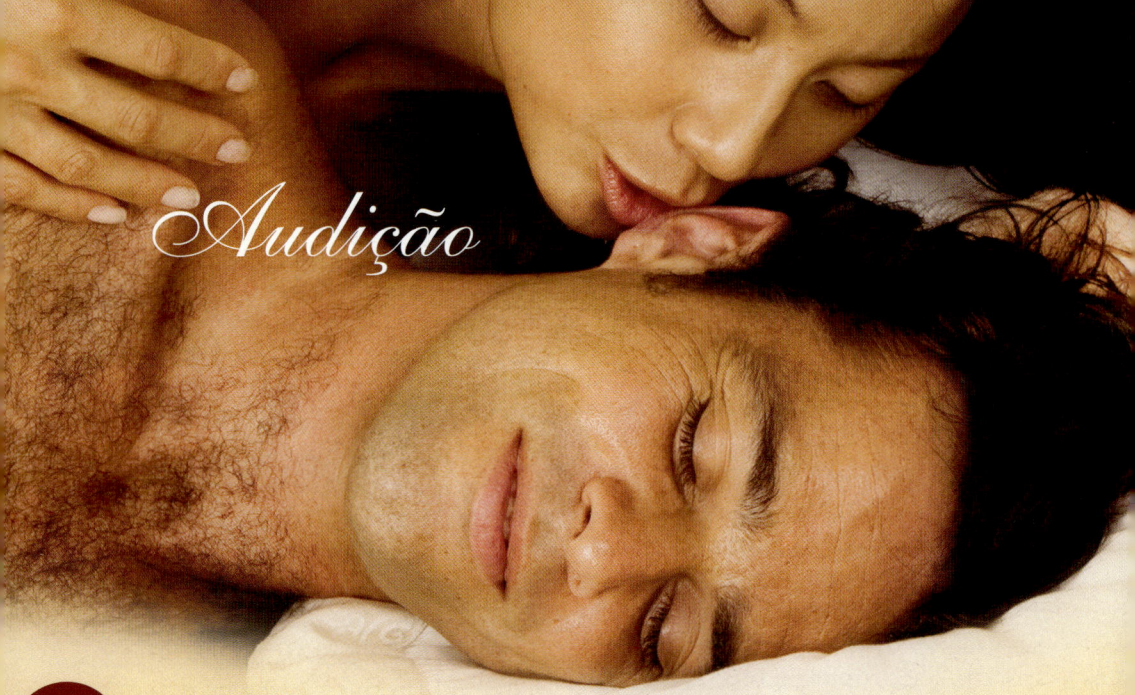

Fazer Amor Sem Censura

Este é um método muito simples, mas que exige muita coragem para ser colocado em prática. Os parceiros precisam concordar em utilizá-lo antes da relação sexual.

✦ Enquanto fazem amor, os parceiros dizem um ao outro tudo o que está acontecendo, instante a instante, sem qualquer censura. No ato sexual existem muitas sensações, experiências, anseios e estados de espírito que sucedem uns aos outros com rapidez. Permita-se expressar tudo.

✦ Isso não é uma conversa – pode acontecer de os parceiros falarem ao mesmo tempo. Da mesma forma, não é um momento para julgar e acusar o parceiro ou a parceira. Concentre-se apenas em sua experiência sensória pessoal, momento a momento, uma vez que ela está relacionada às sensações que vocês compartilham durante a união sexual. Você também pode expressar paixões, anseios, recitar poesia, deixar vir à tona risos e lágrimas – qualquer coisa que esteja relacionada ao momento presente.

✦ Em regra, inúmeros sentimentos são bloqueados e silenciados durante a relação sexual. Isso gera inibição e, assim, o ato sexual não terá a chance de ser tão maravilhosamente libertador como poderia ser. Com esse método, você joga as inibições para o alto ao expressar sua verdade em uma experiência compartilhada e intensa.

✦ Se vocês apreciarem essa prática, repitam-na sete vezes, para uma transformação mais profunda. Após sete repetições, sua habilidade para uma comunicação íntima e verdadeira terá se estabelecido.

✦ Para realizar essa prática de forma solitária, utilize este método enquanto dá prazer a si mesmo. Fale em voz alta, pois, caso você fale apenas internamente, o impacto não será o mesmo. Chore, ria, diga a você mesmo quão belo é, quão atraente, e o quanto ama a si mesmo. Apenas continue a prática, expressando o que você tem dentro, sem inibições.

Os Sentidos na Atividade Sexual

Senso de Humor – O Sexto Sentido

Meditação dos Quatro Minutos de Riso

Alguns monges tibetanos utilizam esta técnica em seus mosteiros, sendo uma excelente maneira de começar o dia. Uma vez que o riso melhora a função imunológica, é muito benéfico para a saúde e para a longevidade. Isso também irá ajudá-lo a se transformar em uma pessoa mais orgástica.

A seriedade pode ser considerada uma doença, visto que faz o mundo inteiro parecer mais monótono e carregado. Há um ditado que prega: "Ria e o mundo rirá com você. Chore e você chorará sozinho". O riso modifica sua vida, ajudando-o a transcender as ilusões e se aproximar da fonte da criação, a brincadeira cósmica da qual todos nós fazemos parte.

Faça esta meditação todas as manhãs, por 21 dias, para sentir todo o seu impacto em sua vida. Depois disso, você pode optar por continuá-la por um longo período, ou usá-la vez por outra.

✦ Quando você acordar pela manhã, antes de abrir os olhos, reserve um minuto para se espreguiçar como um gato, possibilitando que seu corpo inteiro dê um grande bocejo.

✦ Ria a partir de sua barriga, fazendo com que a experiência se espalhe pelo corpo todo. Gargalhe por três minutos.

✦ Abra os olhos e comece o dia.

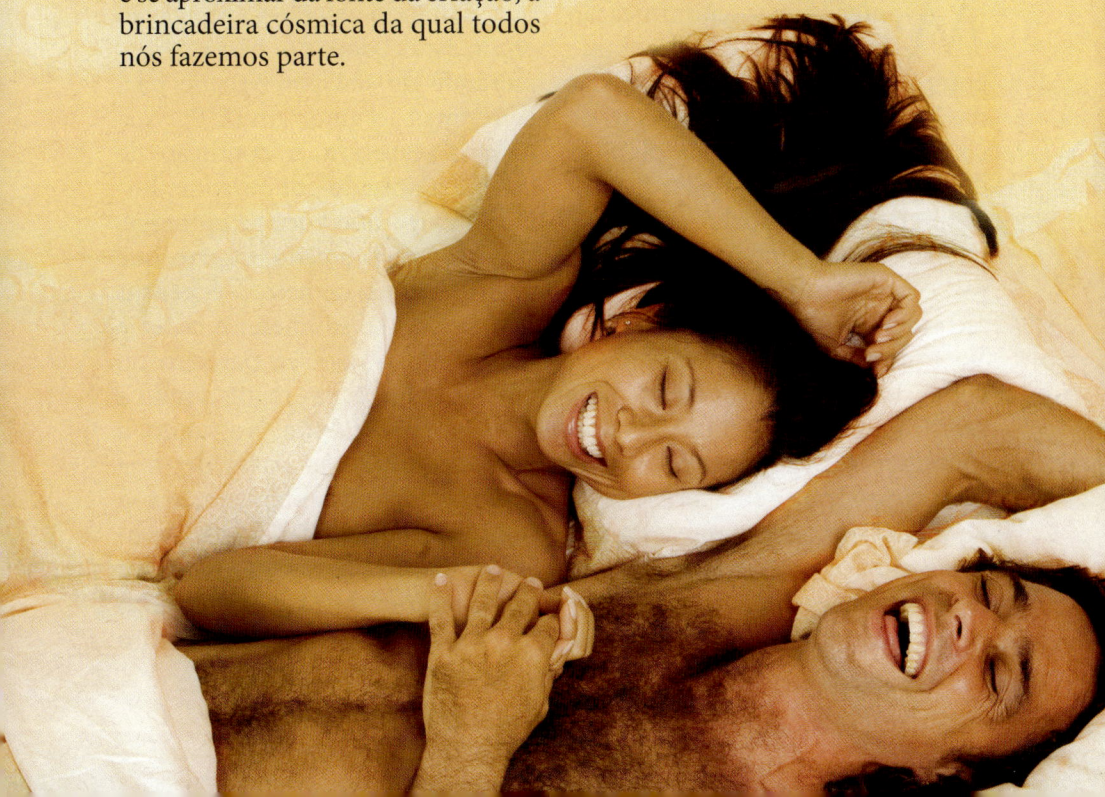

Capítulo 23

A Comunicação entre os Parceiros

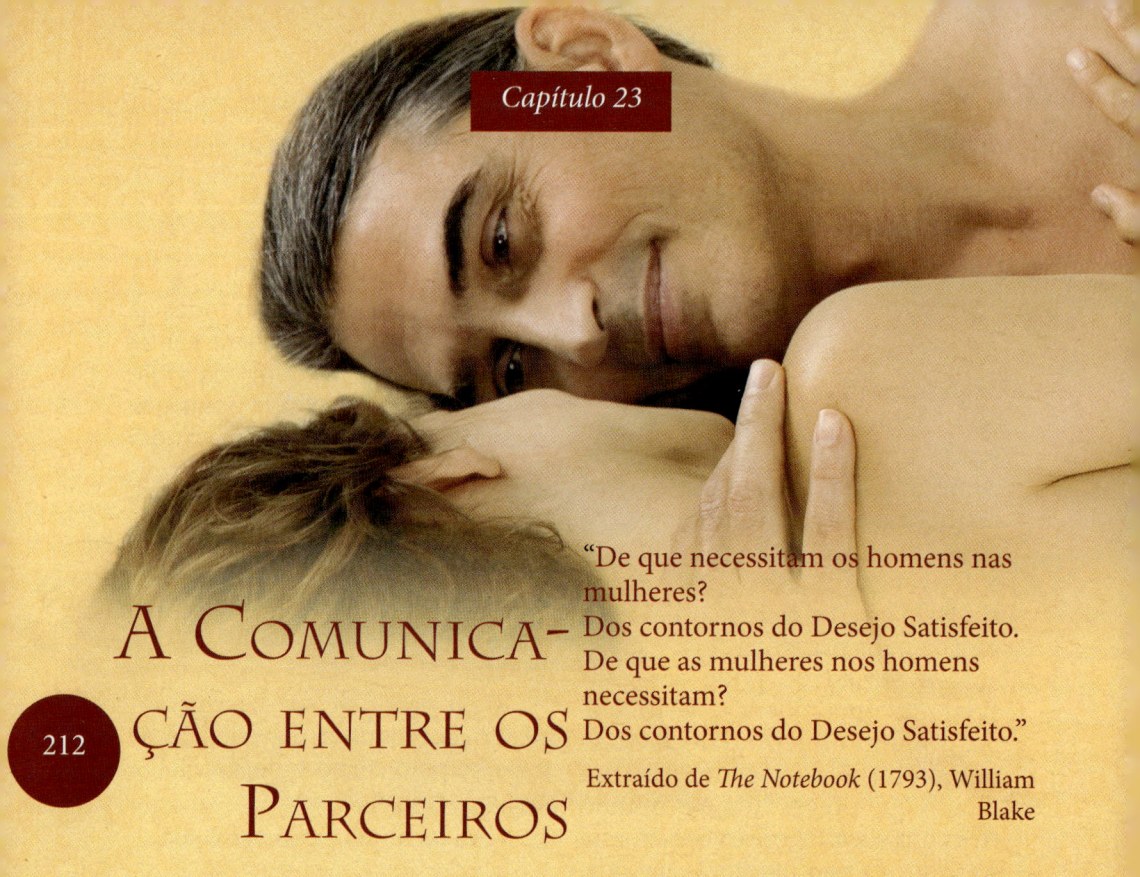

> "De que necessitam os homens nas mulheres?
> Dos contornos do Desejo Satisfeito.
> De que as mulheres nos homens necessitam?
> Dos contornos do Desejo Satisfeito."
>
> Extraído de *The Notebook* (1793), William Blake

Manter uma comunicação aberta, rica e revigorante entre parceiros é uma arte delicada. Ela exige um desejo sincero de conhecer o amor em sua plenitude. Uma comunicação verdadeira propiciará um senso de comunhão, na qual ambos sentem que são vistos, compreendidos, amados e estão em harmonia um com o outro. Você pode estar se perguntando como isso é possível entre dois seres tão diferentes como homem e mulher. Posso dizer, por experiência própria, que é possível. E também já vi isso acontecer entre casais com os quais trabalhei. Portanto, estou certa de que é possível para qualquer um.

Quando você se entrega ao amor, está cedendo – não à personalidade de seu parceiro ou parceira, mas ao amor em si. Por sua própria natureza, a condição de estar apaixonado por outro ser humano exige que você se entregue, seja receptivo e ceda. O erro que muitos casais cometem é pensar que têm de se submeter e ceder à personalidade de seu parceiro ou parceira, que é, em regra, aquilo a que seu ego se opõe. No fundo, a personalidade não passa de uma máscara que ostentamos para o mundo, repleta de falsos subterfúgios criados para esconder nossa vulnerabilidade. É natural que as pessoas fiquem um tanto assustadas com a perspectiva de dizer "sim" a uma máscara. Existem momentos em que seu corpo inteiro quer se rebelar contra isso. No entanto, para além da personalidade está o princípio do amor puro, que não tem nome nem forma e permeia tudo. Caso você se permita avançar um pouco mais e se entregar ao princípio do amor, passará a ter uma visão bem diferente de seu parceiro ou parceira. Ele ou ela passará a ser o canal pelo qual você pode vivenciar o amor infinito.

As dez dicas que estão nas páginas 214 a 217 o ajudarão a estabelecer uma comunicação profunda e substanciosa com seu parceiro ou parceira.

Dez Dicas para uma Comunicação Mais Profunda

Um. Olhe para seu parceiro ou parceira com a visão *Yin* ou receptiva (veja página 209). Quando o amor e a paixão entre o casal estão no início, os parceiros sentem-se em total sintonia um com o outro. Podemos dizer que isso acontece porque eles estão usando "óculos cor-de-rosa" – rosa é uma cor associada ao amor. No começo do relacionamento, os casais exercitam a visão *Yin* sem se darem conta disso. Usá-la de forma consciente abrirá seu coração ao amor – o grande agente de cura que faz surgir a compreensão, a compaixão, a realização e a satisfação. Essa é uma boa maneira de iniciar qualquer espécie de comunicação.

Dois. Quando estiverem discutindo questões delicadas, tentem usar a palavra "eu". A palavra "você" pode facilmente expressar uma ideia de acusação e incitar toda uma gama de projeções no caminho. Se houver qualquer acusação, julgamento ou condenação em suas palavras, isso fará com que seu parceiro ou parceira se feche a fim de se proteger. A partir daí, o fluxo de comunicação cessa. Contudo, quando você usa a palavra "eu", a "flecha" volta-se contra você, que, então, poderá se valer disso para expor as raízes de sua vulnerabilidade com relação ao problema.

Um exemplo do uso da palavra "eu" pode ser algo assim: em vez de dizer "Você está me magoando", diga: "Estou magoado". Feche os olhos e vasculhe as raízes dessa mágoa – pode ser que esse padrão de sentimento de mágoa esteja lá há muito tempo. Resgate a primeira lembrança associada a ele e descreva-a, em voz alta. Ao expor as origens dessa forma, a questão deixa de ter a mesma carga emocional, como em um passe de mágica. Você estará livre para ser mais espontâneo e consciente da energia vital no momento presente; agora, em vez de reagir, você poderá responder.

Quando um dos parceiros tem a coragem de expor sua vulnerabilidade, o outro sentirá, automaticamente e em qualquer circunstância, um transbordamento de amor e compreensão e, por sua vez, abrirá seu coração. A acusação é uma arma de defesa e usá-la fará com que ambos os parceiros se fechem e fiquem na defensiva. A exposição, por outro lado, leva à abertura e, por meio dela, a comunhão passa a ser possível.

Três. Seja sempre o primeiro a se abrir. Em regra, ambos os parceiros estão jogando o mesmo jogo de proteção. "Só vou me abrir e expor minha vulnerabilidade se o meu parceiro/parceira fizer isso primeiro." O receio de se abrir é apenas o medo de expor feridas e vulnerabilidades, ficar indefeso e, assim, talvez, se magoar. Esse medo surge na infância, quando você é vulnerável e dependente. Quando, como adulto, você decide conscientemente se abrir, está assumindo a responsabilidade por si mesmo, escolhendo abraçar tudo o que a vida tem para oferecer, bem como crescer com isso. Abertura e vulnerabilidade tornam-se instrumentos de fortalecimento e libertação. Amar significa ter a coragem de expor suas feridas a seu parceiro ou parceira, que atua como um espelho para ajudá-lo a se expandir, curando-se e acumulando sabedoria.

Quatro. Se você está com raiva e sente que ela poderá transbordar em direção a seu parceiro ou parceira, opte por expressá-la em uma almofada. Não há nada de errado com a raiva. É somente energia vital pura que não encontra uma válvula de escape e, assim, explode como um vulcão. Não se condene por sentir raiva, apenas encontre uma maneira saudável de expressá-la. Explodir com seu parceiro ou parceira gera mágoas desnecessárias. Quando você a desconta em um travesseiro, ninguém sai machucado, tudo se acalma e surgem níveis renovados de energia criativa.

Toda residência deveria dispor de um saco de pancadas ou uma almofada vermelha grande e fofa em que se pudesse descarregar a raiva. Basta ajoelhar-se diante do objeto e deixar fluir tudo: bata nele, estrangule-o, grite com ele. Então, feche os olhos e permaneça sentado, em silêncio, diante do objeto, por cinco minutos, utilizando esse tempo para deixar que a agitação se aquiete e transforme em uma observação do corpo, da mente e das emoções. Com esse método, vocês quebram o círculo vicioso de infligir violência e abuso um ao outro.

Cinco. Quando quiser compartilhar algo, lembre-se de fazê-lo com todo o coração e muita sinceridade. Caso você se afaste de seu coração como uma forma de se proteger e fale apenas o que sua cabeça dita, logo criará uma atmosfera muito carregada. Se você expressar sua verdade com o coração, seja ela qual for, será impossível magoar o outro. O coração, que é o lar do amor, é sempre o grande agente da cura.

Seis. Lembre-se: tudo que você enviar ao outro, voltará para você. Se você quer ódio, seja odioso; se quer amor, seja amável. Se quiser que o sexo seja pleno de sensibilidade, profundidade e significado, seja, você mesmo, sensível e profundo. Caso você queria um parceiro ou parceira ardente e sedutor, seja ardente e sedutor você mesmo. Se você deseja encontrar uma alma gêmea, esteja em comunhão de alma consigo mesmo e com os outros.

Sete. A troca de papéis pode ser muito benéfica para um relacionamento amoroso. Marquem uma ocasião para isso. O homem veste-se com roupas femininas (quanto mais sedutoras, melhor) e a mulher, com roupas masculinas. Coloquem música sensual e simulem um encontro, como se estivessem em uma casa noturna. Permaneçam em seus papéis invertidos enquanto se conhecem. Flertem e dancem juntos, fazendo, por fim, um *striptease* lento e sensual um para o outro. Se desejarem, mantenham a troca de papéis durante o ato sexual. Vocês aprenderão muito com essa experiência.

Oito. Todas essas dicas de comunicação podem ser aplicadas a seu relacionamento sexual. Muitas pessoas sentem-se frustradas com sua vida sexual, mas não sabem como mudar a situação. A comunicação clara e sem julgamentos de sua verdade, de todo o coração e valendo-se da visão *Yin*, fará maravilhas. Não tenha medo de dizer do que necessita e dê isso a si mesmo, em primeiro lugar. Você quer ser tocada em seu clitóris de determinada maneira? Seja a primeira a fazê-lo. Se você não demonstrar inibição quanto a isso, seu parceiro logo irá captar a ideia. Você gostaria de penetrar uma *Yoni* totalmente pronta, úmida e atrativa e alcançar um orgasmo do corpo todo enquanto sua parceira agradece aos céus por você existir? Então, aprenda a ser vibrante e orgástico com seu corpo inteiro e você, com certeza, encontrara isso em uma parceira.

Nove. Suas fantasias emergem de diferentes aspectos da sua individualidade e estão tentando lhe ensinar algo. Ao compreendê-las, em vez de reprimi-las, você pode se transformar.

- Fantasias originárias de um **aspecto reprimido** do eu derivam de inibições e condicionamentos. Muitas pessoas não se permitem desfrutar seus impulsos sexuais mais selvagens com naturalidade. A mente, então, buscará maneiras de expressar essa energia não vivenciada, valendo-se de pensamentos e fantasias. O Tantra auxilia na abertura do fluxo natural de energia, restabelecendo uma sexualidade saudável e gratificante.

- Fantasias advindas de um **aspecto não vivenciado** do eu são resultado de uma estagnação no sistema energético que tem origem na infância. Por exemplo, fantasias sadomasoquistas podem ser provenientes de experiências de punições físicas na infância, o que pode criar um registro de que o "amor" é expresso dessa forma. Fantasias tais como estupro, dominação sexual, urinar ou defecar sobre o parceiro ou parceira são, todas elas, sintomas de traumas de infância. Eles podem ser curados por intermédio de terapias que abordem o período da infância, como psicoterapia, terapia de regressão, terapia da constelação familiar, cromoterapia e hipnose.

🌺 Fantasias oriundas de uma **fonte instintiva** são fantasias naturais que emergem de nossa natureza animal, tais como sexo a três, fantasias de fazer amor em diferentes posições, sexo oral e outras do gênero, as quais são muito naturais e podem ser praticadas com tranquilidade. Na verdade, você não precisa vivenciar a fantasia – representá-la como uma brincadeira ou uma peça teatral irá satisfazê-la e você estará livre. Entretanto, se sua fantasia não prejudicará os outros nem a você mesmo e seu parceiro ou parceira estiver disposto a experimentá-la, então, pode ser divertido realizá-la, com autoaceitação e descontração. Vocês podem dedicar uma relação sexual para a fantasia de um dos parceiros e outra ocasião para a fantasia do outro. O parceiro coadjuvante deve desempenhar o papel que lhe é atribuído durante toda a relação sexual.

🌺 Fantasias também emergem da **alma**. A alma carrega o desejo de criar uma ponte de comunicação pela qual a luz do espírito possa ser corporificada e o orgasmo é uma porta para uma união direta com a alma e o espírito. Fantasias desse gênero incluem: o desejo de se tornar um com o parceiro ou parceira; o anseio de se tornarem companheiros de alma; o desejo de estarem tão unidos que não haja sequer a possibilidade de se pensar em separação ou abandono; a vontade de que seu parceiro ou parceira saiba, de forma intuitiva, seus anseios, segredos e desejos mais profundos; o desejo de uma união sexual que perdure para sempre; o anseio de estar apaixonado em todos os níveis: mental, emocional, físico e espiritual.

A fantasia de descobrir a sexualidade sagrada e o amor transcendental é bastante saudável. Ela é, em essência, o desejo de Tantra e despertar espiritual por meio da sensualidade.

Dez. Lembre-se de que o amor que você vivencia, tanto o mais quanto o menos elevado, não depende da pessoa que é, no momento, o canal do amor. O amor é onipresente e seu parceiro ou parceira é apenas um pretexto para que você entre em contato com ele. Por intermédio do companheiro ou companheira, você pode mergulhar fundo em uma experiência de seu próprio potencial de se tornar um com o pulsar do universo. Assim como um peixe não reconhece o oceano por estar imerso nele, nós também talvez não reconheçamos o oceano de amor no qual vivemos. O parceiro ou parceira é um lembrete. E, caso ele ou ela desapareça de sua vida, isso não significa que o amor em si desapareceu. Os passos que você avançou no processo de abarcar o amor serão seus para sempre. Companheiros e companheiras vêm e vão. O amor permanece.

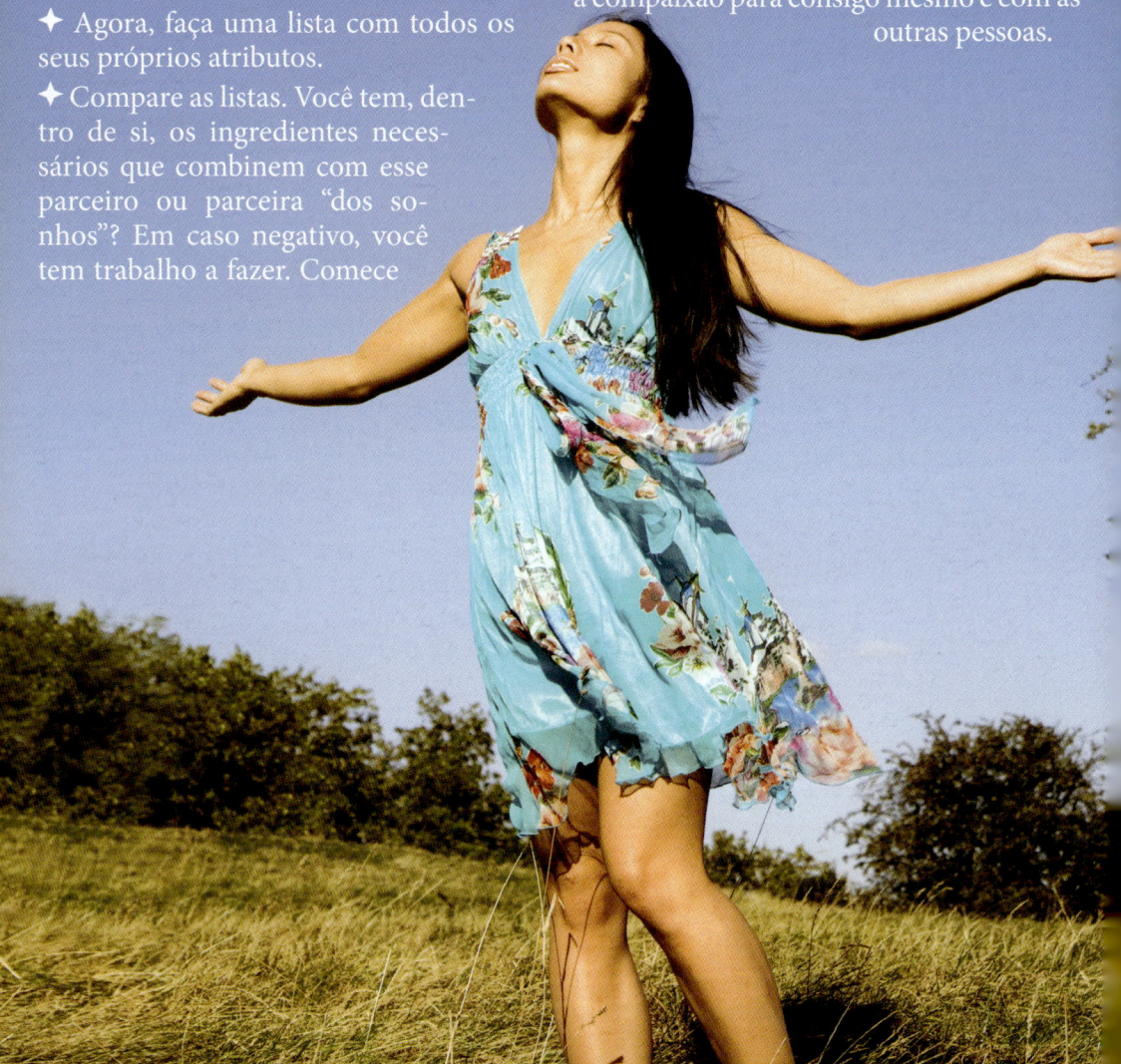

Magia de Amor para Solteiros

Tudo o que acontece na vida é precedido de imaginação e, então, concretizado por meio de nosso desígnio. Se você está procurando um parceiro ou parceira, este exercício pode trazer resultados mágicos.

✦ Faça uma lista de todos os atributos que você gostaria de encontrar em um parceiro ou parceira – físicos, emocionais, mentais e espirituais. Lembre-se de incluir em sua lista que essa pessoa deve sentir amor e atração por você e vice-versa.

✦ Releia sua lista e certifique-se de que não fez pedidos contraditórios.

✦ Agora, faça uma lista com todos os seus próprios atributos.

✦ Compare as listas. Você tem, dentro de si, os ingredientes necessários que combinem com esse parceiro ou parceira "dos sonhos"? Em caso negativo, você tem trabalho a fazer. Comece a manifestar em si mesmo as qualidades que complementarão seu parceiro ou parceira ideal.

✦ Depois de um mês, verifique suas listas mais uma vez e veja se elas chegaram a um equilíbrio. Faça todas as mudanças que precisar nas listas para que elas se tornem compatíveis.

✦ Guarde as listas em um lugar especial de sua casa, um local que seja dedicado ao amor, e esteja receptivo para a manifestação daquilo que você determinou.

Lembre-se que um pouco de imperfeição dá o tempero da vida. Aprender a aceitar as fragilidades humanas acrescenta extrema compreensão ao amor e estimula a compaixão para consigo mesmo e com as outras pessoas.

Magia de Amor para Casais

Este exercício poderoso pode levar um dia, uma semana ou mesmo um mês para ser totalmente realizado. Sigam seu próprio ritmo, praticando-o em sessões regulares, até que estejam prontos para a fase conjunta.

Caso seu parceiro ou parceira também faça o exercício, seu poder transformador será potencializado. Contudo, é importante que vocês não compartilhem o que está na lista de cada um até que ambos tenham chegado ao último passo, uma vez que isso interferirá no processo e dificultará a obtenção de resultados positivos. Como cada um de vocês tem seu próprio ritmo nesse processo, pode ser que um parceiro tenha de esperar até que o outro esteja pronto para dar início à prática conjunta.

✦ Faça uma lista de tudo que lhe desagrada em seu parceiro ou parceira – em termos físicos, emocionais e mentais.

✦ Em uma coluna ao lado da primeira lista, faça uma relação de tudo que você ama em seu parceiro ou parceira – em termos físicos, emocionais e mentais.

✦ Compare as duas listas. Qual delas é mais longa? Existe alguma coisa que possa ser retirada da lista das coisas que lhe desagradam? Há algo que possa ser acrescentado à lista das coisas que você ama? Continue esse processo, em uma ou várias sessões, até que a lista daquilo que você ama esteja bem longa e a relação das coisas que lhe desagradam tenha apenas um ou dois itens principais.

✦ Juntamente com essa atividade, faça as mesmas listas com relação a suas características. Enquanto analisa suas próprias listas, olhe para seu corpo nu, em um espelho. Isso dá mais intensidade à experiência, visto que nosso corpo, em regra, reflete o que gostamos e o que não gostamos em nós mesmos.

Durante cada sessão, tente retirar uma ou mais características da lista de coisas que lhe desagradam e acrescentar qualidades à relação daquilo que você adora. Quando a lista daquilo que você ama estiver bem longa e aquela das coisas que lhe desagradam tiver, talvez, apenas um ou dois itens, você está pronto para começar a fase do exercício que se realiza em conjunto.

Compartilhando

✦ Passe a limpo as novas listas que você criou ao longo da prática do exercício e queime as antigas. Então, converse com seu parceiro ou parceira e compartilhe as informações com toda sinceridade. Não é preciso dizer ao parceiro ou parceira todos os itens que você tinha na lista das coisas que lhe desagradam. Apenas utilize as listas que você tem agora. Conte-lhe todas as qualidades que você ama nele ou nela, bem como aquelas que adora em si mesmo.

✦ Em seguida, revele a seu parceiro ou parceira que existem um ou dois pontos que você sente dificuldade em amar em si mesmo, pedindo-lhe sugestões sobre como aprender a desfazer aqueles nós.

✦ Então, diga a seu parceiro ou parceira que existem um ou dois pontos nele ou nela que você tem dificuldade em aceitar. Mais uma vez, pergunte se ele ou ela tem alguma ideia de como esses nós no relacionamento de vocês podem ser desatados.

✦ Ao final dessa etapa do exercício, vocês, por certo, terão encontrado uma forma criativa de vencer os obstáculos em seu relacionamento amoroso. Concentrar-se no amor é um caminho mágico de fazer com que o amor cresça. Quanto mais forte o amor, mais fácil será resolver os mal-entendidos, curar as mágoas e modificar padrões inconscientes de comportamento.

Capítulo 24

Um Mundo de Sensualidade e Harmonia

Quando você vivencia sua sensualidade de forma espontânea e alegre, o mundo inteiro parece iluminado e você tem sempre um sorriso nos lábios para as pessoas com quem se depara. Você está em um âmbito de prazer e energia transbordantes. Talvez você já tenha experimentado isto: após uma fantástica noite de sexo com um parceiro ou parceira, você tem a sensação, no dia seguinte, de que está flutuando no ar. Seu caminhar é leve, você se sente exuberante e generoso, tem vontade de beijar o mundo. A natureza inteira parece cintilar e mesmo tarefas mundanas se mostram simples e divertidas.

A constatação de que isso acontece prova que esse estado de ser, essa euforia natural, faz parte dos recursos do corpo e pode ser acessada a qualquer tempo. Essa "euforia" permanece desperta com a prática de sexo de qualidade, mas não depende de sexo para acontecer. Crianças vivem em um estado de euforia natural, em harmonia com a existência e flutuando em um mar de amor. Os animais também estão sempre nesse estado. Quando você olha para os olhos de um gato ou cachorro, o que você vê é alegria e paz, e isso desperta a mesma sensação em você. Os animais de estimação podem nos ensinar como entrar em um estado de ser descontraído e cheio de espontaneidade.

"Enfim você percebe que uma dança se inici
Com o vento, com o céu, com os raios de so
Que perpassam pelas árvores, com a terra.
Você está dançando.
Você começa a sentir a pulsação do universo
Isso é sexual.
Nadar em um rio é sexual,
Fazer amor não é a única coisa sexual.
Tudo que faça seu corpo pulsar em plenitud
Sem inibições, é sexual."

Extraído de *Zen, the Path of Paradox*, Osho

Um Envolvimento Amoroso com a Vida

Você pode aprender a despertar sua vivacidade sensual latente de modo que ela se transforme em um fervilhar constante de alegria e contentamento. Você tem a possibilidade de se tornar uma pessoa orgástica e apaixonada pela vida de forma contínua. Para ativar isso, permita-se ser realmente sensual. Deixe que a energia orgástica inunde seu corpo e suas atividades, mesmo as materiais. Quando estiver regando o jardim, funda-se a ele, de maneira que se tornem um: dance com as árvores que balançam à brisa, transforme-se no calor do sol que beija as flores, torne-se a abelha que sorve o néctar, aprecie o aroma da terra fértil, entre em sintonia com toda a natureza e dance com ela.

Quando estiver sentando em algum lugar, em silêncio, não importa se em um banco ou no ônibus, volte sua atenção para a respiração. Permita que sua respiração ative uma sensação de prazer em todo o seu corpo. Em um estado natural e cheio de espontaneidade, o simples ato de respirar dá origem a uma massagem interna, constante e prazerosa. O ar é vida e encerra todos os segredos de como ser vibrante e extático em plenitude.

Nós nascemos para dançar. O corpo ama exercícios vibrantes: algumas funções corporais, como o fluxo linfático, precisam ser ativadas por atividade física. As melhores formas de se exercitar são aquelas que proporcionam grande prazer, como caminhar junto à natureza, nadar no mar, dançar, etc. A dança livre é uma maneira fácil e acessível de se libertar de inibições, abrir o fluxo de energia vital e entrar em um estado de êxtase interior. Presenteie-se com exercícios vibrantes e você verá, em pouco tempo, que estará em um ânimo orgástico natural durante grande parte do tempo. Quando minha mãe, que tem 92 anos de idade, sente alguma dor ou incômodo, ela coloca música dançante, entrega-se à dança por 20 minutos e todo o desconforto desaparece. Ela descobriu um antigo segredo de saúde e longevidade que culturas onde a dança está muito presente, como as do Brasil ou da África, conhecem há muito tempo.

> Na Holanda, existe uma universidade reconhecida, chamada *Humaniversity*, que se dedica à promoção do desenvolvimento pessoal. Ela promove o que batizou de "Meditações Sociais". Em uma delas, as pessoas reúnem-se em uma praça pública e aprendem a dar um verdadeiro abraço em completos estranhos. Você consegue imaginar a cena, uma praça de uma grande cidade, cheia de pessoas aprendendo como se fazerem presentes e serem amorosas com os outros por meio do abraço?

Uma pesquisa feita em Nova York revelou que determinada área, conhecida como uma região violenta, ficou livre da violência em certos horários precisos de dias específicos, em um padrão aparentemente inexplicável. Realizando-se novas pesquisas sobre o fenômeno, a causa da queda nos índices de violência apontava para certo motorista de ônibus que percorria aquela rota. Sua atitude era tão transbordante de amor e alegria que afetava as pessoas ao longo de toda sua rota, tornando-as mais atenciosas e preocupadas umas com as outras. O inverso também acontece. Descobriu-se que, quando uma disputa de boxe é transmitida na televisão, os níveis de violência do dia seguinte aumentam.

Êxtase na Vida Cotidiana

O toque é um ingrediente essencial no despertar do prazer sensual. A maneira como você trata sua pele tem grande impacto no modo como você vivencia o mundo. O abraço e o afago são as melhores formas de ativar o prazer e o bem-estar. A arte de abraçar consiste em sentir e estar presente, consciente da pessoa que está com você. Respire com a outra pessoa por alguns instantes, possibilitando que seu corpo inteiro esteja em contato com o outro. Algumas pessoas podem ter receio de abraçar porque, em diversas culturas, o abraço tem conotações sexuais. Entretanto, ele é uma expressão muito natural e de extrema necessidade em todas as fases da vida.

A virtude existente no orgasmo, que é um abandonar-se extático em um espaço além do tempo e da mente, pode ser inserida na vida cotidiana. Quando você ri até sua barriga doer, esse riso é dotado de uma qualidade ou virtude orgástica. Essa totalidade de expressão pode ser estendida a muitas áreas: experimente tomar uma xícara de chá de maneira orgástica, tire as roupas e dance sob a luz da Lua Cheia, fazendo amor com a lua e as estrelas. Tente trazer aquele aspecto de entrega total com ânimo de celebração para todos os âmbitos de sua vida e descubra como o mundo o reflete de volta para você, pois, aquilo que você é por dentro, enquanto pessoa, é o que o mundo exterior lhe devolve.

Gerando Harmonia na Sociedade

Muitas pessoas acalentam o sonho de um mundo melhor, no qual o cuidado pelos outros e a alegria espontânea são a regra. Podemos ter o desejo de que essa realidade aconteça por meio de uma mudança exterior da sociedade como um todo, mas essa esperança é uma ilusão. A sociedade é formada por pessoas e só pode mudar pela transformação do indivíduo. Portanto, precisamos começar mudando a nós mesmos. Se estivermos transbordando uma vivacidade sensual e alegre, as pessoas ao nosso redor só terão a ganhar. Dessa forma, uma semente recobre toda a terra de verde.

Quando fui para a Índia e conheci meu Mestre de Tantra, eu estava em busca da essência da vida. Com o tempo, depois de estar curada e encontrar a felicidade, essa energia começou a extravasar por meio de minha decisão de ministrar sessões individuais de tratamento. Aos poucos, conforme desvendava o segredo da felicidade nos relacionamentos, a energia começou a transbordar, levando-me a compartilhá-la em grupos de Tantra. E, agora, minha alegria radiante encontrou uma forma de expressão ao me inspirar a escrever livros. Quando as pessoas são tocadas por essa energia, seu próprio ímpeto de transformação individual é desencadeado e elas dão início à jornada. Um dia, elas começarão a transbordar e tocar outras pessoas.

O cultivo da consciência pessoal, da realização e satisfação sensual e do amor são fatores indispensáveis para uma sociedade harmoniosa e amável. Quando um único coração é incendiado pelo amor, esse fogo se propaga para outros corações como um incêndio descontrolado, criando um reservatório de amor no inconsciente coletivo. Esse reservatório inspira pessoas de todo o mundo a despertar para seu potencial interno de realização e satisfação, amor e discernimento. O bem pode ser definido como aquilo que acontece em um estado de consciência expandida, levando a uma sensibilidade exacerbada. Os dois exemplos à esquerda [*Texto do canto superior esquerdo da página 222*] ilustram como o inconsciente coletivo é sensível às vibrações emitidas. O mundo é criado por aquilo que você é.

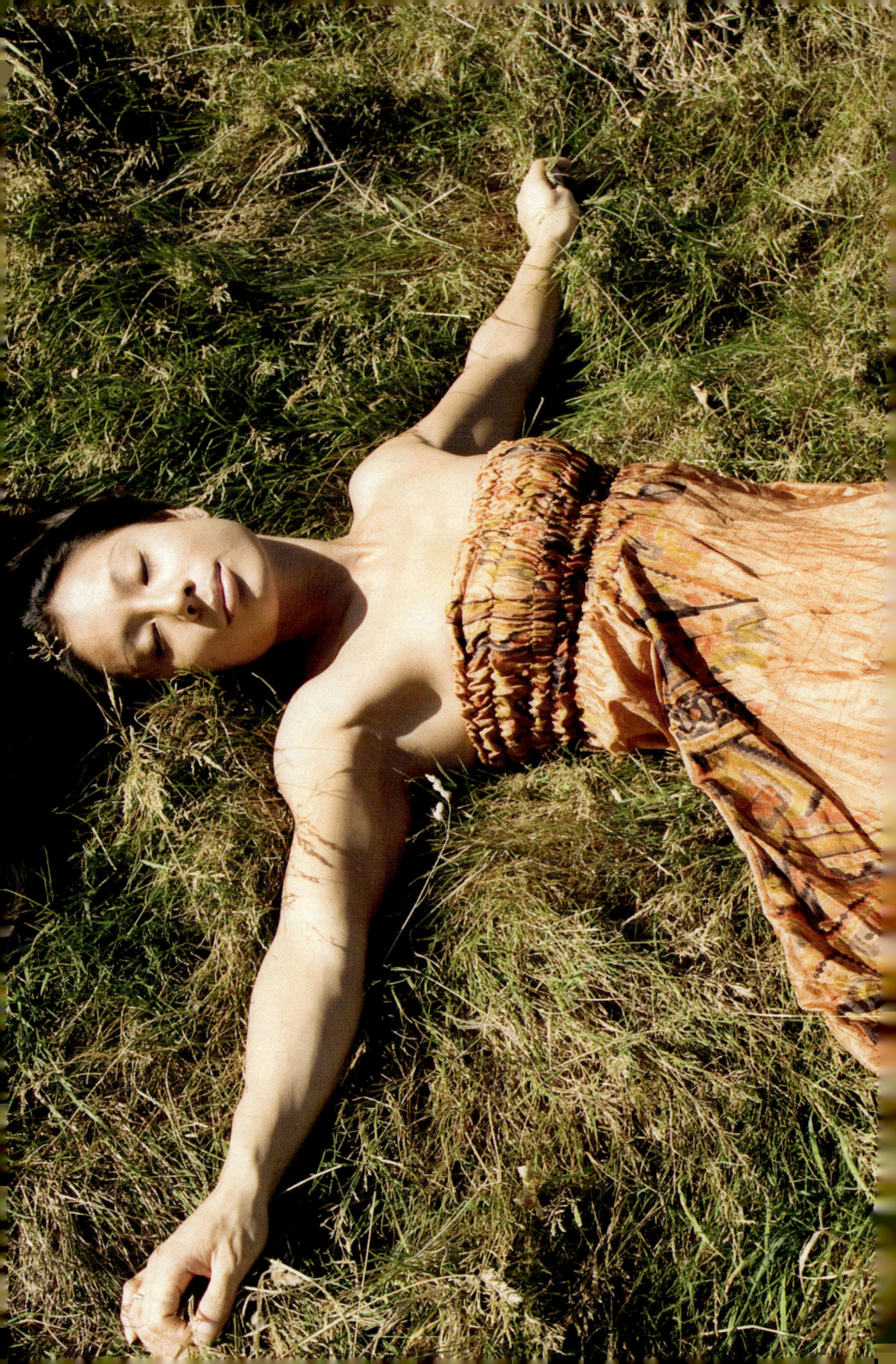

Capítulo 25

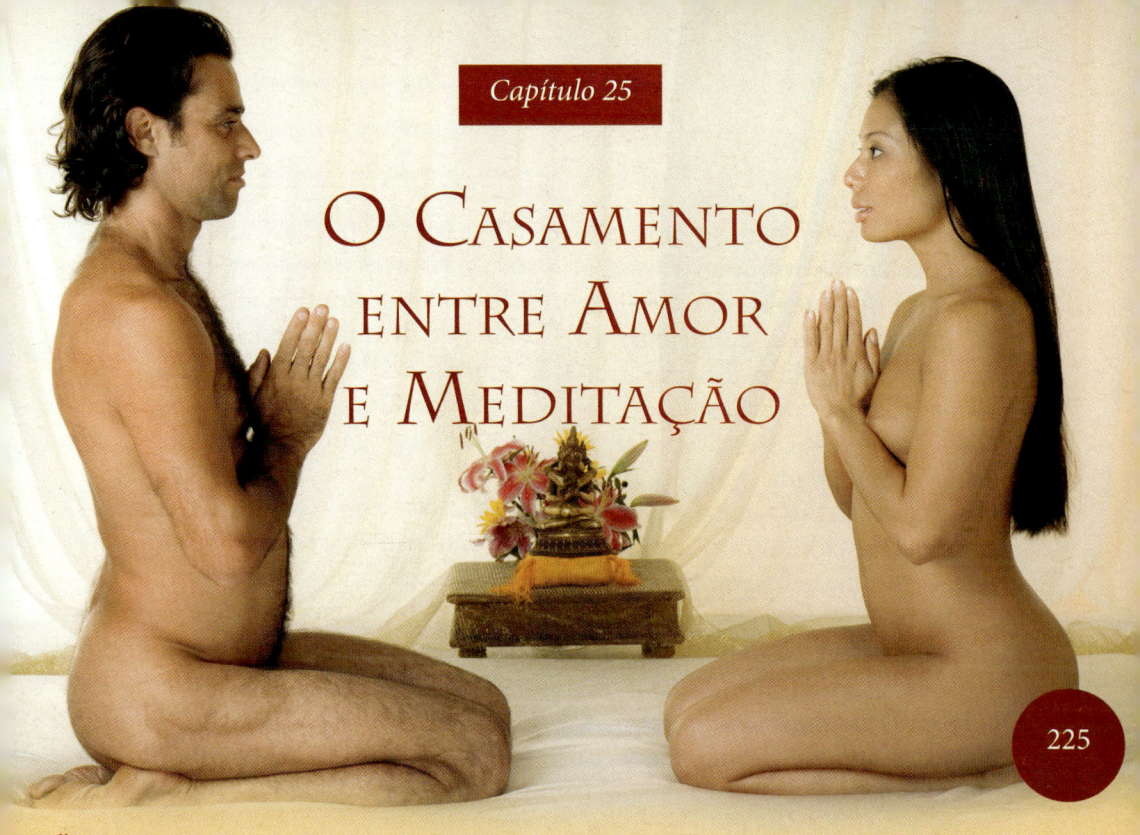

O Casamento entre Amor e Meditação

"Aqui, neste corpo, estão os rios sagrados,
Aqui estão o sol e a lua
E todos os lugares de peregrinação.
Nunca encontrei outro templo
Mais bem-aventurado que meu próprio corpo."

Saraha Doha, excerto da escritura tântrica a partir da tradução para o inglês de Nik Douglas

O Tantra é uma abordagem holística da vida que engloba ciência, medicina, astrologia, matemática, música, arte, arquitetura, veneração e culto, meditação, sexualidade e sensualidade. Implica na prática de métodos direcionados à transformação pessoal e ao despertar espiritual. Existem dois componentes nessa experiência transformadora – meditação e amor.

Meditação é um estado de consciência em que não há julgamento, apenas observação. Se você conseguir se tornar um observador que não julga e olhar para seu próprio corpo, para suas emoções e sua mente, você será capaz de descobrir o aspecto apurado dessas dimensões de seu ser. Esses aspectos apurados são divinos, uma vez que cada faceta da vida é sublime, ou de origem divina. Quando o meditador – um cientista do mundo interior – alcança um estado de puro discernimento, ele ou ela une-se àquela essência divina. Esse estado tem sido chamado de iluminação. O meditador percebe sua singularidade como cocriador no divino palco da vida. Ele se conscientiza de que as vibrações que ele emite afetam a totalidade da criação e esse conhecimento desperta seu senso de responsabilidade como cocriador. O meditador torna-se sensível, com uma inteligência aguda e penetrante. O perfume desse estado é amor e compaixão. O caminho da meditação costuma ser seguido por homens, pois sua natureza científica atrai a mente masculina.

As mulheres, em regra, escolhem o caminho do amor, visto que o caráter de devoção sincera e profunda é inerente a tal senda. Nesse caminho, existe, em regra, um objeto de devoção ao qual você se entrega e por cuja graça você se transforma. O objeto de devoção pode ser considerado uma cascata de consciência ou discernimento superior, que se derrama no coração receptivo do devoto. Os sentimentos que emergem do interior do devoto transportam-no para planos de consciência e discernimento mais elevados. O amor avassalador que surge em seu coração é como um fogaréu, que queima tudo quanto é impuro, deixando, tão somente, uma chama límpida de consciência.

Esse amor transcendental é o aspecto depurado daquilo que chamamos de amor. No amor comum, a paixão e muitas outras emoções estão presentes. No amor transcendental, o amor comum eleva-se a seu aspecto sublime por meio da entrega total a uma consciência maior. O devoto, então, descobre e compreende que o universo todo é constituído apenas de amor – tudo o mais é ilusão. Essa compreensão dá origem a um estado interior de êxtase, compaixão, sensibilidade aguçada e inteligência. O devoto percebe a totalidade da vida como uma manifestação divina. A fragrância de tal percepção é a gratidão.

> "As meditações abriram-me à experiência de meus anseios mais profundos, ao conhecimento de minhas raízes como mulher e à descoberta de uma forte ligação com a terra, a mãe terra. Sinto essa conexão intensa no ato sexual de maneiras que eu nunca vivenciei antes, transformando-me na terra, abrindo-me e entregando ao Universo. Isso me fez mais receptiva a meu parceiro de uma forma que eu jamais havia sentido antes, levando-me a experimentar a energia verdadeira do homem e da mulher. Nós temos uma maravilhosa e profunda conexão de amor que eu não imaginava ser possível, que eu acreditava ser apenas um sonho."
>
> *Rachel, participante de um grupo de Tantra*

Resgatando seu Potencial

Quando praticado em solidão, o caminho da meditação pode ser árido; está em ressonância com a inquirição científica. O caminho do amor, se trilhado de forma solitária, tende a desprender-se de uma base firme e ficar repleto de ilusões; está em sintonia com o temperamento artístico. Assim como homem e mulher, essas duas sendas são, a um só tempo, aspectos opostos e complementares de uma verdade única. Na linhagem do Tantra que sigo, esses dois caminhos são unidos. O símbolo dessa fusão, e objeto de veneração em templos tântricos, é a escultura de um *Lingam* que repousa no interior da escultura de uma *Yoni*. O *Lingam* representa a devoção em seu aspecto masculino e a *Yoni* representa a mesma devoção em seu aspecto feminino. O ensinamento é claro: os órgãos genitais masculinos e femininos foram feitos como opostos complementares, ambos necessários para que a criação se manifeste. Essa lógica simples também pode ser aplicada à senda espiritual. Onde quer que existam dois opostos, quando são reunidos como aspectos complementares de um todo, ali, naquela união, encontramos a verdade última.

Essa mesma chave simples pode ser utilizada para abrir as portas de todos os segredos do universo. No Tantra, o ser humano é visto como um microcosmo que reflete o macrocosmo. Portanto, a meditação tântrica serve-se do corpo e suas funções como seu objeto – um trampolim para a consciência universal. O Tantra inclui nessa pesquisa científica tudo o que está no corpo ou na mente. Todos os aspectos da experiência humana são considerados dignos de atenção. Quando esse procedimento é unido à abordagem feminina, devocional e centrada no coração, cada aspecto da vida é considerado divino. O corpo é visto como um templo; o ato sexual de amor entre homem e mulher é sagrado e venerado como uma oportunidade de abraçar os mais sublimes estados espirituais. O homem e a mulher, opostos e complementares entre si,

> "A meditação tântrica criou a possibilidade para que eu mergulhasse em mim mesma e retomasse, de maneira descontraída, aquelas coisas que me impediam de me entregar ao amor infinito e a minha centelha de luz. Ela me ensinou a estabelecer uma conexão comigo mesma e com meu amado, dando origem àquela sensação de 'voltar para casa.'"
>
> *Sally, participante de um grupo de Tantra*

tornam-se mestres um do outro, uma vez que é na compreensão e união de ambos que se pode encontrar a consciência desperta.

Cada apaixonado, bem lá no fundo, sente esse potencial no ato sexual. É por esse motivo que muitas pessoas desejam encontrar o amor perfeito e é também a razão pela qual elas se desesperam quando não conseguem alcançá-lo. Conhecer Deus por meio do amor humano é um anseio básico do homem e da mulher. Quando vemos pessoas adentrando a experiência do Tantra pela primeira vez, elas costumam dizer, com animação: "Eu sempre soube que isso era possível. É tudo o que venho sonhando há muito tempo! Eu só não sabia como conseguir isso." Elas se sentem dessa forma porque o Tantra é uma memória que emerge de seu interior. Essa é uma lembrança da sua própria natureza e um resgate de seu potencial.

A Prática dos Métodos Tântricos

Em virtude de o Tantra gravitar em torno de métodos, esse caminho só pode ser compreendido em plenitude por aqueles que os praticam e, a partir disso, se transformam. É por essa razão que, por tradição, o Tantra tem sido passado como um ensinamento pessoal, do Mestre ao discípulo.

As meditações e exercícios deste livro ajudam a ancorar o encontro de amor e meditação por intermédio da prática tântrica. Para realizá-los, primeiro consagre o local. Direcione uma consciência amável para ele – o que pode incluir limpá-lo, decorá-lo com tecidos especiais, talvez utilizar flores, incenso e velas. Então, invoque a consciência superior para que esteja presente e o ampare naquela prática.

Outro modo de facilitar sua entrada na meditação tântrica é marcar dias e horários para sua realização e, então, honrar tais compromissos, haja o que houver. Esse mecanismo simples fará com que você coloque sua prática tântrica em uma posição de prioridade em sua vida. As meditações tântricas podem levar de alguns minutos até uma hora, dependendo do método; portanto, podem ser introduzidas mesmo nos estilos de vida mais corridos.

Para informações sobre CDs com meditações tântricas direcionadas, veja Fontes de Referência, página 248).

BIORRESSONÂNCIA

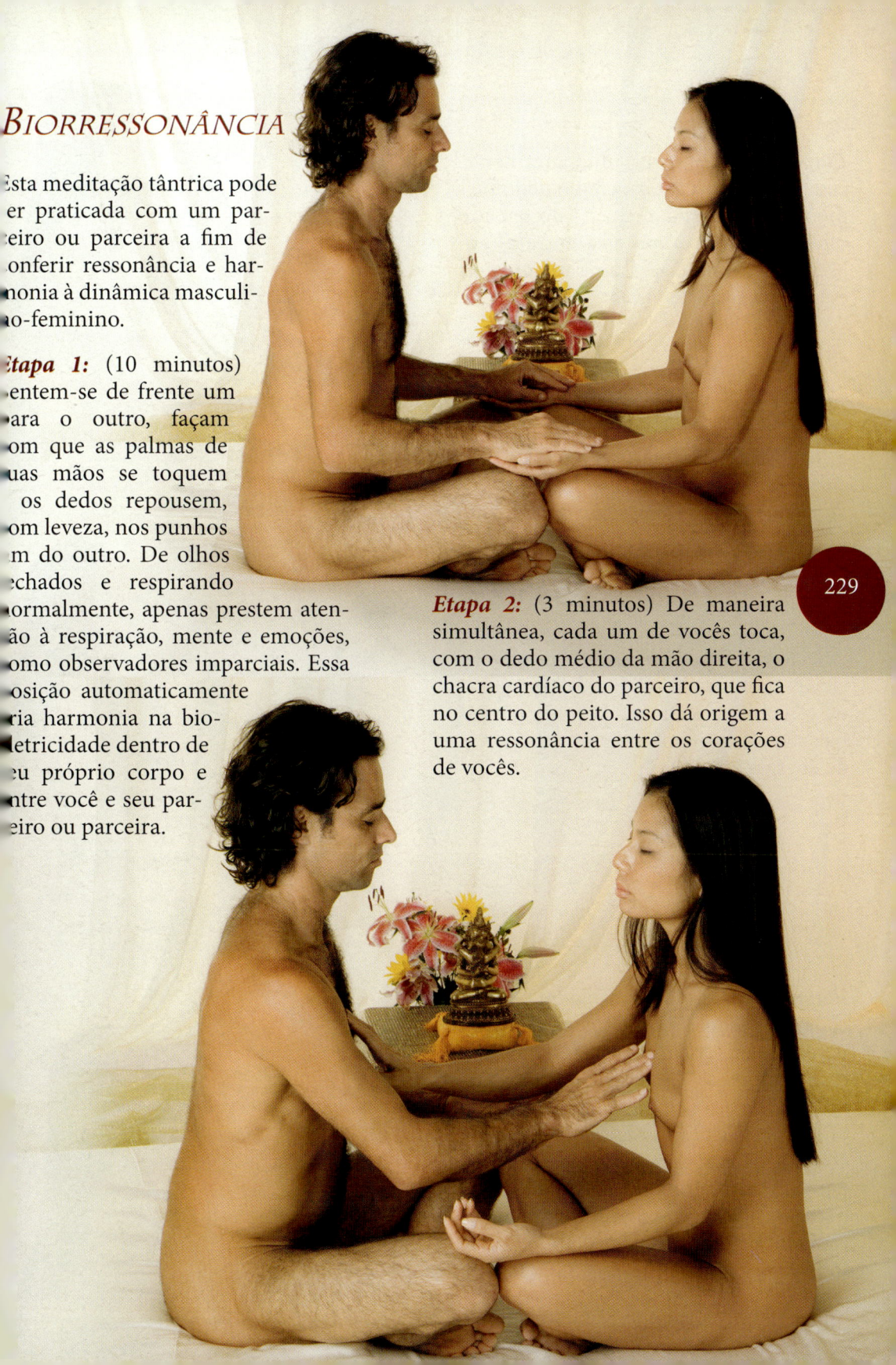

Esta meditação tântrica pode ser praticada com um parceiro ou parceira a fim de conferir ressonância e harmonia à dinâmica masculino-feminino.

Etapa 1: (10 minutos) Sentem-se de frente um para o outro, façam com que as palmas de suas mãos se toquem e os dedos repousem, com leveza, nos punhos um do outro. De olhos fechados e respirando normalmente, apenas prestem atenção à respiração, mente e emoções, como observadores imparciais. Essa posição automaticamente cria harmonia na bioeletricidade dentro de seu próprio corpo e entre você e seu parceiro ou parceira.

Etapa 2: (3 minutos) De maneira simultânea, cada um de vocês toca, com o dedo médio da mão direita, o chacra cardíaco do parceiro, que fica no centro do peito. Isso dá origem a uma ressonância entre os corações de vocês.

Etapa 3: (3 minutos) Simultaneamente, cada um de vocês toca, com o dedo médio da mão direita, o chacra do terceiro olho do parceiro, que fica entre as sobrancelhas. Isso criará uma ressonância entre a intuição de vocês.

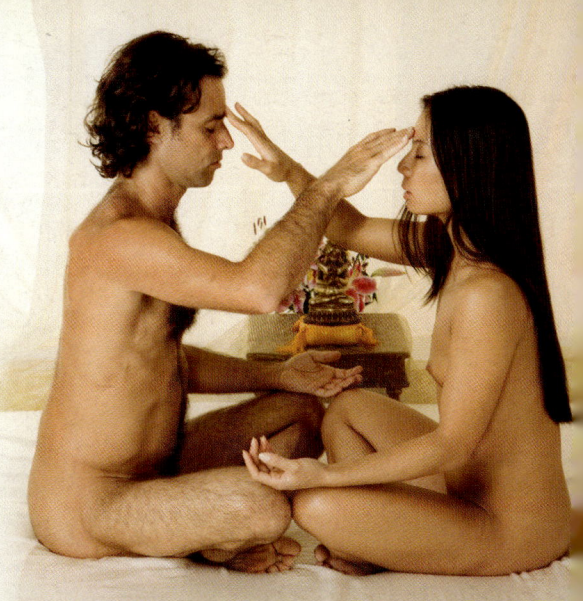

Etapa 4: (10 minutos) Com as palmas das mãos de vocês em contato e os dedos repousando, de leve, nos punhos um do outro, estabeleçam uma ressonância de voz ao ciciar, murmurando juntos. Murmurar ou ciciar ativa o chacra da coroa e o canal central, promovendo um despertar da energia espiritual.

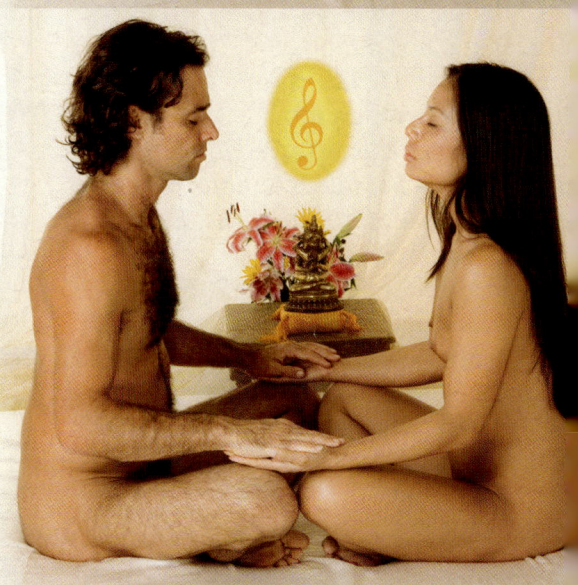

Etapa 5: (10 minutos) Toquem, um de cada vez, todo o corpo do parceiro ou parceira, em todas as partes que puderem alcançar. O toque deve ser carinhoso e firme, assentando a ressonância no corpo físico. Em seguida, acariciem, com as mãos, a aura de seu parceiro ou parceira, em torno do corpo físico. O parceiro que recebe o toque permanece sentado, de olhos fechados, ao longo de todo o processo.

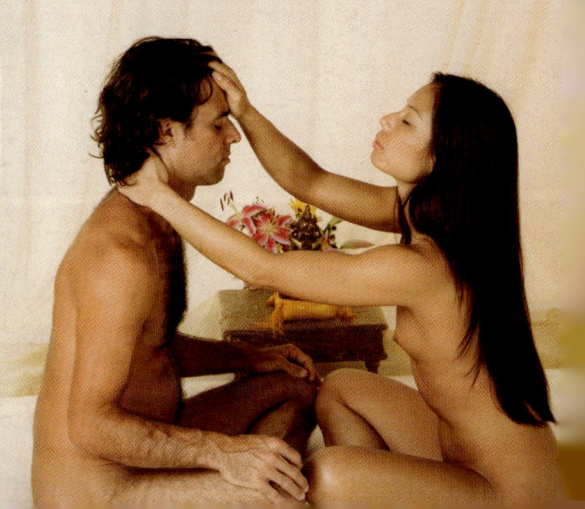

Etapa 6: (10 minutos) Ambos podem estar de olhos abertos ou fechados neste estágio. Permaneçam sentados, de frente um para o outro, ou entrem na postura *Yab Yum*, com o *Lingam* dentro da *Yoni* ou não, como desejarem. Caso o *Lingam* esteja dentro da *Yoni*, vocês não estão em busca da liberação genital, mas tão somente relaxando juntos no estado chamado "conexão ou inserção" (veja página 142). Agora, iniciem um ciclo de respiração circular. Pelos cinco primeiros minutos, o homem expira pelo *Lingam*. Enquanto ele o faz, a mulher inspira esse ar pela *Yoni*, faz com que ele suba pelo corpo e o expira por seu coração. Quando ela faz isso, o homem inspira esse ar por seu coração, permite que ele desça, expirando-o pelo *Lingam* e assim por diante. Se desejarem, um de vocês pode indicar o ciclo respiratório com gestos. Pelos cinco minutos seguintes, revertam o ciclo respiratório. A mulher expira pela *Yoni* ao passo que o homem inspira pelo *Lingam*. Ele faz o ar subir pelo corpo, expirando-o pelo coração. Quando ele faz isso, a mulher inspira por seu coração, deixando que o ar desça pelo corpo e, em seguida, expira pela *Yoni* e assim por diante. Esta etapa ativa os principais polos positivos de ambos os parceiros e também auxilia no despertar de seus aspectos internos masculinos e femininos, de modo que a experiência de transformação por intermédio do Tantra possa florescer.

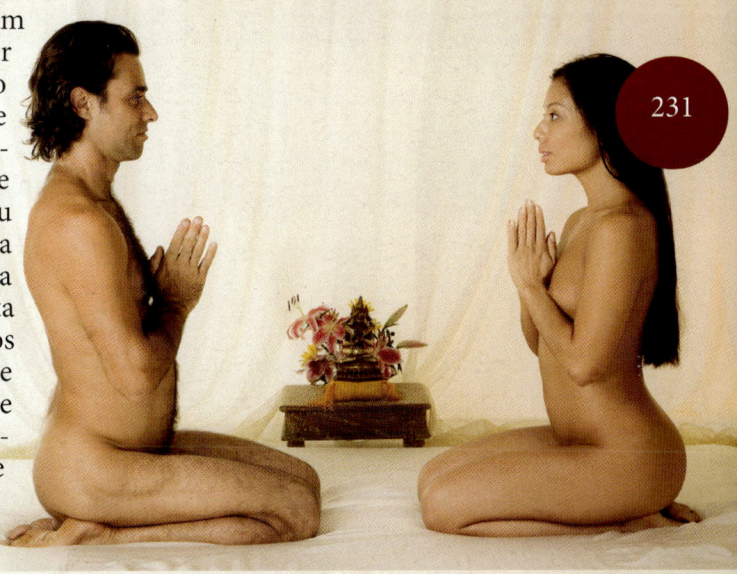

Etapa 7: Façam a saudação "Namastê", olhando nos olhos um do outro (veja página 131)) e, então, curvem-se, de maneira que os chacras da coroa se toquem, a fim de expressar sua gratidão por essa meditação que realizaram juntos.

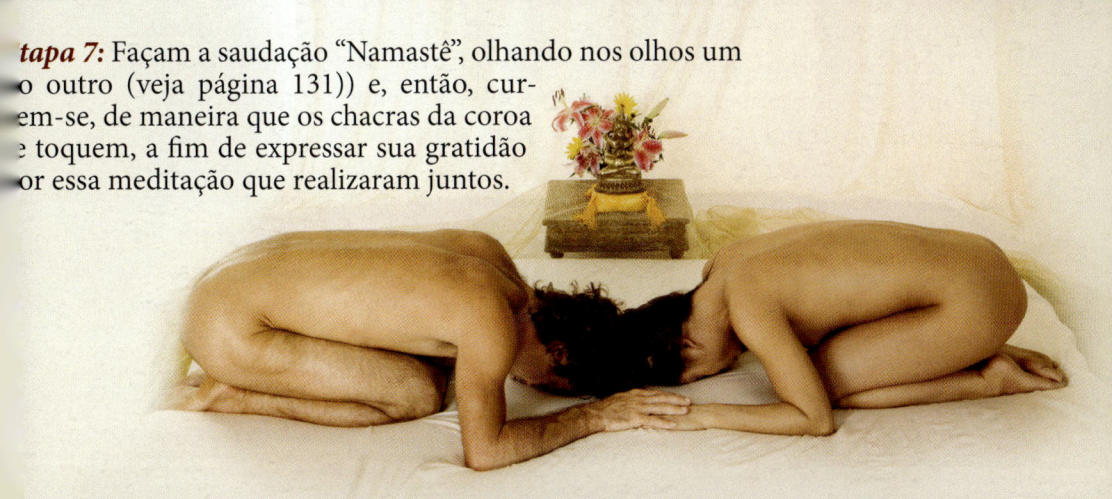

Capítulo 26

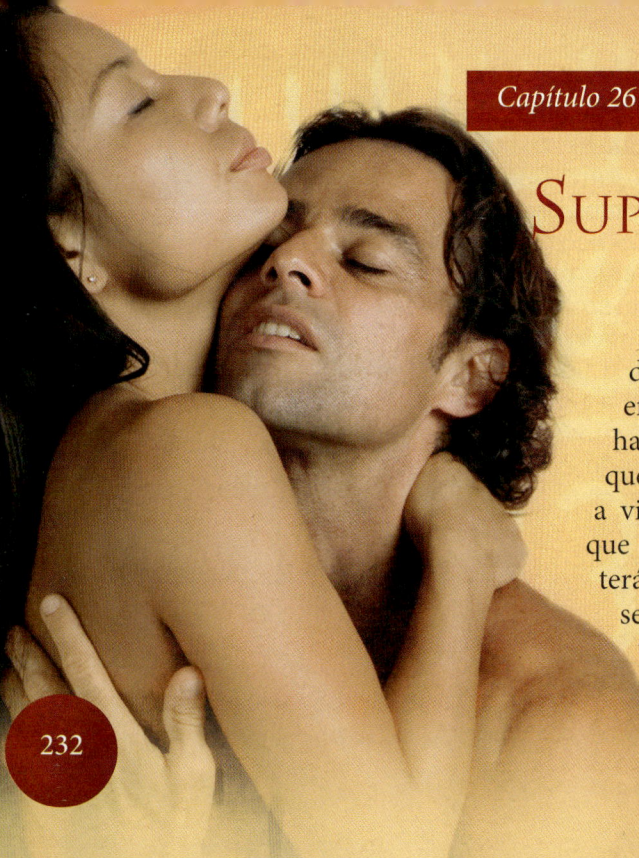

Do Sexo à Supraconsciência

A jornada do sexo à supraconsciência é uma das belas contribuições que o Tantra oferece ao mundo. Os seres humanos têm apenas uma forma de energia que, em seu estado bruto e visceral, é o sexo. Pela prática do Tantra, a energia sexual torna-se apurada, de forma a conduzi-lo por um caminho em direção ao despertar espiritual. A supraconsciência é a flor que brota de uma sexualidade vivenciada com a inteligência do Tantra.

Na Índia, desde há muito que o lótus é o símbolo do despertar espiritual. O sexo é como o lodo de onde a gloriosa flor de lótus emerge – sem esse lodo, não haveria lótus algum. Essa pequena ilustração sintetiza toda a visão do Tantra. Uma pessoa que trilha o caminho do Tantra terá imenso respeito pela energia selvagem do sexo e, ao mesmo tempo, buscará refiná-la para que alcance seu máximo potencial.

Se você é privado de sua energia sexual, também estará despojado do potencial de cultivar uma consciência elevada, uma vez que você é um todo orgânico – sua mente, corpo e emoções funcionam como um único organismo.

As pessoas costumam temer sua sexualidade porque ela é associada à animalidade. Elas podem pensar que, abraçando a sexualidade, passarão a um estado sub-humano no qual a licenciosidade grosseira as conduzirá em uma espiral descendente que culminará na perda da cultura e da elevação. Na realidade, o que acontece é exatamente o contrário. Quando a sexualidade é reprimida, ela fica à espreita no nível subconsciente do complexo corpo/mente, crescendo e expandindo-se até, enfim, irromper na forma de perversões de todas as espécies. Nesse ínterim, ela tortura a pessoa que é submetida a essa repressão, por meio de sonhos e fantasias.

Quando toda uma cultura adere à ideia de reprimir a sexualidade, é gerado um ambiente no qual a violência, a depressão e o fanatismo florescem. Por fim, a cultura começa, de súbito, a apresentar um comportamento licencioso, pervertido e pornográfico. O perigo é que, como não foi aplicada inteligência a essa forma de expressão sexual, ela leva à falta de discernimento e ao desespero. Torna-se impossível encontrar uma forma de depurar essa energia e fazê-la se desenvolver em uma flor de lótus de amor e consciência.

Uma árvore que é impedida de crescer verticalmente encontrará um caminho diferente para se expandir, talvez se enroscando em torno de uma pedra. Toda árvore está programada para buscar a luz e ela o fará, ainda que isso implique crescer em direção a ela por um caminho tortuoso ou distorcido. Nós trazemos conosco o anseio de seguir em direção à luz da consciência superior. Mas isso só é possível se você estiver enraizado de forma consciente no sexo, assim como uma árvore está enraizada na terra. Caso seus padrões naturais de crescimento sejam tolhidos, a humanidade encontrará formas distorcidas de entrar em contato com sua energia sexual, pois precisa dela para sobreviver, crescer e alcançar a realização.

Despertar Espiritual

O Tantra é uma filosofia de vida que aceita as pessoas como elas são. Ele apenas aplica a ciência da meditação à condição humana, a fim de aprimorá-la, para que atinja seu potencial máximo. Se você levar uma consciência meditativa ao ato sexual, logo descobrirá que esse ato se transforma em amor.

> Se você levar uma consciência meditativa ao ato sexual, logo descobrirá que esse ato se transforma em amor. E, ao continuar adotando essa postura, o sexo e o amor serão transformados em espiritualidade, uma união com o todo. Dessa maneira, o sexo em si passa a ser uma experiência divina.

E, ao continuar adotando essa postura, o sexo e o amor serão transformados em espiritualidade, uma união com o todo. Dessa maneira, o sexo em si passa a ser uma experiência divina. Há um ditado no Tantra que afirma que sexo e *Samadhi* (despertar espiritual) são a mesma coisa. Essa compreensão apresenta-se ao praticante do Tantra.

A *Rudra Veena* é um instrumento musical indiano feito com duas grandes cabaças, uma em cada ponta de uma coluna central. Afirma-se que representa o ser humano, com a cabeça em uma extremidade e o quadril na outra, trazendo a coluna ao meio. As cordas do instrumento estendem-se ao longo da coluna e o músico toca a melodia da vida entre as duas polaridades, ativando a coluna e permitindo que a ressonância percorra o espaço entre elas. Acredita-se que a música da *Rudra Veena* é a que mais se aproxima do som do silêncio, o som do absoluto, representado pelo símbolo "AUM" ou "OM". É claro que é preciso treino para tocar um instrumento tão sublime. A disciplina e a dedicação que um músico aplica ao aprendizado de um instrumento também podem ser direcionadas ao sexo e à arte dos relacionamentos. Assim, você percebe o milagre de sexo e *Samadhi* como dois polos de uma mesma energia que, enfim, unem-se um ao outro.

Do Sexo à Supraconsciência em Cinco Passos

Seguir estes cinco passos, valendo-se das técnicas descritas nos capítulos anteriores, possibilita o aprimoramento de sua energia sexual, de modo que chegue a seu potencial máximo.

UM. Agregue uma consciência meditativa ao ato sexual. Isso não significa controlá-lo, mas, antes, permitir que a sexualidade seja expressa, em sua plenitude, dentro de um contexto de meditação e sacralidade.

DOIS. Liberte energias emocionais reprimidas. É necessário que você esteja em contato com suas emoções e as expresse sem prejudicar ou ferir psicologicamente outra pessoa.

TRÊS. Desenvolva a sensibilidade extrassensorial. Desperte seus sentidos de modo que a sensibilidade oculta de cada um deles comece a entrar em ação. O despertar dos sentidos ocultos é conhecido como a abertura do terceiro olho, do terceiro ouvido, do segundo tato, segundo olfato e segundo paladar.

QUATRO. Os passos acima conduzem ao despertar do gênio [ou poder intelectual criativo]. Tornar-se vasto o bastante para abarcar dentro de si as contradições da vida abre as portas à sabedoria. Naquele ponto de encontro você descobre a verdade e o gênio, que tem uma forma de expressão única para cada indivíduo.

CINCO. O último passo é a consciência desperta – o desabrochar de um lótus de mil pétalas no chacra da coroa. Ele também é conhecido como a serpente que morde a própria cauda, ou a unidade entre o princípio e o fim. É o estado em que sexo e *Samadhi* são conhecidos como uma única energia. No Tantra, é chamado de *Mahamudra*, o grande gesto que emerge do orgasmo cósmico. Agora, você está pronto para abraçar a totalidade. Você avançará do conhecido para o abismo além da mente, o desconhecido. Você se transforma tão somente em um canal aberto para a consciência universal.

Comentários de Alunos de Tantra

Rory (*Soul Mate Training for Couples* [Treinamento da Alma Gêmea para Casais], nível 7): "O treinamento *soul mate* é o mais significativo, centrado, terno, integrador, expansivo e espiritual de que já participei – fazendo-me caminhar pela dualidade e propiciando um campo rico, seguro e amoroso, ainda que desafiador, no qual o corpo, espírito, alma e psique podem ser reunidos em harmonia. Tenho 57 anos e atuo como ministra na religião que sigo e, ainda assim, apesar de me dedicar uma grande quantidade de trabalhos de crescimento espiritual pela vivência, nunca experimentei nem alcancei a sensação de paz que esse curso oferece. Tenho aprendido cada vez mais a viver no 'agora'".

Rachel (*Soul Mate Training for Couples*, nível 6): "As meditações abriram-me à experiência de meus anseios mais profundos, ao conhecimento de minhas raízes como mulher e à descoberta de uma forte ligação com a terra, a mãe terra. Eu sinto essa conexão intensa no ato sexual de maneiras que nunca vivenciei antes, transformando-me na terra, abrindo-me e entregando ao universo. Isso me fez mais receptiva a meu parceiro de uma forma que jamais havia sentido antes, levando-me a experimentar a energia verdadeira do homem e da mulher. Nós temos uma maravilhosa e profunda conexão de amor que eu não imaginava ser possível, que acreditava ser apenas um sonho."

Divyam (*Soul Mate Training for Couples*, nível 6): "O que amei neste treinamento, desde o começo, foi a experiência direta do Tantra, abraçar aquilo que é. E também a incrível transformação que acontece quando vivo o momento presente, a mim mesma, meu amor e minha energia sexual, apenas como são. Cada nível do treinamento tem oferecido um lindo e autêntico espaço no qual eu me aprofundo mais e mais em mim mesma e na essência de meu amado. Esse é o ponto de partida para uma incrível jornada que se descortina à frente. De mãos dadas com meu parceiro, nós dois, juntos, nos vimos dançando por um caminho tão gratificante, no qual abandonamos moldes familiares antigos e adotamos um novo modelo, como duas serpentes que se despojam de sua pele velha e ficam nuas para o desconhecido. Nessa jornada, recebi de Sarita amor e apoio incríveis. Ela também me encorajou muito a confiar na manifestação gradual do mistério e a abraçar todos os aspectos dele, a luz e a sombra. Sou muito grata pela oportunidade de crescer em amor, cercada por amigos tão adoráveis. Esse treinamento é uma bomba de amor!"

Martin (*Soul Mate Training for Couples*, nível 7): "Este treinamento contém vidas inteiras de sabedoria e experiência... É uma jornada no amor, com amor, pelo amor, além do amor... para nos dissolvermos na Unidade. Palavras não podem expressar minha gratidão a vocês dois e à fonte de seus ensinamentos e orientação".

Edith (Sexualidade Sagrada, 2010): "Não espero mais, agora que eu SOU EU. Sinto-me completamente viva, cada célula do meu ser pulsando com amor. Tudo o que quero é sentir os raios de sol brilharem sobre meu corpo e me jogar em uma cama de flores deliciosas. As menores coisas são as que me proporcionam as maiores alegrias: sentir uma lâmina de grama e saber que ela é diferente daquela que está a seu lado, mas são o mesmo todo, no final das contas... assim como nós, enquanto seres humanos. Estou em um estado de verdadeira felicidade extasiada. ESTOU AQUI e sou quem sou, com meu poder e potencial ativados pelo trabalho de Sarita. Sou testemunha da verdade, do amor e da sabedoria contidos nele e sei que ele traz em si toda essa força e potencial para todos aqueles que estão no caminho da descoberta de seu eu-divino".

Veethi "O nível de confiança e amor e o senso de humor formaram uma base tal que qualquer coisa e tudo é possível. É tão incrível e maravilhoso! As coisas permaneciam em movimento; tanta mudança sem esforço. A transformação no grupo foi surpreendente. Foi a jornada mais linda que eu já realizei."

Keerti (*Soul Mate Training for Couples*, nível 6): "Uma jornada em direção aos segredos que ficam dentro de mim, dentro do amor. Uma viagem para compartilhar esse amor com minha amada e nos fundirmos um ao outro, transformando-nos em 'amorosidade'. Um caminho de ida e volta até as estrelas".

Capítulo 27

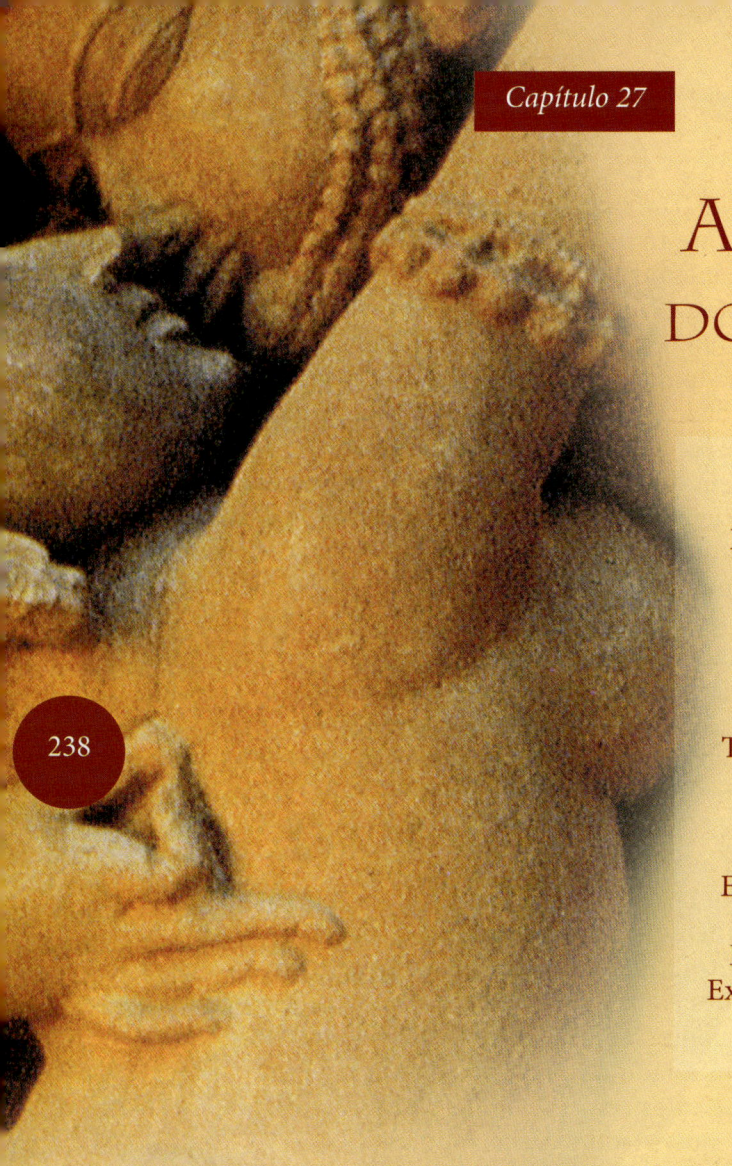

A Sabedoria dos Antigos

*"O sexo abarca tudo,
Corpos, almas, significados,
Provas, purezas, delicadezas,
Resultados, proclamações,
Canções, domínios, saúde,
Orgulho, o mistério
da maternidade,
O leite seminal,
Todas as esperanças, bênçãos,
Dádivas, todas as paixões,
Amores, belezas,
Prazeres da terra
Estão compreendidos no sexo
Como partes dele mesmo
E justificativas dele próprio."
Extraído de Poem of Procreation
(1856), Walt Whitman*

O Tantra surgiu das profundezas da pré-história indiana, a partir da fusão de duas vertentes religiosas distintas. Uma delas pregava que a origem suprema da vida era feminina (*Shakti*) enquanto a outra afirmava que era masculina (*Shiva*). Ambas celebravam o sagrado no mundano ou material, vendo o corpo como um microcosmo do macrocosmo. A vertente do Shivaísmo tinha suas raízes na civilização dos assírios, há mais de 60 mil anos. De acordo com os *Shiva Puranas*, os assírios eram mestres em tecnologia solar e tinham três grandes cidades, uma delas, no céu. As origens de *Shakti* podem ser remontadas aos ritos de fertilidade e em honra da deusa mãe, praticados pelos povos antigos do mundo todo. O símbolo que expressa essa fusão é *Ardhanarishvara*, uma deidade que é metade homem metade mulher.

Os sábios tântricos compreenderam que a essência da vida está no encontro e união de polaridades opostas e complementares. Eles acreditavam que o sol, a lua, as estrelas, os oceanos, rios, montanhas – tudo o que existe nos céus e sobre a terra – estão representados no corpo humano. A partir desse entendimento, desenvolveram uma cosmologia mediante a veneração sensível e a análise científica dos corpos masculino e feminino, com ênfase, em particular, nos segredos do nascimento, da morte e da imortalidade, que estão codificados no sexo. A cosmologia tântrica baseia-se tão somente em um profundo exame introspectivo que se faz por intermédio de poderosos métodos de elevação da consciência. Aquele que atingisse a superconsciência pela prática de tais métodos era visto como uma encarnação de *Shiva* ou *Shakti* e um mestre espiritual.

Reconhecer a presença de *Shiva* ou *Shakti* em seu parceiro ou parceira pode elevar um encontro sexual comum a uma experiência verdadeiramente divina e sagrada. A fim de facilitar isso, as práticas sexuais tântricas estão cercadas de rituais e são realizadas em um contexto de meditação. Esses métodos e rituais foram ensinados por gurus que alcançaram, pela prática da meditação, uma consciência expandida e, conquistando a sabedoria interior, tiveram a possibilidade de transmitir o Tantra aos discípulos de forma direta e realista. Um dos mais famosos

Shiva e sua consorte, *Devi*, estavam em sua casa, fazendo amor, quando dois deuses, *Brahma* e *Vishnu*, vieram visitar *Shiva* para tratar de um assunto importante. Quando viram que ele estava fazendo amor, esperaram, solícitos, do lado de fora. No entanto, *Shiva* estava tão envolvido na adoração de sua amada que os outros dois deuses esperaram seis horas e, ainda assim, não havia sinal de que aquele abraço extasiado terminaria. *Brahma* e *Vishnu* ficaram irritados e amaldiçoaram *Shiva*, dizendo que, dali em diante, ele só seria reconhecido por seus genitais. É por esse motivo que, no santuário interior dos templos de *Shiva*, há uma pedra esculpida na forma de falo, o *Shiva Lingam*, repousando na escultura de uma *Yoni*.

Mestres Tântricos, conhecido como uma encarnação de *Shiva*, ofereceu ao mundo 112 métodos de meditação para que se alcance uma consciência expandida. Muitos deles fazem uso do despertar dos sentidos como uma porta para a consciência apurada, enquanto outros empregam o ato sexual como meditação.

A sociedade tântrica foi fundada sobre o princípio da elevação à consciência superior mediante a prática da meditação em conjunto com o amor. Isso propiciou o desenvolvimento de uma arquitetura magnificente, a criação de grandes obras de arte, de música belíssima e o surgimento de uma cultura próspera de afirmação da vida. O renascimento tântrico mais recente ocorreu e estendeu-se da época de Cristo até a invasão maometana da Índia, por volta de 1100 d.C. Alguns dos inúmeros templos tântricos construídos durante esse período, na Índia, ainda podem ser vistos nos dias de hoje. Os mais conhecidos, em *Khajuraho*, são célebres por suas belíssimas esculturas talhadas na pedra, recobrindo as paredes externas, de pessoas em toda sorte de postura sexual. Na cultura ocidental, cultuar o ato sexual ou reverenciar os órgãos genitais em um templo parece muito estranho. Contudo, essa visão encerra uma inteligência profunda, com tremendas implicações. Se a devoção religiosa está nos genitais, isso faz com os seres humanos tenham fácil acesso aos princípios espirituais. Significa que, quando estamos fazendo amor, estamos em contato com o divino. Assim, o ato sexual é algo que deve ser tratado com o máximo respeito, como aquilo que contém em si tudo quanto é mais sagrado e sublime. Cada ato sexual pode ser considerado uma oração.

O Alvorecer de uma Nova Era

As antigas crônicas indianas conhecidas como *Puranas* descrevem os ciclos da criação. Tais ciclos são divididos em *Yugas*, ou eras, que se assemelham aos quatro pés de uma mesa. Durante a primeira era, a era dourada (*Krita*), a mesa tem os quatro pés; portanto, a base da sociedade humana é sólida e inabalável, estabelecida com firmeza em verdade, sabedoria, amor e criatividade. Esse período dura 24.195 anos. Ao longo da segunda era (*Treta Yuga*), a mesa tem apenas três pés. É preciso que se estabeleçam regras de conduta e de ritualística a fim de manter o equilíbrio. *Treta* tem duração de 18.146 anos. Na terceira era (*Dvapara Yuga*), a mesa só dispõe de duas pernas. É a idade da dúvida e da instabilidade, que leva 12.097 anos. No quarto período (*Kali Yuga*), a era da ignorância e dos conflitos, a mesa tem apenas uma perna – ela oscila, tudo é caos e a guerra predomina. Esse período dura 6.048 anos. A civilização desmorona, dando passagem, por fim, a uma nova era dourada, quando, então, o primeiro ciclo da criação começa mais uma vez, renovado. O primeiro ciclo da criação anda de mãos dadas com a perspectiva tântrica da vida.

No momento atual, estamos no anoitecer de *Kali Yuga*, a era da ignorância, que começou 3.606 anos antes da vinda de Cristo. Seu crepúsculo teve início em 1939 e seu encerramento deve se dar em 2.442 d.C. Ao longo desse período de caos, os seres humanos têm uma excelente oportunidade de despertar espiritualmente, uma vez que as forças cósmicas estão aceleradas. Da mesma forma, os processos de destruição e ignorância estão velozes. Cada um de nós tem uma escolha a fazer: embarcar na espiral descendente rumo à destruição em massa ou seguir a espiral ascendente em direção a um novo alvorecer. Caso a maioria das pessoas se agarre à ignorância e violência inerentes a *Kali Yuga*, haverá uma destruição cataclísmica em grande escala. No declínio de *Kali Yuga* também é possível sentir os primeiros sinais sutis das virtudes do novo alvorecer.

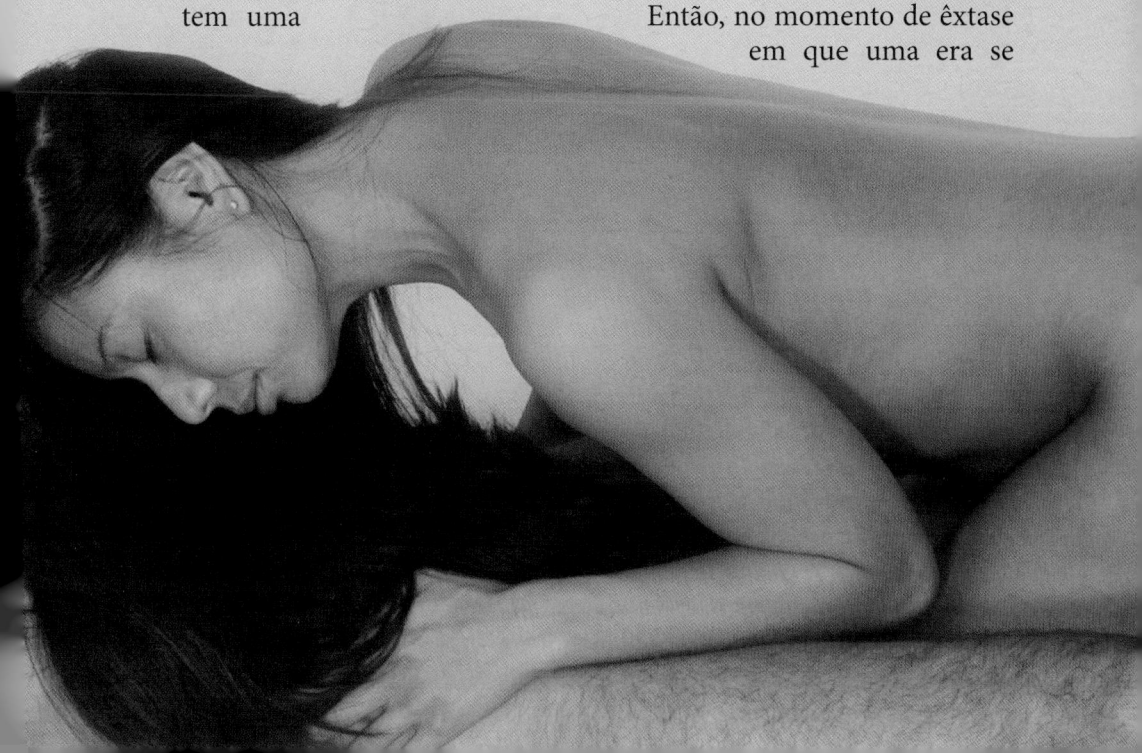

Uma antiga escritura chamada *Kaula Tantra* faz a seguinte previsão: "Há uma fraternidade de adeptos do Tantra aguardando para ser trazida à vida. Essa fraternidade despertará quando o término da Era *Kali* estiver próximo. Reconhecendo o poderoso princípio feminino da vida, a fraternidade do Tantra transformará este mundo corrompido. Então, no momento de êxtase em que uma era se transforma na seguinte, aqueles seguidores fiéis da senda altruísta alcançarão seu intento".

Com o passar do tempo, mais e mais pessoas começarão a compreender a verdadeira importância do Tantra como abordagem natural e aprimorada da vida, do amor e da espiritualidade. Uma vez que apenas um ser humano plenamente realizado pode ser livre, a verdadeira liberdade só será possível quando a devoção religiosa reencontrar seu lar nos órgãos genitais. A plenitude manifesta-se quando sexo e espírito estão unidos em uma dança harmoniosa de vida. O Tantra oferece as chaves para que cada homem e cada mulher conheça a celebração de sexo e espírito dentro de si mesmos. A cura da separação de sexo e espírito no âmago de cada indivíduo é também a cura da dinâmica masculino-feminino e da sociedade como um todo. Não estou dizendo que precisamos retornar a uma suposta era dourada para criar um futuro maravilhoso. A lei natural da vida é a passagem da ordem ao caos e, daí, para uma nova ordem de nível mais elevado. Dessa maneira, níveis superiores de evolução se tornam possíveis.

Se conseguirmos acolher a mudança evolucionária que estamos vivendo, abraçar o caos e aprender com ele, nossa curva de aprendizagem irá nos projetar para um degrau evolutivo inteiramente novo, que transcende todas as sociedades anteriores em sua apreensão da verdade, da sabedoria, do amor e da criatividade.

Um aspecto essencial nesse cenário é o modo como fomentar o encontro harmonioso das energias masculinas e femininas. Dentro de cada um de nós repousa o poder e a possibilidade de fazer com que esse novo alvorecer se transforme em realidade por intermédio de uma sexualidade vivenciada com a perspectiva do Tantra. A beleza dessa visão é que podemos descobrir a sabedoria pelo prazer, por uma celebração sensorial íntima da totalidade da vida. Sempre que você vivencia a natureza divina do sexo, está em sintonia com o novo amanhecer da humanidade. Está em harmonia com a renovação de toda a vida.

"Quando meu amado retornar ao lar,
Devo transformar meu corpo
Em um Templo de júbilo.
Oferecendo este corpo como um altar ao prazer,
Meus cabelos irão torná-lo limpo
E, então, meu amado irá consagrar este templo."

Canção dos Místicos *Baul*, da Índia

Menu de Exercícios

Utilize este "menu" para escolher o exercício ou meditação mais adequado para cada momento específico.

Um Encontro com Você Mesmo. P. 22. Para aprender a amar, respeitar e fortalecer a si mesmo e, assim, descobrir o verdadeiro segredo de se tornar magneticamente atraente.

Canalizando a *Yoni* e o *Lingam*. P. 28. Exercício para o casal, que deve ser realizado antes da relação sexual. Consiste em dar voz aos órgãos genitais para ajudá-lo a se desvencilhar das limitações. Confere intimidade e aprofunda a compreensão entre os parceiros. Infunde uma consciência mais elevada na região pélvica. Também ajuda no tratamento de disfunções sexuais.

Reverenciando a *Yoni*, Reverenciando o *Lingam*. P. 32 e 33. Prática sexual oral para os parceiros. Quando uma atitude sagrada é levada para a esfera da intimidade erótica, práticas sexuais comuns tornam-se divinas.

Abrindo a Conexão entre Sexo e Espírito. P. 44. Técnica de massagem a ser praticada pelos parceiros como parte das preliminares. Amplia a capacidade para o prazer e auxilia na dissolução da barreira entre a cabeça e a pelve, proporcionando uma relação sexual mais satisfatória.

Celebre sua Feminilidade. P. 51. Redescubra sua sensualidade, como que pela primeira vez. Torne-se uma imperatriz do amor. Conheça o que lhe dá mais prazer, assim contribuindo fortemente para sua satisfação orgástica com um parceiro. Também auxilia no tratamento de disfunções sexuais.

Aprimorando o Ato Sexual com o Autoprazer. P. 52. (Para o casal) Descubra o que faz seu parceiro ou parceira "funcionar" sexualmente. Aprofunda a intimidade e aperfeiçoa a capacidade do casal de dar prazer um ao outro.

Ame a Si Mesmo como Homem. P. 57. O segredo para se tornar um homem multiorgástico está contido neste exercício. Também auxilia no tratamento de disfunções sexuais.

Expandindo a Capacidade Orgástica. P. 65. (Para o casal) Despertar a energia de seus polos positivos durante a relação sexual dá ensejo a estados orgásticos que abrangem o corpo inteiro.

Criando um Estilo de Vida Orgástico para Homens e Mulheres. P. 72. Exercícios para ajudá-lo a infundir as qualidades transformadoras do orgasmo a cada aspecto de sua vida.

Disfunção Sexual Masculina e Disfunção Sexual Feminina. P. 80. Informações importantes acerca de como reverter a ejaculação precoce, a impotência, a ejaculação tardia ou retardada, frigidez, vaginismo e incapacidade feminina de chegar ao orgasmo com um homem.

Meditação da Dança dos Chacras. P. 101. Ajuda a abrir, equilibrar e celebrar o sistema de chacras, propiciando uma sensação de equilíbrio harmonioso nos âmbitos sexual e espiritual. A dança é um dos melhores meios de aprender a ser espontâneo e natural nas relações sexuais.

Massagem dos Polos Positivos. P. 112. Preliminar para o casal. Equilibra as polaridades masculina e feminina. Quando os chacras de um casal estão em equilíbrio, os parceiros são levados a uma satisfação sexual mais ampla. Também ajuda a harmonizar a dinâmica do relacionamento e potencializa, em especial, o orgasmo feminino.

Tornando-se uma Deusa Lunar. P. 120. A mulher pode fazer este exercício sozinha ou em companhia de outras mulheres. Ajudará a conscientizá-la de sua natureza divina, uma verdadeira deusa, harmonizando seus ciclos lunares e fortalecendo o princípio feminino.

Transformando-se na Emoção. P. 125. Para prática solitária. Pode ajudá-lo a se livrar de emoções negativas, liberta os homens do hábito de usar a ejaculação para liberação emocional e os auxilia a estar mais presentes e vibrantes na relação sexual, bem como a encontrar a serenidade.

Dicas para Ascender em Amor. P. 129. Dicas para ajudá-lo a desenvolver e nutrir uma intimidade cheia de ternura, dando espaço para que a alma atue durante o sexo.

Criando o Ambiente para uma Relação Sexual Excitante. P. 131. (Para o casal) Isso ajudará, em especial, a apimentar sua vida sexual caso ela tinha ficado maçante ou monótona. Proporciona uma maior compreensão do que você e seu parceiro ou parceira precisam para se sentir verdadeiramente realizados.

Uma Meditação para Ascender em Amor. P. 131. (Para o casal) Essa meditação propicia uma experiência sexual cósmica, para além do tempo e da mente. Ajuda a "ascender em amor".

Aventurando-se em Diferentes Posições. P. 133. Um guia valiosíssimo das 13 posições básicas, que podem inspirá-lo a abrir novas possibilidades em seu repertório sexual. Aventurar-se em diferentes posições auxilia no equilíbrio da dinâmica homem-mulher, proporcionando intensa satisfação para ambos os parceiros.

Como Fazer Amor em *Yin*. P. 142. (Para os parceiros) Fortalece o aspecto feminino por meio do ato sexual, tanto nos homens quanto nas mulheres. Proporciona intimidade, profundidade e tranquilidade à união sexual. Ajuda na conservação do sêmen e também no tratamento de disfunções sexuais.

Fazendo Amor em *Yang*. P. 148. (Para os parceiros) Um método para despertar a consciência da paixão, que infunde êxtase ao sexo.

Nataraja: o *Shiva* que Dança. P. 150. Pode ser realizada de forma solitária, com um parceiro ou parceira, ou em grupo. Afirma-se que *Shiva* criou o mundo por meio da dança. Aprender a dançar com liberdade criativa o ajudará a se transformar em um amante melhor, uma vez que o sexo também é uma dança de criação.

Explorando os Picos e Vales do Amor. P. 152. (Para os parceiros) Fazer amor respeitando-se as ondulações de *Yin* e *Yang* é a chave mestra para a realização e satisfação sexual. Pode revolucionar a vida sexual de um casal. Auxilia na conservação do sêmen e restaura a libido. Também ajuda no tratamento das disfunções sexuais.

Aprimore suas Relações Sexuais. P. 164. Atmosfera e atitude fazem toda a diferença para que se tenha uma experiência sexual cheia de satisfação. Experimente esses segredos para desfrutar um prazer erótico mais intenso.

Aprimoramento Inteligente do Sexo. P. 162. Dicas úteis para cultivar um relacionamento sexual positivo.

Meditação para as Crianças. P. 175. Deve ser praticada com um adulto responsável por cuidar da criança. As crianças têm muitíssima energia e os adultos nem sempre sabem como lidar com isso. Esta meditação, desenvolvida especialmente para crianças, ajuda a canalizar a energia delas em uma direção muito positiva, propiciando harmonia na sala de aula e na vida familiar.

Dicas de Sexo para Garotas. P. 179. **Dicas de Sexo para Rapazes.** P. 181. Adentrar o mundo da expressão sexual na adolescência pode ser uma transição difícil, desafiadora e confusa. Essas dicas para rapazes e garotas oferecem clareza e compreensão valiosas, dando suporte ao adolescente para que faça escolhas inteligentes no que tange a relacionamentos sexuais e estilos de vida.

Dicas para Estabelecer uma Conexão com seu Parceiro ou Parceira. P. 186. Bom para todos os amantes, mas recomendado, em especial, para jovens adultos. Dicas valiosas de como reservar um tempo para que vocês se conectem um ao outro antes e durante a relação sexual.

A Meditação do Abraço. P. 196. Benéfica para todos os casais e especialmente recomendada para aqueles que estão na meia idade. Esta é uma valiosa meditação tântrica para dissipar a tensão ou discórdias, conferir equilíbrio e harmonia e infundir a qualidade aprimorada do amor consciente às relações sexuais. É útil para "ascender em amor".

Fique Atento ao Fogo. P. 198. Benéfica para todos os casais e especialmente recomendada para os idosos. Esta meditação tântrica, que deve ser praticada durante o ato sexual, irá ajudá-lo a descobrir o segredo para a retenção da ejaculação, conferindo, desse modo, a possibilidade de continuar a vivenciar o prazer sexual por toda a vida. Também ajuda a renovar o vigor, assegurando, assim, a longevidade, e promove um aumento gradual de energia para o desenvolvimento espiritual.

Meditação da Carícia. P. 206. (Para os parceiros ou amigos) Esta meditação tântrica que faz uso do toque é a técnica original sobre a qual algumas terapias sexuais estão fundamentadas. Melhora a sensibilidade do corpo todo, propiciando prazer mais intenso no sexo. Revigorante, em especial, para as mulheres. Vantajosa para todos os casais e recomendada, em particular, nos casos de disfunção sexual.

Uma Refeição Inesquecível. P. 208. (Só ou com um parceiro ou parceira) Esta meditação sensorial tântrica utiliza-se do olfato e do paladar e é ideal para o momento das preliminares ou das carícias posteriores.

Olhar com os Olhos do Amor. P. 209. (Só ou com um parceiro ou parceira) Esta meditação tântrica utiliza-se da visão *Yin* para conduzir ao amor profundo. Ajuda a equilibrar os aspectos *Yin* e *Yang* e promove intimidade com o parceiro ou parceira e com o mundo ao redor.

Fazer Amor Sem Censura. P. 210. (Com um parceiro ou parceira) Esta meditação emprega o som, a expressividade e a audição para impelir o casal à expressão completamente desinibida durante a relação sexual. Elimina a repressão, proporcionando liberdade e intimidade.

Meditação dos Quatro Minutos de Riso. P. 211. (Só ou com um parceiro ou parceira) Rir faz bem à saúde psicológica e física. Semelhante ao orgasmo no que tange a seus efeitos, é um ingrediente primordial para uma transformação positiva da energia vital.

Dez Dicas para uma Comunicação Mais Profunda. P. 214. (Para os parceiros) Dicas para ajudar a estabelecer uma comunicação profunda e substanciosa com seu parceiro ou parceira.

Magia de Amor para Solteiros. P. 218. Se você está solteiro, mas gostaria de encontrar um parceiro ou parceira sob medida para você, esta técnica pode auxiliar.

Magia de Amor para Casais. P. 219. Se você acha que a discórdia está se colocando entre você e seu parceiro ou parceira, este método pode ajudar a arrancar as raízes desse problema e dar início a um novo capítulo em seu relacionamento, com base em amor e compreensão.

Biorressonância. P. 229. (Para os parceiros) Este método tântrico promove uma ressonância harmoniosa entre o casal, empregando a bioeletricidade das polaridades masculina/feminina e trabalhando com som, toque e respiração. Promove refinamento da energia sexual, profunda intimidade e senso de união, bem como pode conduzir a uma experiência de sexualidade sagrada e "ascensão em amor".

Do Sexo à Supraconsciência em Cinco Passos. P. 235. Eles indicam como alcançar o Tantra máximo, chamado *Mahamudra*, o grande gesto que emerge do orgasmo com o universo. É útil para aqueles que estão interessados no Tantra não apenas para melhorar sua vida sexual, mas também como um caminho para o despertar espiritual.

Fontes de Referência

Livros

Utilizei, em minha pesquisa, os livros que seguem abaixo, listados por assunto. Recomendo muitíssimo essas obras como fontes de consulta que podem ajudar a manter um estilo de vida saudável em termos sexuais e espirituais.

Sexo e Tantra

Camphausen, Rufus C. *The Yoni*. Inner Traditions, 1996.

Danielou, Alain. *The Phallus*. Inner Traditions, 1995.

La Fantaisie des Dieux et L'aventure Humaine. Rocher, 1985.

Douglas, Nik; Slinger, Penny. *Sexual Secrets*. Destiny Books, 2000.

Hite, Shere. *The New Hite Report*. Hamlyn, 2000.

Hsi, Lai. *The Sexual Teachings of the White Tigress*. Destiny Books, 2001.

Johari, Harish. *Tools for Tantra*. Destiny Books, 1986.

Kaplan, Helen Singer. *The New Sex Therapy: Active Treatment for Sexual Dysfunctions*. Pelican, 1978.

Khanna, Madhu Yantra. *The Tantric Symbol Of Cosmic Unity*. Thames and Hudson, 1997.

Mishra, T. N. *Impact of Tantra on Religion and Art*. D.K. Printworld, 1997.

Mookerjee, Ajit. *Tantra Art*. Rupa and Co., 1994.

Muir, Charles & Caroline Tantra. *The Art of Conscious Loving*. Mercury House Inc., 1989.

Odier, Daniel. *Tantric Quest, an Encounter With Absolute Love*. Inner Traditions, 1997.

Osho. *The Tantra Experience*. Element Books, 1994.

Osho. *Tantric Transformation*. Element Books, 1994.

Osho. *The Beloved*. Volumes 1 & 2. Rebel Publishing, 1999, 2002.

Osho. *The Book of Secrets*. St. Martin's Press, 1998.

Osho. *Sex Matters*. St. Martin's Press, 2002.

Ramsdale, David & Ellen. *Sexual Energy Ecstasy*. Bantam Books, 1993.

Richardson, Diana. *The Heart of Tantric Sex*. Vega Books, 2003.

Vatsyayana, trans. Alain Danielou. *The Complete Kama Sutra*. Park Street Press, 1994.

Saúde e Cura

Allanach, Jack. *Colour Me Healing*. Vega Press, 2002.

Bays, Brandon. *The Journey*. Thorsons, 1999.

Jell, Andreas. *Healthy With Tachyon*. Lotus Press Shangri-La, 2000.

Laskow, Leonard, MD *Healing With Love*. Wholeness Press, 1992.

Lee, John R., MD. *What Your Doctor May Not Tell You About Menopause*. Warner Books, 1996.

Osho. *From Medication to Meditation*. C. W. Daniel, 1994.

Pert, Candace B., PhD. *Molecules of Emotion*. Simon and Schuster, 1999.

Upledger, John E. *Your Inner Physician and You, Craniosacral Ther-*

apy and Somatoemotional Release. North Atlantic Books, 1997.

Wagner, David & Cousens; Gabriel, MD. *Tachyon Energy: A New Paradigm in Holistic Healing.* North Atlantic Books, 1999.

Willcox, Bradley, MD; Willcox, Craig, PhD; Suzuki, Makoto, MD. *The Okinawa Way. How To Improve Your Health And Longevity Dramatically.* Penguin Books, 2001.

T. Colin Campbell, PhD. *The China Study; The Most Comprehensive Study of Nutrition Ever Conducted.*

Infância e Adolescência

Mai, Anke (ed). *Walking Into Beauty, Honouring the Transition into Womanhood and First Moon, Celebrating the Onset of Menstruation.* Anke Mai, 2002, ankemai@gn.apc.org

Biddulph, Steve. *Raising Boys.* Thorsons, 1997.

Biddulph, Steve. *The Secret of Happy Children.* Thorsons, 1998.

Meditação

Chopra, Deepak. *The Seven Spiritual Laws of Success.* Bantam Press, 1996.

Osho. *Meditation: The First and Last Freedom.* St. Martin's Press, 1996.

Osho. *Hidden Mysteries.* Rebel Publishing, 1997.

Para Fortalecer Mulheres e Homens

Al-Rawi, Rosina Fawzia. *Belly Dancing.* Constable & Robinson, 2001.

Biddulph, Steve. *Manhood.* Hawthorn Press, 2002.

Dirie, Waris. *Desert Flower.* Virago Press, 2001.

Schlain, Leonard. *The Alphabet vs The Goddess.* Viking Press, 1998.

The Boston Women's Health Book Collective. *Our Bodies, Ourselves, A Book by and for Women, for the New Century.* Simon and Schuster, 1998.

Sabedoria Indígena/Ambiental

Ereira, Alan. *The Elder Brothers, a lost South American people and their wisdom.* Vintage Books, 1993.

Tompkins, Peter; Bird, Christopher. *Secrets of the Soil.* Earthpulse Press, 1998.

Apoio Holístico

Para informações sobre o método contraceptivo do capuz de mel:
Harley Place Screening
144 Harley St.
London W1G 7LD
Tel.: 020 7223 5049

Herbs, Hands, Healing
Tel.: 0845 345 3727
Fornecedores do extrato de palmeira anã e damiana, medicamentos fitoterápicos para problemas de ereção.

The Nutri Centre
Consultas e fornecimento de medicamentos fitoterápicos
Tel.: 020 7436 5122

Creative Parenting

www.creativeparenting.org.uk

Sensual spirit dating site
www.sensualspirit.com

Mahasatvaa Sarita é fundadora da THE SCHOOL OF AWAKENING, com sede no Reino Unido, que oferece cursos de Tantra de alta qualidade para pessoas solteiras, um Treinamento Tântrico em 7 Níveis para casais e um Retiro de Meditação Tântrica. A *School of Awakening* também oferece cursos sobre métodos de vanguarda da Terapia Holística e conta com muitos outros professores, músicos, artistas e palestrantes talentosos de todo o mundo, que são afiliados a ela. Para maiores informações, inscrição em cursos e palestras e aquisição de livros e CDs de nossa loja tântrica, por favor, visite nosso site: www.schoolofawakening.com, ou ligue para nossos escritórios: 0044 (0) 1769 58 12 32, ou, ainda, escreva para: info@schoolofawakening.com.

The School of Awakening
PO Box 15
Chumleigh
Devon EX18 7SR

Créditos:

Todas as fotos deste livro são de Nicholas Holt, com exceção das imagens das páginas 5, 21, 26, 34, 35, 83, 109, 117, 118, 122, 145 e 154, que são de autoria de Shivananda Ackermann.

Índice Remissivo

A

Abraçar 68, 84, 143, 184, 192, 214, 222, 227, 235, 236, 242
Abuso sexual, crianças e o, 9, 81, 173, 174
Adolescência 51, 176, 177, 179, 192, 194, 245
Alma 19, 25, 36, 37, 64, 84, 86, 87, 96, 98, 99, 102, 118, 121, 129, 146, 147, 153, 154, 166, 174, 184, 185, 189, 196, 201, 204, 205, 215, 217, 236, 244
Almas gêmeas 98
Amor
  e crianças 49
    e medição
      transcendental 63, 217, 226
    e meditação 12, 98, 169, 228
Amor-próprio 18
Ar 63, 80, 125, 130, 193, 195, 205, 220, 221, 231
Ascender em amor 129, 244, 246

B

Bioeletricidade 127, 229, 247

C

Cabeça/glande clitoridiana 27, 28, 37, 38, 39, 41, 42, 43, 44, 55, 62, 69, 90, 91, 92, 98, 102, 106, 108, 113, 137, 144, 183, 184, 206, 215, 234, 243
Capacidade orgástica, expandindo a 62, 72

Carícias posteriores 62, 161, 164, 246
Carma 86
Centro cardíaco
 centro cardíaco
  garganta 66, 101, 113, 194
 da coroa 33, 44, 55, 106, 230, 231, 235
Centro cardíaco (quarto)
 da coroa (sétimo)
  garganta (quinto)
   plexo solar (terceiro) 40, 57, 66, 101, 102, 112, 194
Cérebro 17, 18, 25, 40, 41, 42, 44, 75, 101, 102, 109, 197, 209
Chacras 73, 96, 98, 99, 100, 102, 106, 112, 135, 186, 194, 231, 244

D

Dança 12, 19, 21, 22, 83, 84, 106, 119, 149, 150, 166, 179, 195, 201, 220, 221, 242, 244, 245
Despertar espiritual 12, 43, 64, 196, 204, 217, 225, 232, 234, 247
Deusa
 lunar 53, 63, 119, 120
 lunar, tornando-se uma
  portal para a 29, 32, 33, 42, 64, 111, 138
Devoção 32, 33, 121, 140, 141, 226, 227, 240, 242
Dez dicas para uma, mais profunda 213

E

Ejaculação 33, 35, 36, 37, 55, 56, 57, 58, 63, 69, 70, 71, 73, 74, 75, 79, 80, 86, 89, 91, 95, 133, 148, 153, 156, 181, 195, 243, 244, 246
 massagem 21, 33, 41, 44, 95, 96, 100, 110, 111, 112, 113, 114, 115, 159, 179, 221, 243
Ejaculação ou não
 massagem sobre a pele da mulher
  retenção da 74, 186, 195, 246
Embrião 39, 40
Encontros
 com você mesmo 21, 22
  para fazer amor 130

F

Fantasias 123, 216, 217, 233
Feminilidade, celebre sua 53, 141, 154
Feminino/Femininas
  autoprazer 48, 49, 52, 54, 56, 57, 80, 161, 170, 181
    orgasmo 9, 12, 13, 16, 19, 26, 27, 47, 49, 50, 52, 56, 57, 58, 59, 60, 61, 62, 63, 65, 70, 72, 73, 74, 75, 79, 80, 81, 83, 92, 101, 102, 107, 110, 118, 129, 132, 134, 135, 139, 140, 148, 149, 151, 152, 153, 154, 156, 158, 161, 162, 180, 182, 185, 194, 195, 198, 216, 217, 222, 235, 243, 244, 246, 247
    polaridades 12, 83, 100, 110, 121, 160, 161, 234, 239, 244, 247
Femininos 28, 60, 64, 83, 89, 108, 110, 121, 123, 160, 227, 231

G

Garotas, dicas de sexo para 27, 176, 178, 180, 196, 245
Genitais (órgãos) 15, 28, 29, 30, 32, 37, 44, 49, 52, 54, 55, 56, 57, 60, 65, 66, 68, 78, 81, 101, 113, 115, 142, 159, 168, 170, 172, 173, 179, 181, 189, 191, 227, 239, 240, 242, 243

H

Hímen 180
Homem
  ame a si mesmo como
    tocando seus órgãos genitais 57, 84, 131, 152, 157, 158, 206

I

Idosos
  respeito 10, 13, 14, 17, 24, 34, 46, 48, 55, 72, 76, 80, 81, 87, 92, 110, 115, 117, 119, 143, 160, 164, 171, 175, 177, 178, 180, 183, 232, 240
  sensualidade 31, 104, 159, 170, 179, 184, 191, 194, 197, 198, 200, 217, 220, 225, 243
  respeito pelos
    sensualidade para os 205
Iluminação 12, 99, 118, 131, 164, 225
Imperatriz do amor 50, 243
Início da vida adulta, a sexualidade no 178

J

Jornada de autodescoberta 194

K

Kundalini 34, 36, 43

L

Libido 36, 81, 91, 123, 156, 186, 188, 189, 191, 192, 198, 200, 245
Lingam
  anatomia 15, 28, 68, 179
    canalizando, o
      corpo todo se torne o 9, 11, 12, 14, 16, 17, 18, 19, 21, 23, 28, 32,
      33, 36, 37, 38, 39, 41, 42, 43, 44, 45, 47, 48, 49, 50, 51, 52, 53,
      54, 55, 56, 57, 58, 60, 62, 64, 65, 66, 67, 69, 70, 72, 73, 74, 75,
      78, 80, 81, 82, 86, 88, 89, 90, 92, 96, 98, 99, 101, 102, 103, 106,
      107, 108, 110, 112, 113, 114, 115, 116, 117, 118, 122, 123, 125,
      129, 131, 134, 137, 142, 146, 147, 148, 149, 152, 153, 154, 158,
      159, 160, 162, 164, 166, 168, 170, 171, 174, 175, 177, 179, 180,
      181, 183, 184, 186, 189, 190, 191, 193, 194, 195, 196, 197, 199,
      200, 201, 205, 206, 208, 211, 213, 215, 216, 219, 220, 221, 222,
      225, 227, 229, 230, 231, 232, 236, 237, 238, 239, 242, 243, 246
Longevidade saudável, dicas para uma 43, 197, 211, 221, 246

M

Mahamudra 12, 19, 99, 235, 247
Masculino(a)/Masculinos(as) 12, 15, 24, 25, 28, 33, 34, 35, 41, 42, 54,
    55, 56, 58, 78, 83, 89, 100, 101, 102, 103, 104, 108, 113, 122,
    127, 143, 146, 151, 152, 154, 155, 170, 227, 229, 239, 242
Masculinos 28, 36, 68, 83, 121, 148, 160, 177, 227, 231
Massagem
  abrindo a conexão entre sexo e espírito
  dos polos positivos 65, 89, 100, 160, 161, 231, 243
Meditação 10, 12, 33, 43, 75, 80, 81, 98, 100, 106, 117, 139, 147, 150,
    159, 160, 164, 169, 179, 186, 190, 191, 192, 198, 200, 201, 202,
    206, 208, 209, 211, 225, 226, 227, 228, 229, 231, 233, 235, 239,
    240, 243, 244, 245, 246
Meia-idade, a sexualidade na 117, 188, 189

N

Namastê 113, 115, 132, 231
Nataraja: o Shiva que Dança 150, 245

O

Olfato 16, 170, 235, 246
Orgasmo 9, 12, 13, 16, 19, 26, 27, 47, 49, 50, 52, 56, 57, 58, 59, 60,
    61, 62, 63, 65, 70, 72, 73, 74, 75, 79, 80, 81, 83, 92, 101, 102,
    107, 110, 118, 129, 132, 134, 135, 139, 140, 148, 149, 151, 152,
    153, 154, 156, 158, 161, 162, 180, 182, 185, 194, 195, 198, 216,
    217, 222, 235, 243, 244, 246, 247
  pico 55, 122, 139, 148, 151, 153, 154, 155, 156, 198

P

Paladar 16, 170, 208, 235, 246
Parceiro/parceira, dicas para estabelecer uma conexão com seu 21, 28,
    32, 33, 47, 50, 52, 65, 77, 78, 81, 93, 95, 96, 108, 110, 111, 112,
    113, 117, 129, 130, 131, 132, 134, 137, 142, 152, 153, 155, 159,
    160, 161, 164, 165, 179, 180, 195, 199, 201, 204, 205, 206, 208,
    209, 210, 212, 213, 214, 215, 216, 217, 218, 219, 220, 226, 229,
    230, 236, 239, 243, 244, 245, 246, 247
Penetração 27, 36, 61, 78, 81, 88, 89, 95, 103, 108, 117, 134, 136, 137,
    142, 152, 158, 159, 162, 165, 180, 181, 182, 198

R

Raiz/centro sexual (primeiro) 18, 55, 71, 80
Rapazes, dicas de sexo para 178, 245
Relação sexual
  criando o ambiente para uma, excitante 11, 198, 223
    sem ejaculação 73, 75

S

Samadhi 234, 235
Satisfação 11, 23, 32, 37, 47, 51, 54, 62, 73, 74, 76, 84, 126, 129, 133,
    140, 148, 151, 154, 155, 156, 158, 160, 161, 164, 170, 175, 182,
    184, 186, 202, 205, 214, 223, 243, 244, 245

Seguro 82, 93, 177, 180, 181, 187, 236
Sêmen
  conservação do 74, 75, 192, 200, 245
Sensibilidade 18, 27, 33, 37, 41, 43, 47, 49, 56, 64, 65, 68, 69, 74, 80, 82, 84, 102, 108, 109, 112, 121, 159, 199, 202, 204, 205, 206, 208, 215, 223, 226, 235, 246
Senso de humor 237

T

Tantra 4, 9, 10, 11, 12, 13, 15, 19, 24, 25, 29, 31, 33, 34, 36, 39, 42, 43, 48, 54, 56, 58, 59, 60, 63, 64, 67, 69, 70, 72, 73, 74, 75, 76, 80, 85, 98, 104, 116, 117, 119, 122, 124, 129, 139, 141, 148, 149, 156, 160, 174, 175, 179, 184, 185, 186, 189, 190, 192, 194, 195, 199, 203, 205, 216, 217, 223, 225, 226, 227, 228, 231, 232, 233, 234, 235, 236, 238, 239, 241, 242, 247, 248, 250
Terceiro olho (sexto) 44, 66, 78, 101, 115, 135, 153, 194, 230, 235
Testosterona 36, 122, 123, 124, 170, 176

U

Umbigo (segundo) 101, 112, 114, 115

V

Vagina 24, 28, 51, 52, 53, 60, 61, 78, 88, 89
Veneração 25, 26, 35, 225, 227, 239
Vida
  ciclos de sete anos 166, 168, 183, 188, 196
Visão 10, 13, 16, 147, 159, 160, 164, 169, 170, 171, 196, 202, 209, 213, 214, 216, 232, 240, 242, 246
Vital 18, 34, 36, 41, 54, 65, 70, 71, 73, 78, 79, 98, 99, 106, 117, 147, 154, 186, 188, 192, 198, 214, 215, 221
Vulnerabilidade 68, 170, 192, 212, 214, 215

Y

Yin e Yang
  caminho de Yin, o, ciclos 9, 10, 11, 35, 40, 41, 43, 48, 58, 60, 76, 116, 118, 123, 128, 130, 140, 143, 144, 160, 178, 180, 186, 196, 202, 214, 219, 226, 227, 228, 232, 233, 236, 237, 247